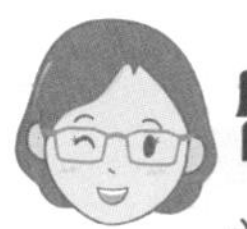

臀肌強化併核心訓練

並不是只有腹部訓練才可以鍛鍊到核心肌群唷！

Step1.

上下骨盆與地面垂直不歪斜

POINT
維持骨盆穩定

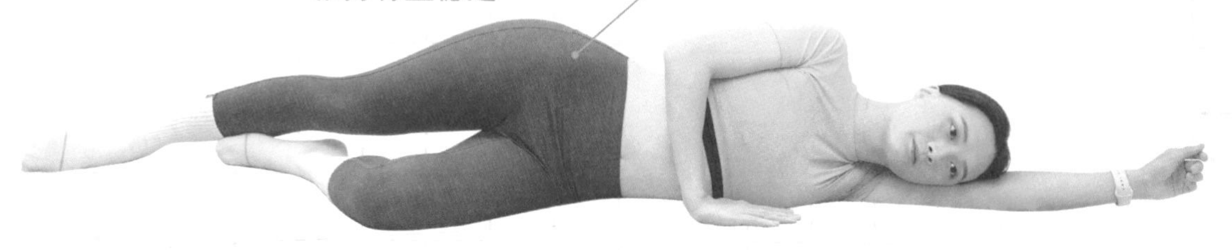

Step2.

腳踝微內轉，臀肌使力微往後抬高腿

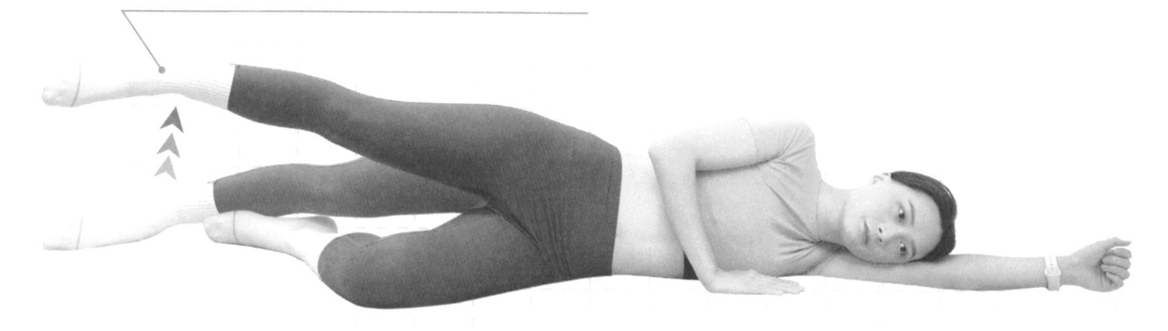

Step3.

將騰空的右腳以順時針和逆時針方向，穩定均速旋轉各5次

POINT
維持骨盆、核心穩定

再做一次抬起左腳的動作才算一組

重複循環3～5組

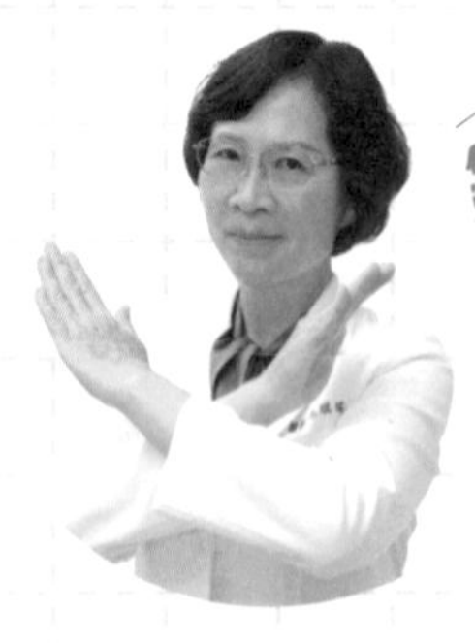

錯誤動作

不標準的動作十分容易造成錯誤肌肉使力代償，
不僅無法鍛鍊也更容易受傷。

NG1.

雙腿過於緊縮

NG2.

脊椎上頂卡住骨盆，將使脊椎受傷並讓下背與髖關節的筋越來越緊

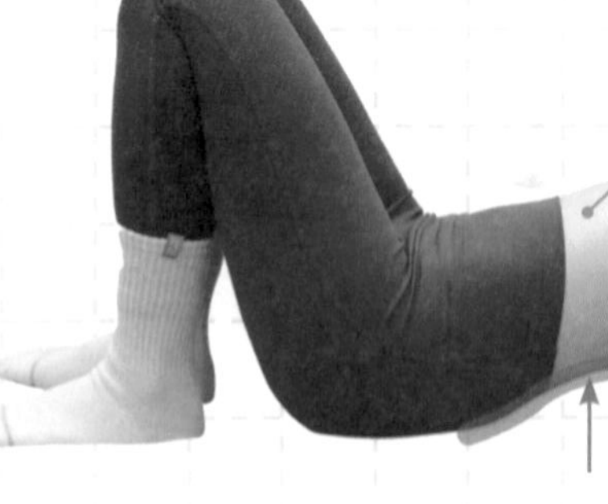

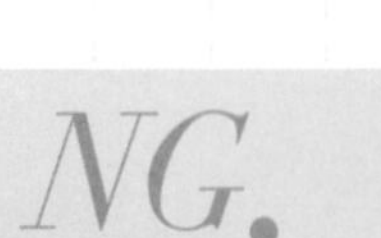

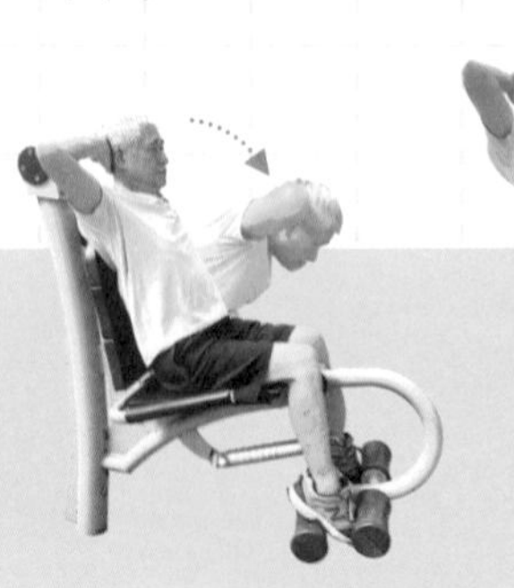

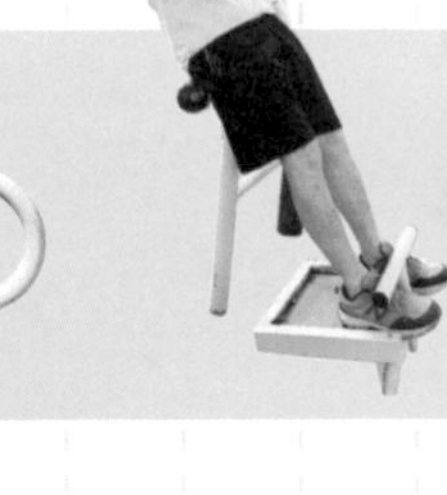

NG.

靠別人或器械壓腳做仰臥起坐，
很容易引發錯誤代償動作。

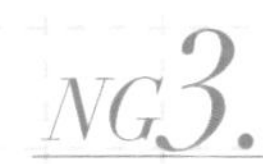

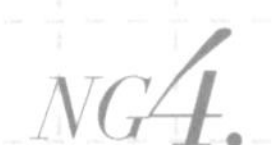

NG3.

手部過度用力易造成頸椎受傷

NG4.

僅用髖關節前側曲肌收縮將身體上抬拉起，無法訓練到核心肌群

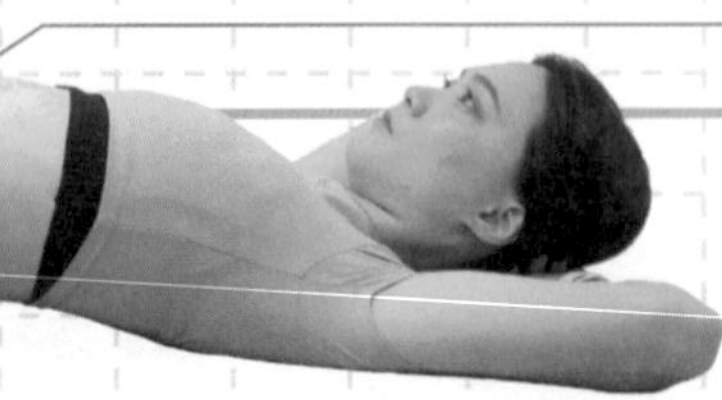

動作示範：郭妍伶物理治療師

你的「核心肌群運動」真的有練對嗎？

核心訓練，練的是穩定脊椎的深層肌肉群。所以在練核心的時候，追求的是關節的穩定度，如此才能夠真正啟動核心的訓練。許多人做核心訓練時只追求運動的強度，卻忽略關節必須在對的位置，常常會因此錯用到不對部位的肌肉，出現「代償動作」，如此一來不但沒有真正練到核心，反而越練越容易受傷！

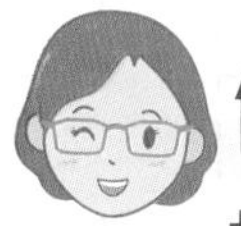

仰臥起坐

核心訓練，你第一個想到的是仰臥起坐嗎？

仰臥起坐
影片示範

Step 1.

用肋骨下方肌群往骨盆牽引，
啟動核心帶動上身離地

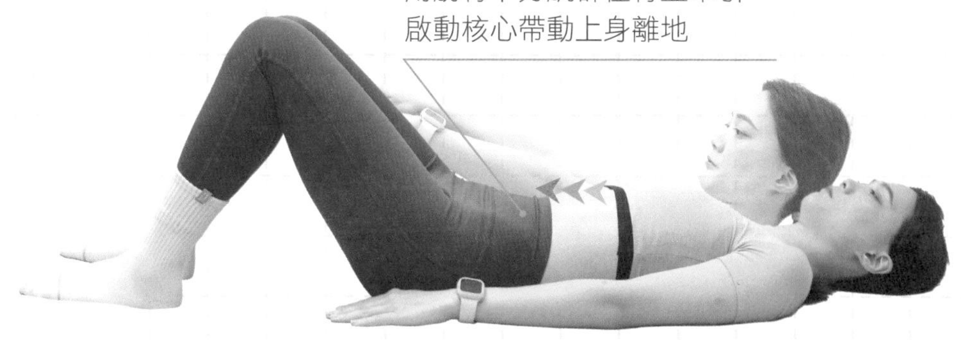

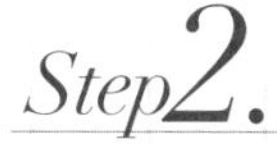

Step 2.

核心力量穩定，脊椎維持正常彎度，胸口開展肩膀不內夾，肩胛下緣離地即可，維持6秒鐘

NG.

肩膀內夾，胸口沒有展開，下巴過於緊縮

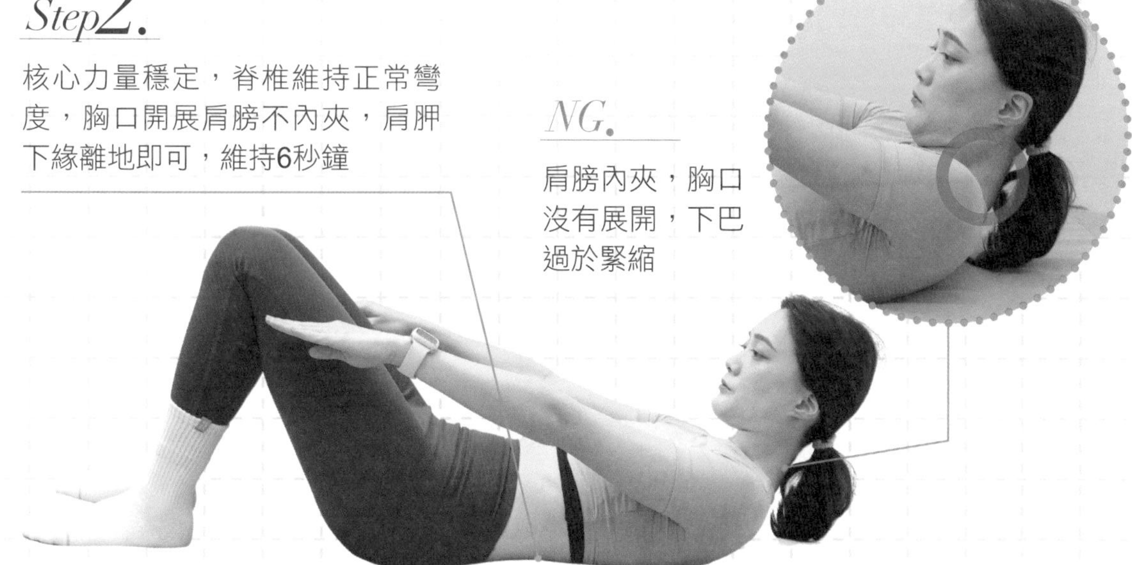

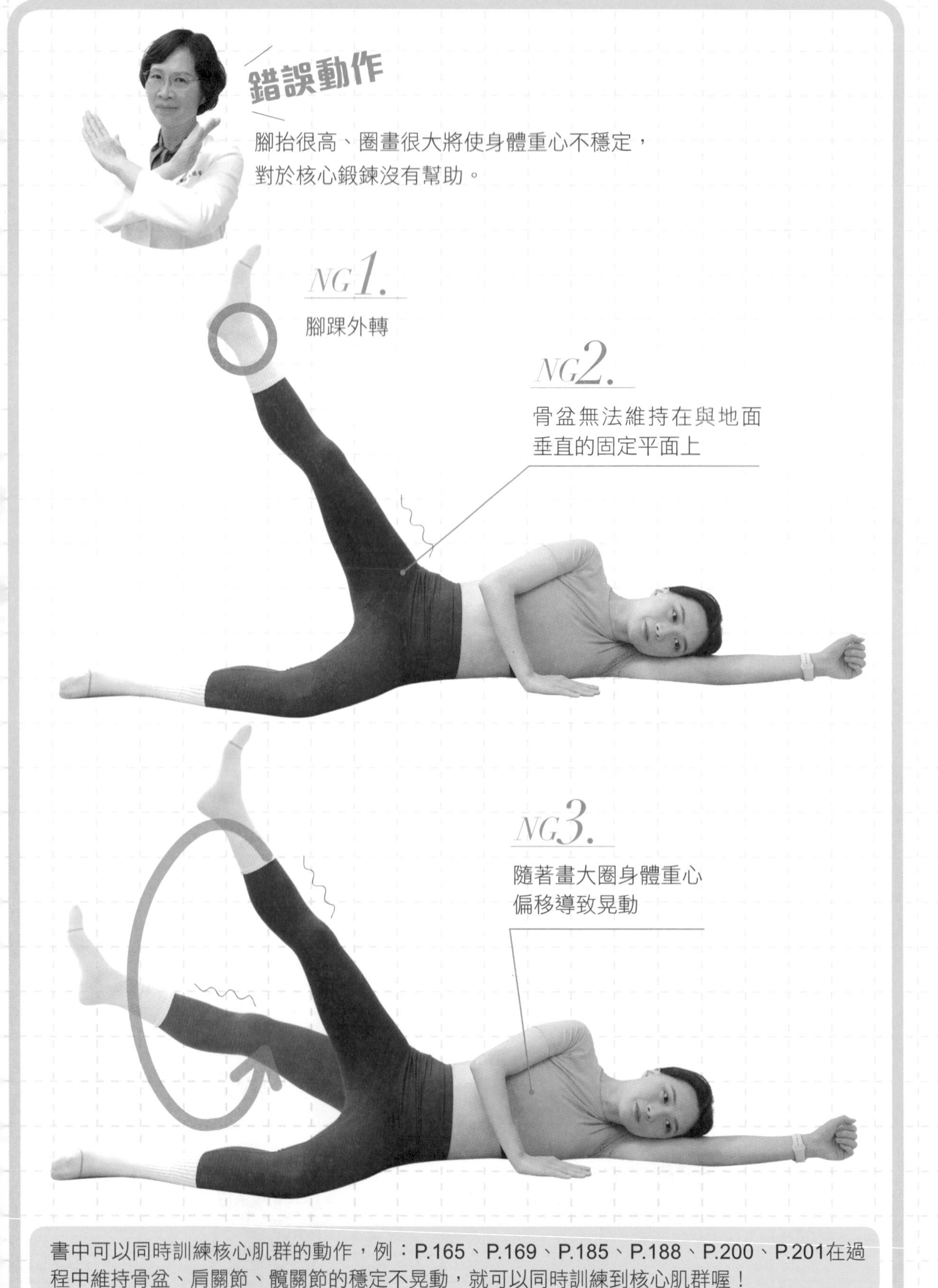

書中可以同時訓練核心肌群的動作，例：P.165、P.169、P.185、P.188、P.200、P.201在過程中維持骨盆、肩關節、髖關節的穩定不晃動，就可以同時訓練到核心肌群喔！

動作示範：郭妍伶物理治療師

給忙到不行、工作疲勞、

久未運動、全身硬梆梆的你，

一天5分鐘，自己的痠痛自己救！

從此痠痛麻不再，大小毛病都滾開！

Preface

作・者・序

消除痠痛麻，用錯方法更危險，從今天開始，用正確的運動守護身體！

許多人當肩膀、背部，四肢等部位出現痠痛問題時，都覺得「我只要敲一敲、捏一捏或按摩、拉拉筋就沒事了，應該不是什麼大問題」，很少進一步去思考造成症狀的原因。其實正確的診斷很重要，而錯誤的處理方式很容易造成症狀惡化，因此希望這本書能帶給大家正確的復健觀念。

在復健科執醫32年，時常接觸到許多病人問：「醫師，我平常工作很忙，根本沒有時間來診所做復健治療，怎麼辦？」、「醫師！為什麼我的疼痛好了半年後，又復發了？」身體痠痛麻等問題，雖然不像許多內部器官的疾病，沒有致死的危險，可是卻對病人造成生活上很大的困擾。

這些年來，由於社會工作型態的改變、以及3C產品娛樂方式推陳出新，也讓我們在門診中所見的許多疾病有往年輕族群移動的趨勢。20、30歲的上班族、年輕人，已經有許多人都出現他們父母輩在50歲之後才會有的症狀。另外，這幾年上健身房做運動或參加路跑活動蔚為時尚，沒想到因為做運動而受傷的族群卻也增加了。我們都希望「運動」帶給身體的是健康而非負擔，因此了解正確的運動觀念實在太重要了！

因著這樣的使命感，我們從十五年前開始，不再將這類病人治療的重點只放在急性期症狀的緩解，更帶領他們透過專業設計的運動，讓他們慢慢去感受到自己身體關節、肌肉的運作、姿勢的影響、核心穩定與平衡的重要性，並透過這些運動打開他們對身體的「自我覺察」。這些簡單可行的活動設計，通常會在他們治療的中後期加入，也能夠成為他們日後居家運動、自我保健的重要觀念。許多人依循著這樣的保健原則，可以多年不曾再遭受同樣的疼痛所苦。我常常跟病人說：「這是你在這段復健治療之後，唯一能夠帶得走的東西：自我照護的能力。這也是你能夠得到的最佳獎賞！」

近年來，對於身體各部位疼痛的治療方式一直在推陳出新，大家往往找尋更快速有效、精準治療的方式，症狀的改善或許更快速，但並沒有因而減少復發的機會。其實專業治療上發現，無論傳統推拿、各式按摩、整脊、增生療法……如果在症狀改善後，不結合治療性運動的執行，往往還是「治標不治本」！

針對你身體的痠痛麻，復健科醫師及物理治療師，總希望能夠好好地告訴病人一些正確的觀念，包括診斷、預防和治療。許多病人因為社團、朋友、媒體等許多不當的運動保健觀念傳遞與互相學習，反而造成更多不必要的傷害、加重疼痛、甚至退化的症狀。我們不得不語重心長地告訴病人：「不是有運動就是好的！」不當的運動方式，反而造成身體的傷害，那就真的是得不償失！

這本書，大家可以把它作為平常運動保健的書籍，也可以針對自己在不同部位的症狀，找到適合的處理症狀、改善疼痛的運動方式。讓我們開始學習與自己的身體對話，用更多的愛心守護它，相信身體能夠給你最大的回報！當然這本書不能夠取代專業的診斷與治療，如果症狀沒有獲得改善，還是必須透過專業醫師的檢查來找到最好的處理方式！

最後，要特別感謝實康復健科診所郭乃榮和黃鼎棋兩位物理治療師的帶領，多年來讓這樣的復健運動治療觀念逐步在社區生根、資深物理治療師胡家珍老師多年來一直帶領診所同仁，致力於治療性運動的推廣、長期與診所合作的彼拉提斯教練蕭雅琴和劉怡君老師給予我們支持與鼓勵，以及所有共同工作的好夥伴，是你們的用心付出與關懷，讓病人在此得到最專業、最貼心的治療。更要感謝所有的病人，你們永遠是我最好的良師！

毛琪瑛

關於你的痠痛麻，復健科醫師＆物理治療師想要告訴你的幾件事！

醫師都告訴我要多做「復健運動」，我每天都去公園走路、甩手，運動很多啦！有差別嗎？

A 「多運動」在台灣幾乎是大家彼此之間互相勉勵的招呼語，例如：「肩膀痛，多運動！」、「腰痛，多運動！」、「膝蓋痛，多運動！」但是你的運動對了嗎？許多人拉單槓治肩痛，更把肩膀症狀加劇；拼命彎腰拉筋，腰痛更嚴重；深蹲練腿力，膝蓋更痛了，不當的運動反而更糟糕。

其實「健身運動」跟「治療性運動」（即復健運動）是在天秤的兩端。平常沒有特別症狀時，可以從事一般的健身運動（參閱本書輕運動一部曲）。當你有了身體不適，痠痛麻症狀時，就應該往天秤的另一端，開始啟動治療性運動（參閱本書輕運動二部曲、三部曲）。而不是如很多人想像的，疼痛只要休息不動，等時間到就會自己好哦。

復健運動中許多正確的概念，在症狀改善後，一樣可以運用於一般健身運動中，甚至增加其次數與強度，就可以成為好的長期保健運動。「多運動」 是對的，但什麼情況做什麼樣的運動， 要有智慧在天秤的兩端，正確移轉，永遠讓身體維持在最適合的運動狀態！

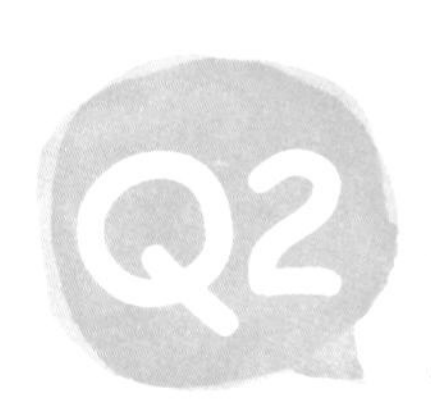

「我只是炒個菜」、「我只是擦個地」，為什麼卻常這裡痠、那裡痛？

A 家庭主婦從事家務腰痠背痛，肩頸、手肘、手腕疼痛。常常不好意思抱怨，因為覺得自己沒做什麼「大事」，總認為「只是」做日常家務罷了。其實在廚房準備晚餐時，只要核心穩定控制較差（常見於40歲以上的婦女），經常凸肚挺腰備菜而腰痛，或是洗水槽太低，也常使得主婦們因頸椎、腰椎過度前彎產生肩頸和腰部不適，進而又導致手肘手腕與膝蓋的疼痛！

頸椎腰椎長期過度前彎，增加脊椎軟骨的壓力，過度前凸，又加重後側薦髂關節的擠壓受力，都會引發長期退化與疼痛。而這僅是對身體前後方向活動的觀察，事實上還有左右方向與上下空間的變化。

舉例來說，洗菜的水槽與切菜的檯面位置一定不同，腳步有否跟上位置的轉移，或只是強迫上半身的扭轉？調味料放置的地方會不會也一再強迫身體固定扭向同一個角度？如果經常用同一隻手從同一個方向拿取物品，當然就容易有累積性傷害。而碗盤或鍋具可能在上櫃收納，從高處拿取相對吃力，如果放在下方的櫃子，則需要彎腰或是蹲下，會增加腰椎與膝蓋的受力，長期導致關節退化與疼痛。適當的洗水槽與切菜檯面高度，以及適當的物品擺放的位置，看似小問題，卻有大智慧哦！

原來習慣的影響這麼大，我們經常對產生傷害的活動或姿勢毫無自覺呢！而關節的穩定，肌力的強化，才能夠讓主婦們成為廚房裡的「神力女超人」，為家人輕鬆備餐，讓家裡因開火而有了溫度。

突然脖子痛、腰痠背痛，X光是不是必要的檢查？

A 很多人急性脖子痛、腰痛一進診間，就要求醫師照X光片。X光片是必要的嗎？如果X光片上，看到你的頸椎、腰椎長了骨刺，是否跟你的症狀一定相關？答案可是「未必喔」。想想看，連續幾天腰超不舒服，去照了X光片。老天啊！居然看到腰椎有骨刺。骨刺是這幾天長出來的嗎？顯然不是。既然是骨刺，一定是長時間退化，包括年紀增長、姿勢受力不當所引起。你這幾天的腰痛可能是急性的肌肉拉傷，筋膜發炎，韌帶扭傷，當然也有可能是退化性關節炎的急性發炎所致，或是急性的椎間軟骨突出。

X光片看到的是骨頭影像為主，第一時間的X光檢查對你這些診斷的確定，其實都沒有幫助哦！除非……醫師懷疑你的腰痛可能跟壓迫性骨折（通常發生在骨質疏鬆的個案），甚至癌症併發骨頭轉移相關。這時候第一時間的X光檢查就非常重要！除此之外，不要再把X光當作必要的第一線檢查了。

要信賴專業醫師的診察，積極的復健治療，絕大部分病人都可以顯著改善。真的有必要時，進一步包括核磁共振影像（結構性檢查），看是否有急性椎間軟骨突出 、神經孔狹窄、脊髓壓迫等問題。肌電圖（功能性檢查）看是否有明顯的神經損傷，可作為之後進一步治療的參考。

大家都在說「核心肌群訓練」，為什麼要特別練核心肌群呢？練核心指的就是練腹肌嗎？

A 核心肌群一般指的是骨盆底、腹部、脊椎的深層肌肉群，主要作用是維持整個軀幹的穩定，就好像身體的地基，地基穩了做動作就不容易受傷，力量也越容易出得來。想像傀儡戲偶的操作，一定要讓軀幹挺直站穩後，四肢才能演出自如。「核心」就是傀儡師提起軀幹重心的那隻「神手」！所以不管是哪一類運動，想要增加運動表現，基礎訓練一定是核心肌群。

而更廣義來看，核心肌群不應該只有骨盆底腹肌的肌群，應該泛指所有身體大關節（如脊椎、肩關節、髖關節……）周遭負責關節穩定的小肌肉，在這些部位的關節也都有屬於他的小核心肌群。所以絕對不是只有練腹肌，才是在練核心肌群！

• 怎麼做才是「正確練到核心肌群」？

核心訓練，練的是深層關節周圍的小肌肉群組。所以在練核心的時候，追求的是關節的穩定度，只有確定關節在正確的位置上面，沒有出現任何「代償」的現象（「代償」意指當一塊肌肉他的力量不夠去支撐身體的位置與動作時，他需要去調動其他部位的肌肉來幫忙完成同一個動作），才能真正啟動核心的訓練。練肩關節的穩定訓練時卻拼命聳肩；練骨盆的穩定訓練時卻凸肚拱腰（晃臀）……都是錯誤的代償，只是訓練無效的動作。如果只是追求力量的大小，卻忽略關節必須在正確穩定的位置上，死命地去追求健身的強度，這無疑是適得其反。

以仰臥起坐
\說明代償作用/

以書中P.188的動作為例，並非練腹部才能練到核心。在這個動作當中，側抬大腿，甚至在空中畫小圈，要做到完美呈現，需注意「骨盆不能夠有任何晃動」，這就需要核心的穩定。做這個動作的重點，絕對不是腳能夠抬多高，圈能夠畫多大，而是必須在「整個核心骨盆穩定」的狀況下來完成動作，才是有效率的訓練喔！近年來在健身房的運動，練核心成為「時尚」，受傷就診的病患卻也不少。你是否正確練到核心了？

書中P.188
\動作解說影片/

書中可以同時訓練核心肌群的動作，例：P.165、P.169、P.185、P.188、P.200、P.201在過程中維持骨盆、肩關節、髖關節的穩定不晃動，就可以同時訓練到核心肌群喔！

瑜珈老師說我柔軟度很好，我也拚命拉筋，為什麼還是會痠痛？

以站姿下腰體前彎
示範解說影片

A 很多人以為「筋拉越開越好」，像是學瑜珈的人，或是平常在公園和小社區運動的民眾可能做了不正確的拉筋運動而不自知（如站姿下腰體前彎）。事實上，正確的瑜珈觀念並不是拚命拉筋喔！一定要按照適當的步驟，循序漸進，配合呼吸，最後停留在適當伸展的位置。因為必須停留一段時間，肌肉得用力維持身體平衡，讓關節「穩」在那個體位的特定姿勢。所以外表看來只是拉筋的動作，其實已兼具了肌力訓練與平衡／穩定訓練。

• 錯誤的拚命拉筋需留意兩個問題：

1. 柔軟度很好，肌力卻很弱

如圖一，例如有些人站姿下腰體前彎測試時，膝蓋不彎曲情況手能觸地（或手掌能放到地上），但躺著做抬臀架橋（bridging）運動時（動作如書中P.164所示），大腿後方卻有快抽筋感覺，代表「大腿後方膕旁肌（Hamstring）筋雖然很鬆卻肌力不足」。

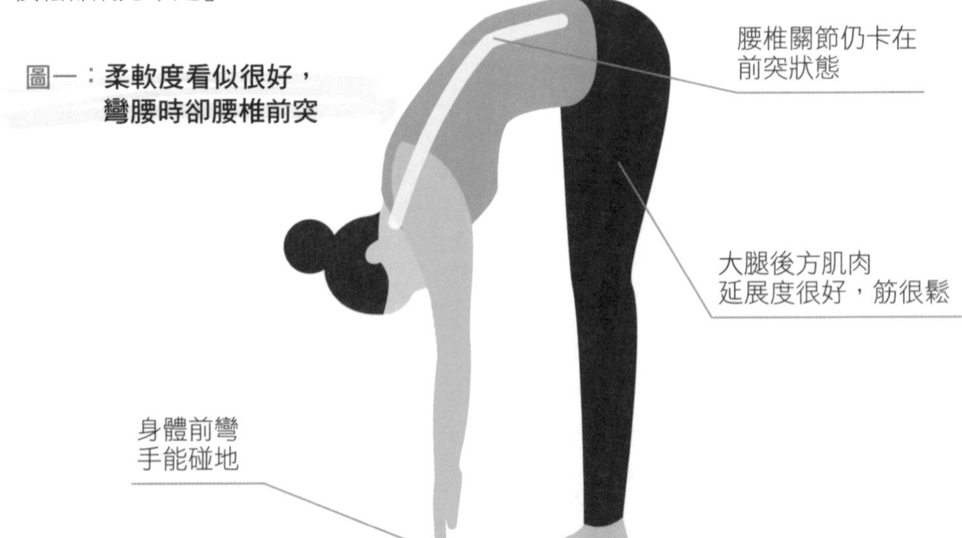

圖一：**柔軟度看似很好，彎腰時卻腰椎前突**

2. 偏好特定方向拉筋，有些筋很鬆，有些卻很緊。（柔軟度只有局部很好）

承上1.的例子，影響最大的就是膝關節與骨盆的穩定度。大腿後方筋很鬆，前方的股四頭肌與髖屈肌卻很緊，站立時甚至連膝蓋都是往後反凸的，膝蓋過度打直卡住關節，因此膝蓋承受了過大的壓力，容易退化。同時骨盆也可能較為前傾，導致腰椎曲度過大，增加站立時脊椎滑脫的機率（如圖二）。

圖二：**站立時腰椎前曲幅度過大**

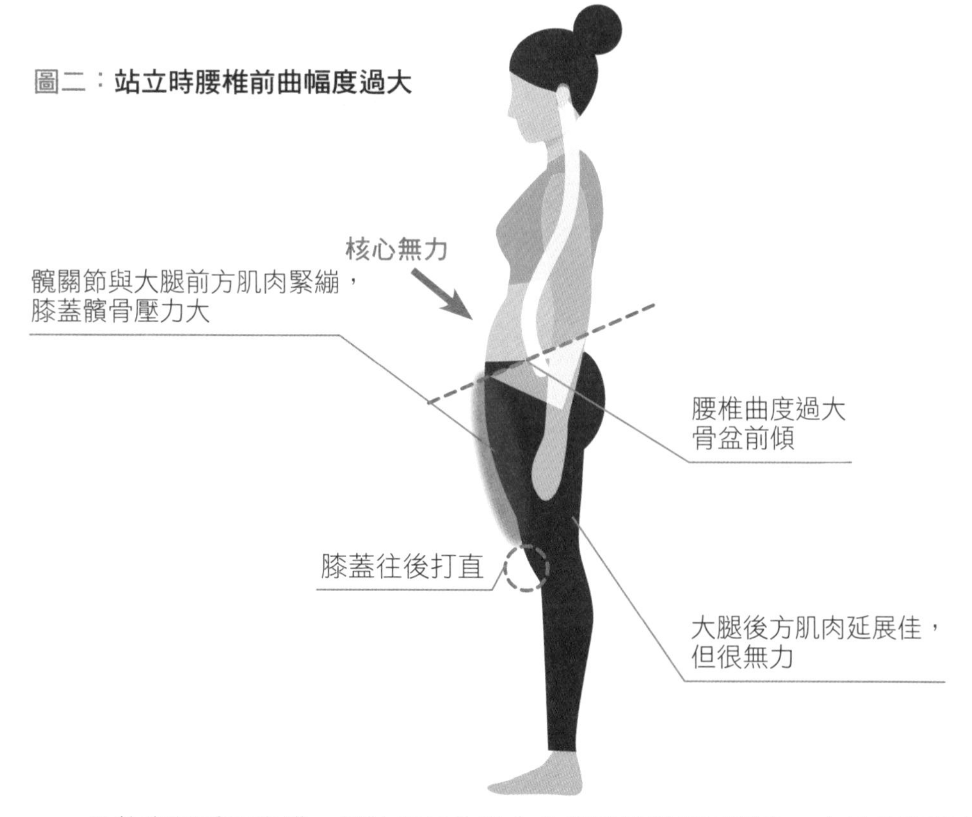

柔軟度很重要沒錯，但缺乏足夠肌力會讓關節變得不穩定。上述的膝蓋向後反凸就是一種不穩定（容易退化），腰椎曲度過大也是一種不穩定（容易滑脫）。這樣的不穩定往往合併了肌群間鬆與緊的不對稱（常見的是臀部與腹部太鬆無力，髖屈肌與背肌則太緊）。

因此，從復健觀點，筋已經很鬆的部位就別再拉了，反而肌力不足的部分要補強訓練，並檢討有無筋太緊卻被忽略沒伸展到的部分。當「柔軟度」與「穩定度」兼顧了，關節就可以開始朝健康發展。

不想再為痠痛苦惱的你，一定要知道的「輕運動三部曲」！

什麼是輕運動三部曲？

輕運動三部曲，就是本書特別為繁忙工作的現代人所規劃的三階段運動操。你可以根據自己現有的身體狀況，症狀的嚴重度，甚至診斷的確認，在書中找到自己目前所屬的階段性運動，達到最好的保健或治療效果。

那我該做輕運動三部曲的哪一部曲呢？

• 這樣的你，該做輕運動第一部曲

在你還身強體壯，未有任何痠痛症狀以前，此時要著重的應該是「預防」。這個時候可以有事沒事，做做輕運動第一部曲的「全身伸展強化操」，讓肌肉及骨頭都能運作順利，減少日後痠痛發生的機率！

• 這樣的你，該做輕運動第二部曲

當身體開始出現痠痛，表示你平常的「預防防線」已經被突破了！這時候可以先停止第一部曲，改為進行「治療性」的動作，先根據痠痛的約略位置，做輕運動第二部曲的「上／下半身共同運動」，讓肌肉先得到放鬆，減少痠痛困擾。

如果症狀明顯改善，可再回到第一部曲，重建你的「防線」；如果症狀持續，甚至加劇，就應該就醫尋求確切診斷（例：診斷後確定是五十肩）。醫師會使用如藥物、復健治療等方法，協助急性症狀的緩解。必要的話，透過影像檢查也將有助於更精確的診斷。當急性症狀明顯緩解後，你應該重新啟動第二部曲的「上／下半身共同運動」，並隨之進入第三部曲的「局部肌群舒緩運動」，達到最佳療效！

• 這樣的你，該做輕運動第三部曲

因為已經知道痠痛症狀的原因（例：已知得到五十肩），也已經針對該區塊做過「上／下半身共同運動」，接下來就必須要再做第三部曲的「局部肌群舒緩運動」，將痠痛症狀做最直接、有效的舒緩！

預防（健身運動）

【一部曲】預防勝於治療，在你還未被任何痠痛襲擊前，你可以先做：

全身伸展強化操

治療（治療性運動）

【二部曲】已有痠痛症狀？那麼請你先做：

上半身共同運動 或 **下半身共同運動**

【三部曲】做完二部曲，緊接著要舒緩特定症狀時，你就該要做：

肩頸局部肌群舒緩運動
- 五十肩的局部肌群舒緩操
- 頸椎退化的局部肌群舒緩操
- 上背肌膜炎的局部肌群舒緩操
- 肩膀肌腱受傷的局部肌群舒緩操

手部局部肌群舒緩運動
- 網球肘的局部肌群舒緩操
- 媽媽手的局部肌群舒緩操
- 扳機指的局部肌群舒緩操
- 腕隧道症候群的局部肌群舒緩操

腰背局部肌群舒緩運動
- 急性背肌拉傷的局部肌群舒緩操
- 腰椎退化的局部肌群舒緩操
- 腰椎間盤突出的局部肌群舒緩操

髖關節與臀部局部肌群舒緩運動
- 梨狀肌症候群的局部肌群舒緩操
- 髖部肌腱炎的局部肌群舒緩操
- 髂脛束摩擦症候群的局部肌群舒緩操

膝蓋與腿部局部肌群舒緩運動
- 膝蓋肌腱炎的局部肌群舒緩操
- 膝蓋十字韌帶斷裂的局部肌群舒緩操
- 膝蓋退化的局部肌群舒緩操
- 側韌帶扭傷的局部肌群舒緩操

腳部局部肌群舒緩運動
- 跟腱炎的局部肌群舒緩操
- 足底筋膜炎的局部肌群舒緩操
- 踝韌帶扭傷的局部肌群舒緩操

依照上表找出你的問題後，快翻到下頁目錄，尋找適合你的強化或伸展操在哪裡吧！

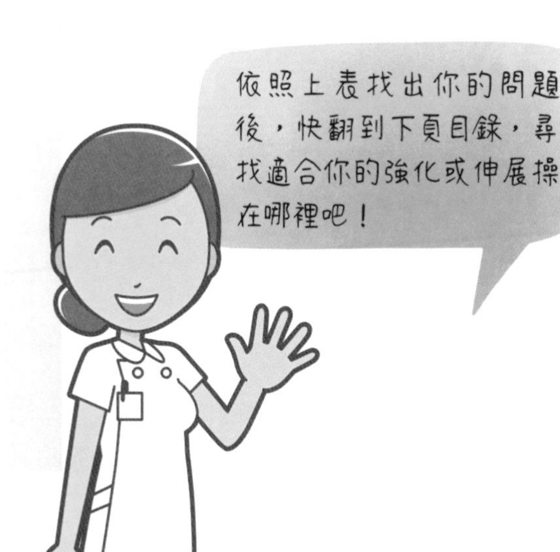

Contents

目・錄

輕運動三部曲之

身體區塊一：肩頸不適？就做「肩頸局部肌群舒緩運動」吧！

輕運動三部曲之

身體區塊二：手臂、手指不適？就做「手部局部肌群舒緩運動」吧！

輕運動三部曲之

身體區塊三：腰背不適？就做「腰背局部肌群舒緩運動」吧！

輕運動三部曲之

身體區塊四：髖關節、臀部不適？就做「髖關節與臀部局部肌群舒緩運動」吧！

輕運動三部曲之

身體區塊五：膝蓋、腿部不適？就做「膝蓋與腿部局部肌群舒緩運動」吧！

輕運動三部曲之

身體區塊六：腳部不適？就做「**腳部局部肌群舒緩運動**」吧！

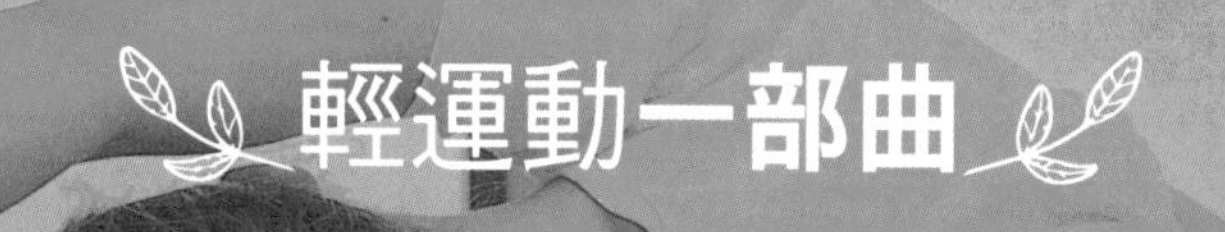

輕運動一部曲

健身運動：
全身伸展強化操

每天都該做的長期保健運動，
讓你痠痛不會來，
和肌群老化說掰掰！

輕運動一部曲

健身運動：全身伸展強化操

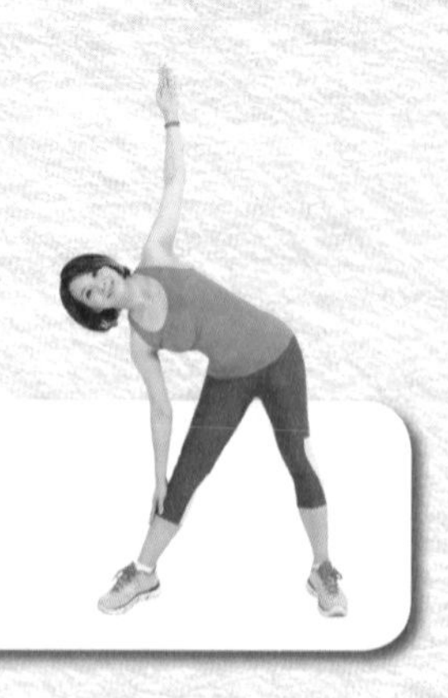

現代人都「知道」運動很重要，但是卻有千百個理由很難去「做到」（例如：太忙了！沒空啊！沒有同行的夥伴……）協助大眾去縮短「知道」與「做到」之間的距離，就是我們第一線醫療照護者（尤其是復健科醫師）的責任！輕運動的第一部曲適合沒有特別疼痛症狀的人，每天只需用15～20分鐘的時間，就可以伸展與強化全身絕大部分的肌肉和關節！

輕運動一部曲「全身伸展強化操」的特點和優勢

輕運動一部曲的特點及不同於傳統所謂「拉筋、肌力訓練」的優勢如下：

1. 一個動作可以同時訓練到多個群組的肌肉。
2. 在伸展的同時，能兼具肌力的強化，甚至平衡的訓練。
3. 所有動作的擺位均符合正常生物力學，避免運動傷害的形成。
4. 所有動作都簡易可行且省時，不管是在家裡和辦公室均可執行。

輕運動一部曲的「全身伸展強化操」可以做為大家平時的保健運動；也可以做為從事其他有氧性運動（如跑步、游泳、騎腳踏車等）前的暖身或之後的舒緩；還可以在肌肉或關節疾病治療的恢復期，做為身體「防線」的重建！

為何有事沒事都該做伸展強化操？為何痠痛不是吃藥就好？

從臨床上的觀察會發現，很多病人會覺得：「痛的話吃藥或者貼藥膏就好，只要不覺得痛，代表症狀就已經『痊癒了！』不需要繼續處理了。」可是真的有這麼容易嗎？才不是！很多病人經過吃藥等急性處理後，關節的活動度並沒有恢復，筋還是緊的。也就是說，就算吃了藥，病症還是有可能復發。

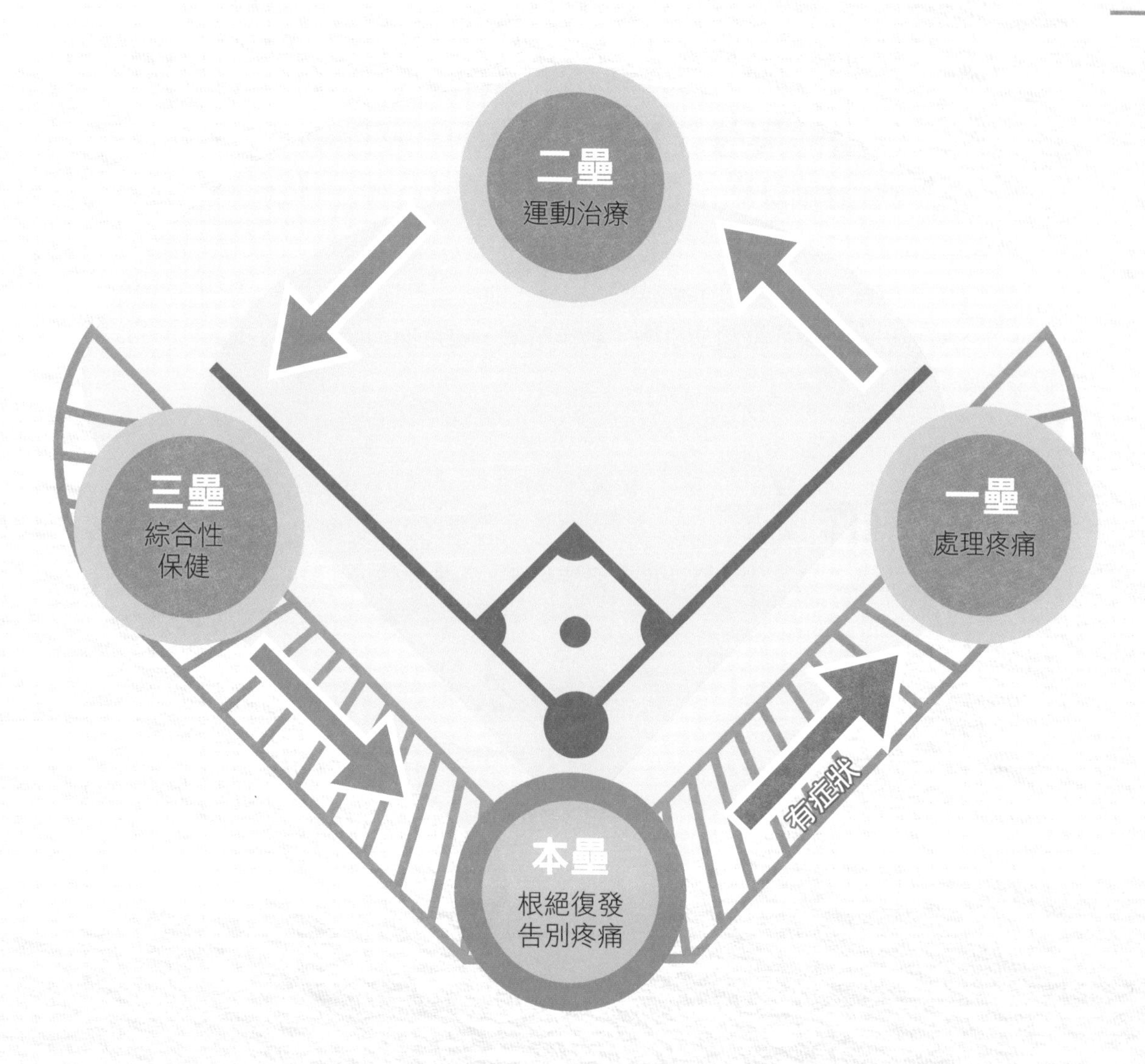

關於疼痛，你應該要具備一個好的、完整的復健觀念！

大家都知道棒球有四個壘。復健的觀念其實就像打棒球一樣。當疼痛發生時，就如上圖所示在一壘的位置，應先處理疼痛，症狀改善之後，你才有意願和動力進入下個階段；到了二壘，開始進行治療性的運動，加強肌肉的延展和肌力的強化；到了三壘，時時留意生活上、工作上及運動時該注意的姿勢，養成良好的生活習慣。

有些病人疼痛消除之後，就不管它了。下次痛，又是用藥，不痛之後又不理它；就好像打棒球永遠只推進到一壘，那就永遠是一壘殘壘！不會得分的！

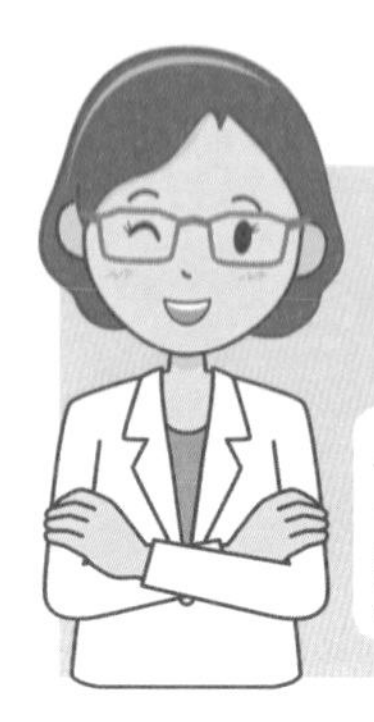

專業醫師教你輕鬆做「**全身伸展強化操**」

全身伸展強化操：一刀未剪完整版

適合時間充裕，想要徹徹底底伸展強化的你！

全身上下所有大小肌肉的伸展都是必要的，而「全身伸展強化操」所介紹的9個動作，都能幫你一次訓練多群組的肌肉，動作簡單，並且能夠全面性的加強肌肉的力量以及平衡。

完整版動作1

注意事項：做動作時，請注意速度應保持和緩，不要過快。

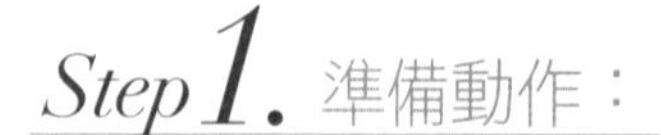

雙腳微微張開，與肩膀同寬，膝蓋微彎，雙手自然垂放，雙眼注視前方。

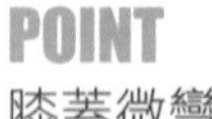

膝蓋微彎！

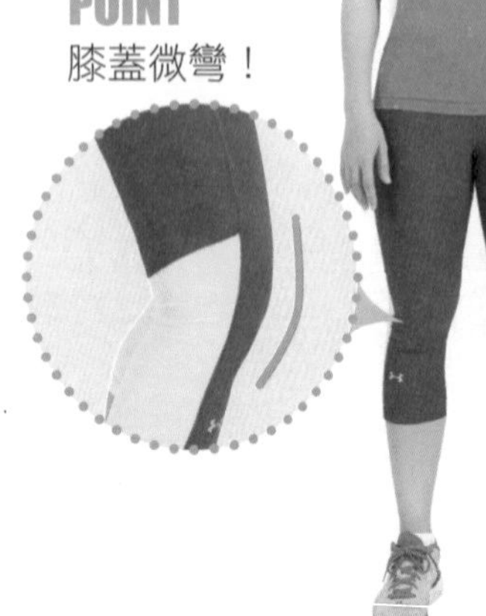

Step2. 舉起雙手：

雙手向前伸直，緩緩向上舉起。

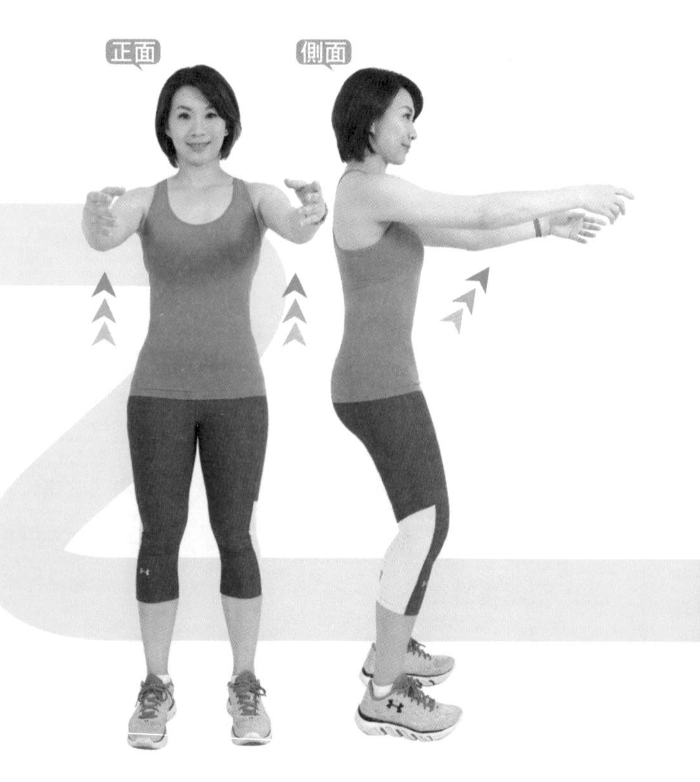

Step3. 手臂伸直舉高：

延續Step 2.之動作，將手緩緩高舉至頭頂上方。

正面
側面
POINT
兩手手臂需舉至
耳朵的高度。
POINT
不要彎腰駝背，
腰部需打直。
POINT
膝蓋微彎時，膝蓋
不可超過腳尖，以
減輕膝蓋壓力。

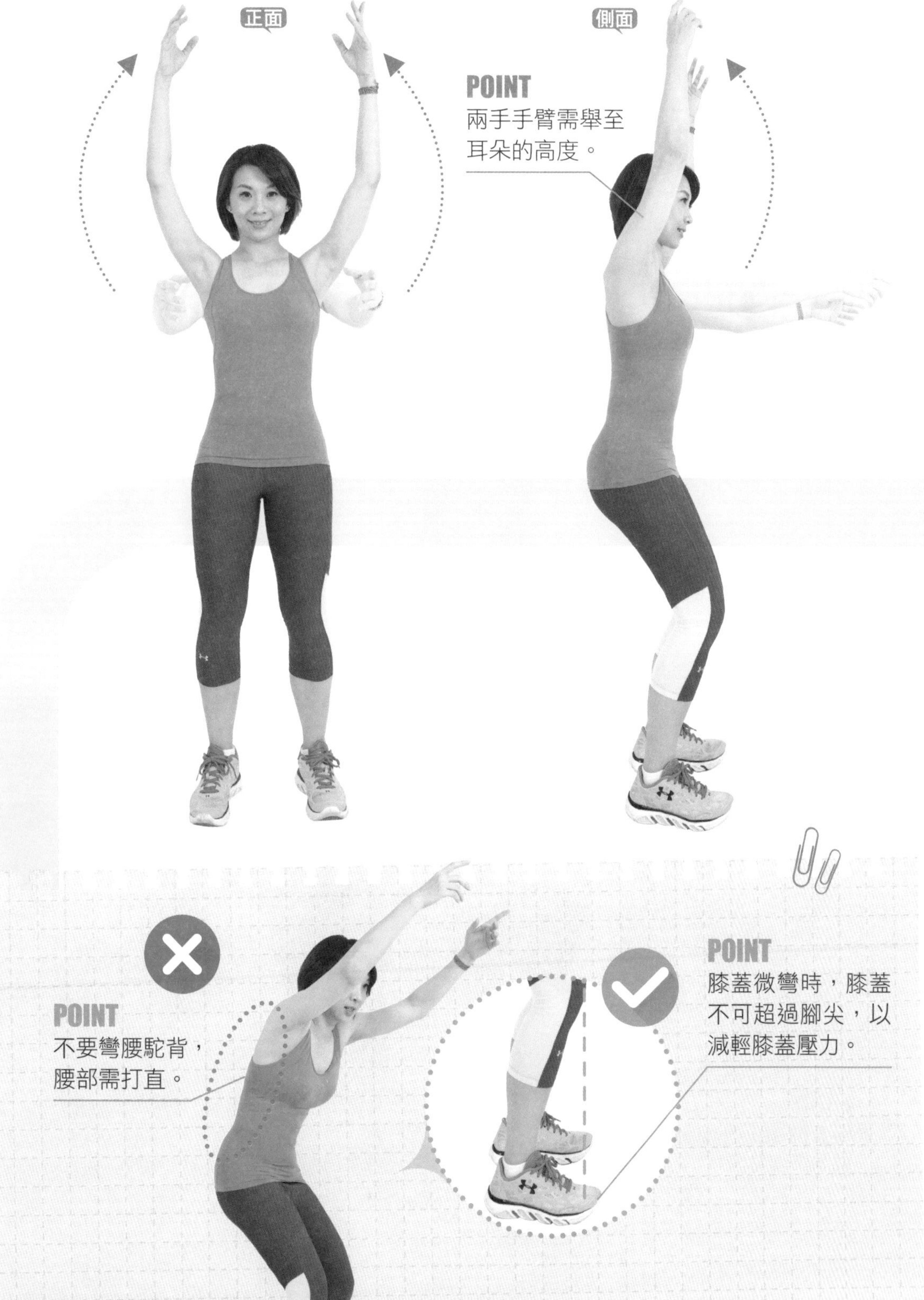

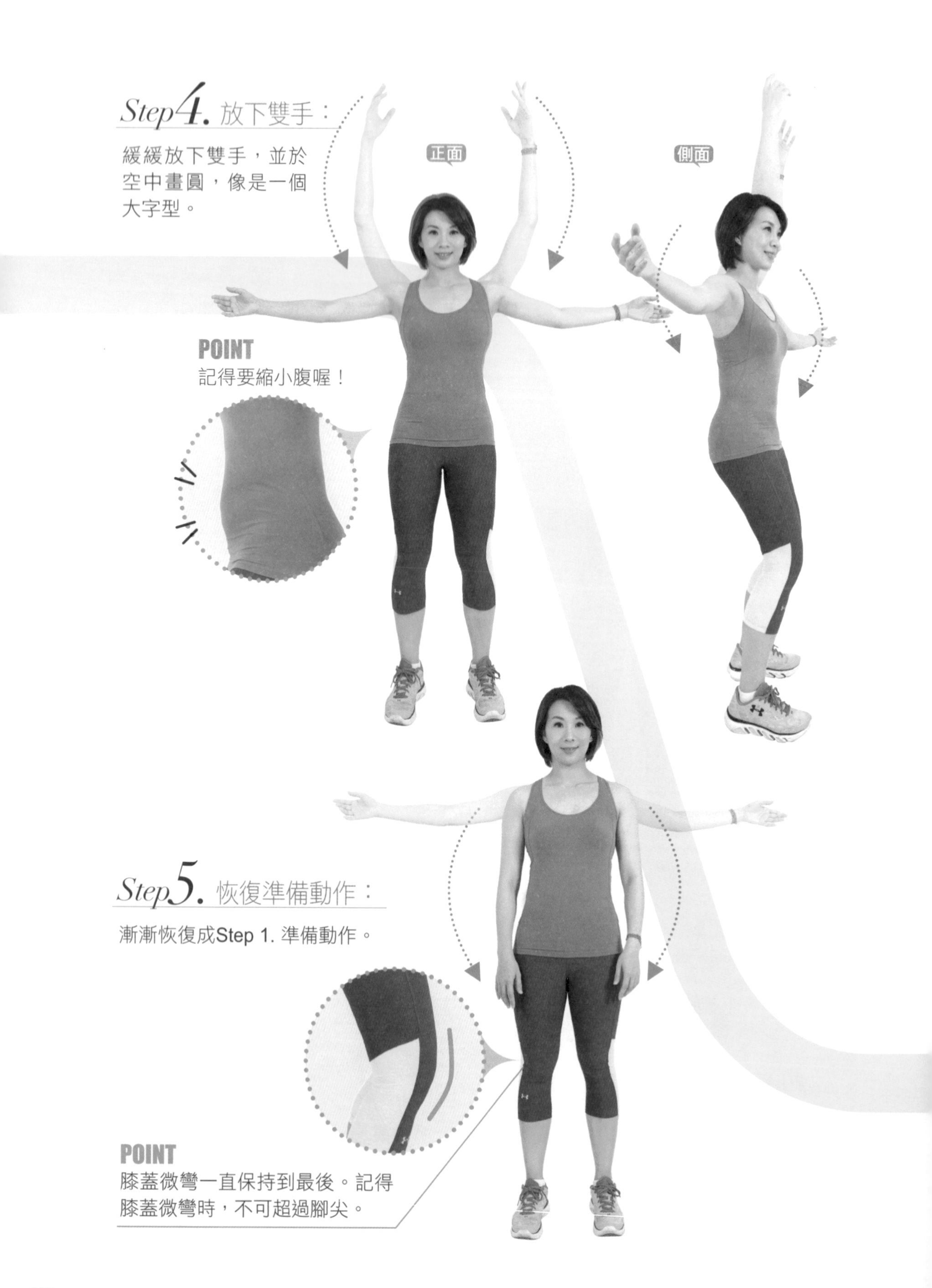

Step4. 放下雙手：

緩緩放下雙手，並於空中畫圓，像是一個大字型。

POINT
記得要縮小腹喔！

Step5. 恢復準備動作：

漸漸恢復成Step 1. 準備動作。

POINT
膝蓋微彎一直保持到最後。記得膝蓋微彎時，不可超過腳尖。

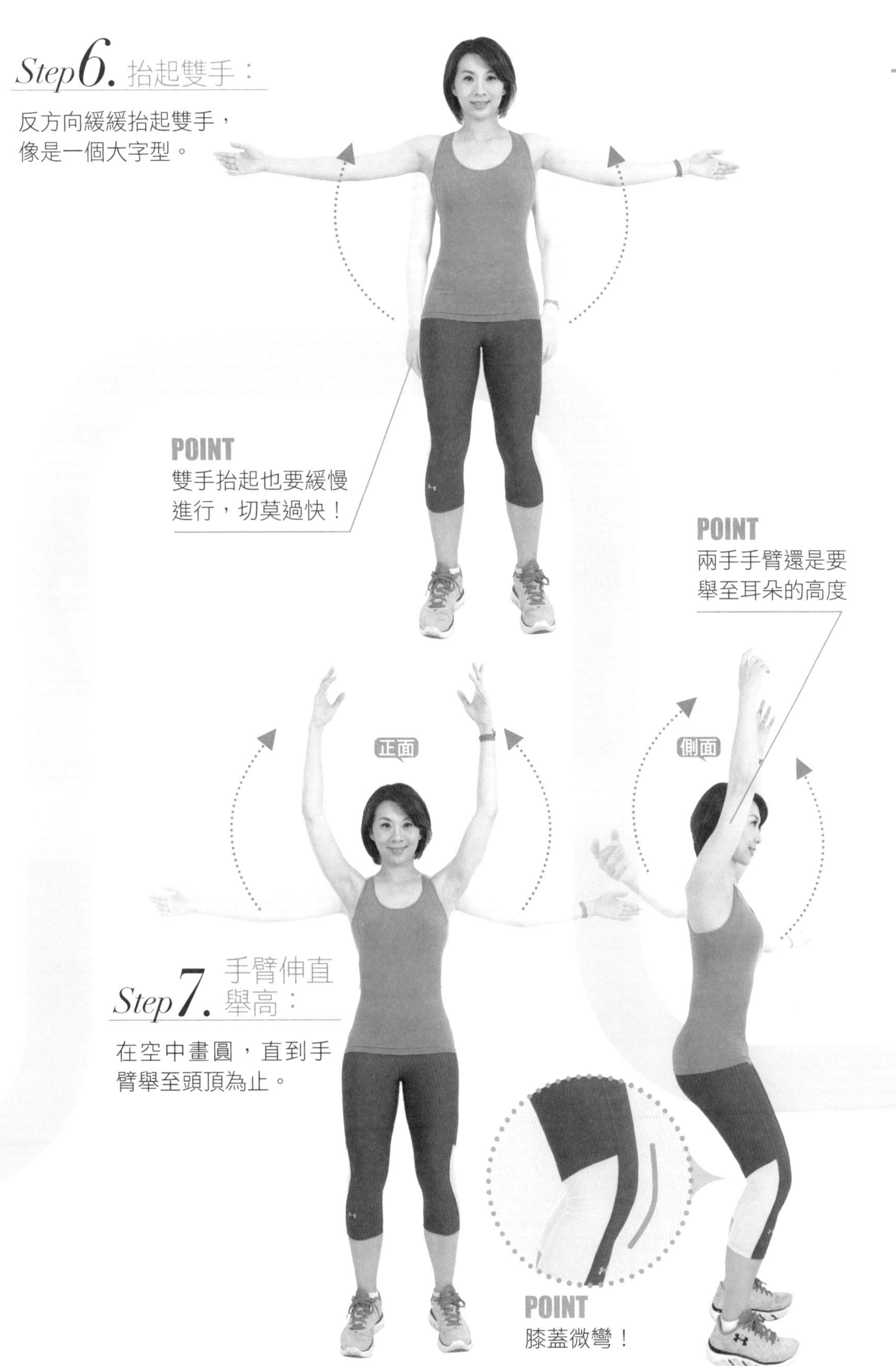
Step6. 抬起雙手：
反方向緩緩抬起雙手，
像是一個大字型。
POINT
雙手抬起也要緩慢
進行，切莫過快！
POINT
兩手手臂還是要
舉至耳朵的高度
正面
側面
Step7. 手臂伸直
舉高：
在空中畫圓，直到手
臂舉至頭頂為止。
POINT
膝蓋微彎！

Step8. 放下雙手：

接著由前方緩緩放下雙手。

正面
側面
POINT
雙手放下也要緩慢進行，切莫過快！
POINT
膝蓋微彎！
Step 1.～9.
之動作為一組
重複循環
3～5組

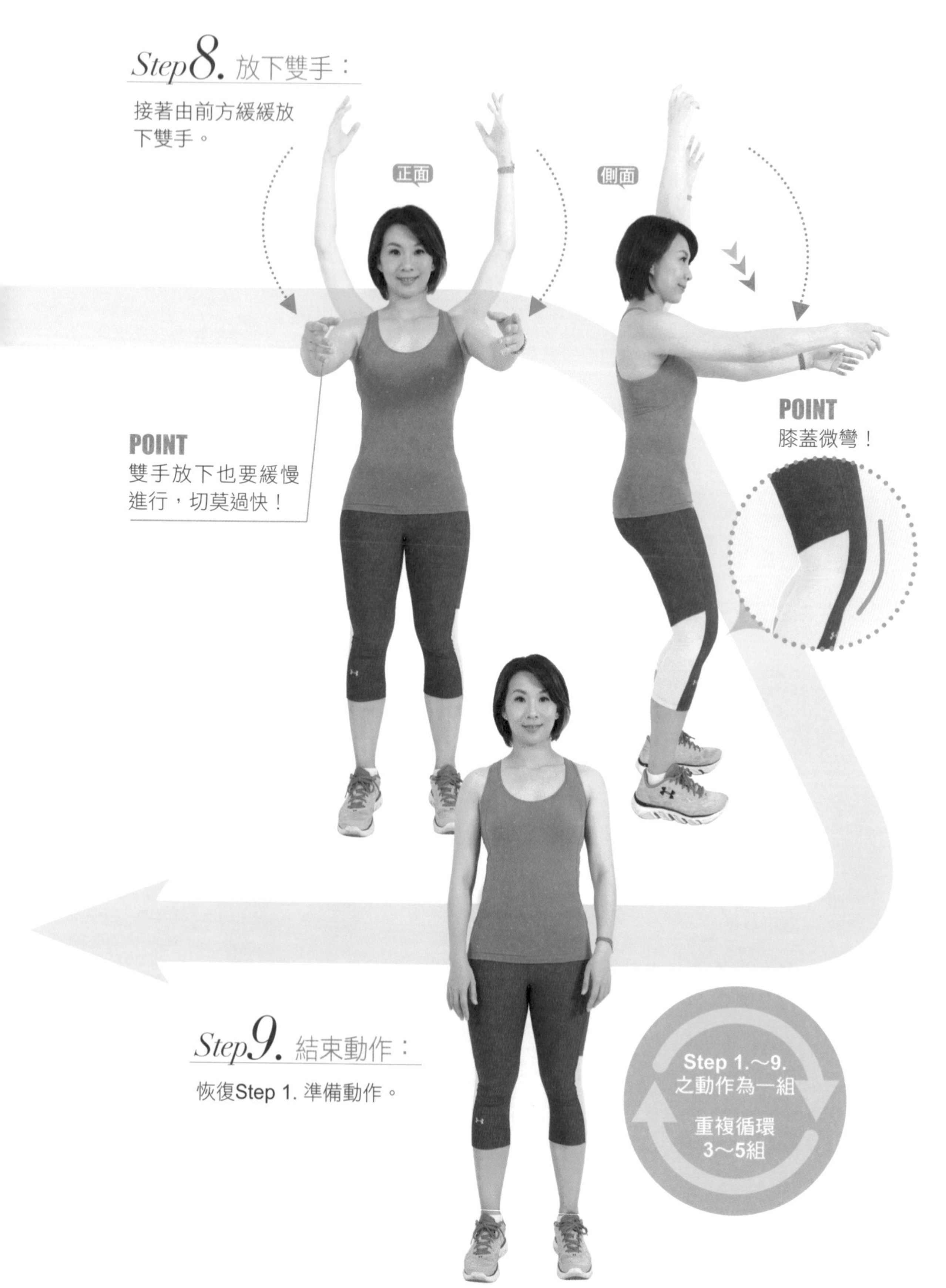

Step9. 結束動作：

恢復Step 1. 準備動作。

完整版動作 1
連續動作

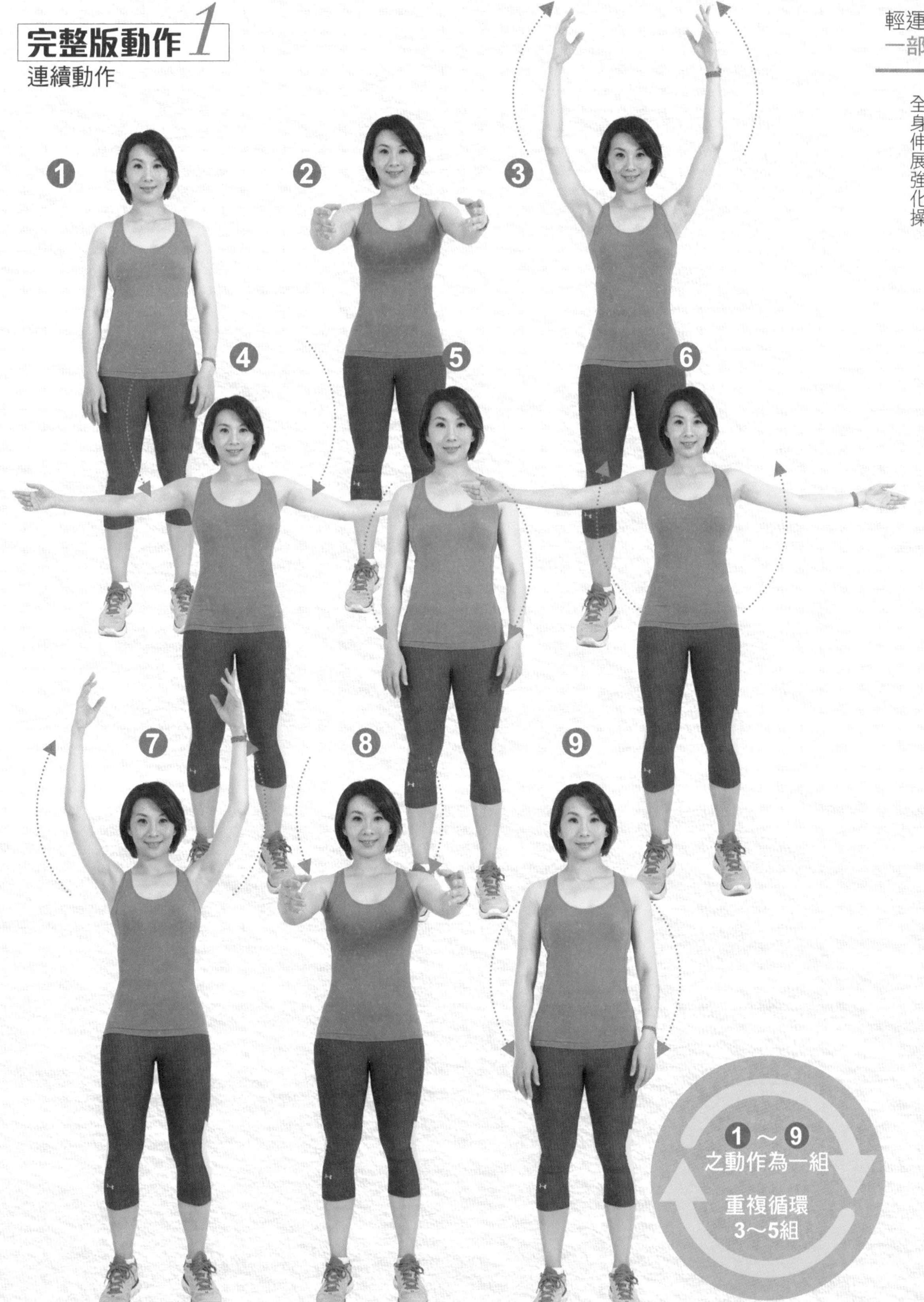

完整版動作2

✩注意事項：1. 此處僅示範向右轉的動作，完整的動作是左、右皆需做。
2. 做動作時，請注意速度應保持和緩，不要過快。

Step1. 準備動作：

雙腳微微張開，與肩膀同寬，膝蓋微彎，
雙手平舉，手臂伸直，與地面平行。

側面
正面
POINT
膝蓋微彎！
POINT
雙手與地面平行不可下垂！
POINT
切記不要聳肩，手部、肩膀必須保持放鬆，尤其是第二次循環後，十分容易聳肩的情況。

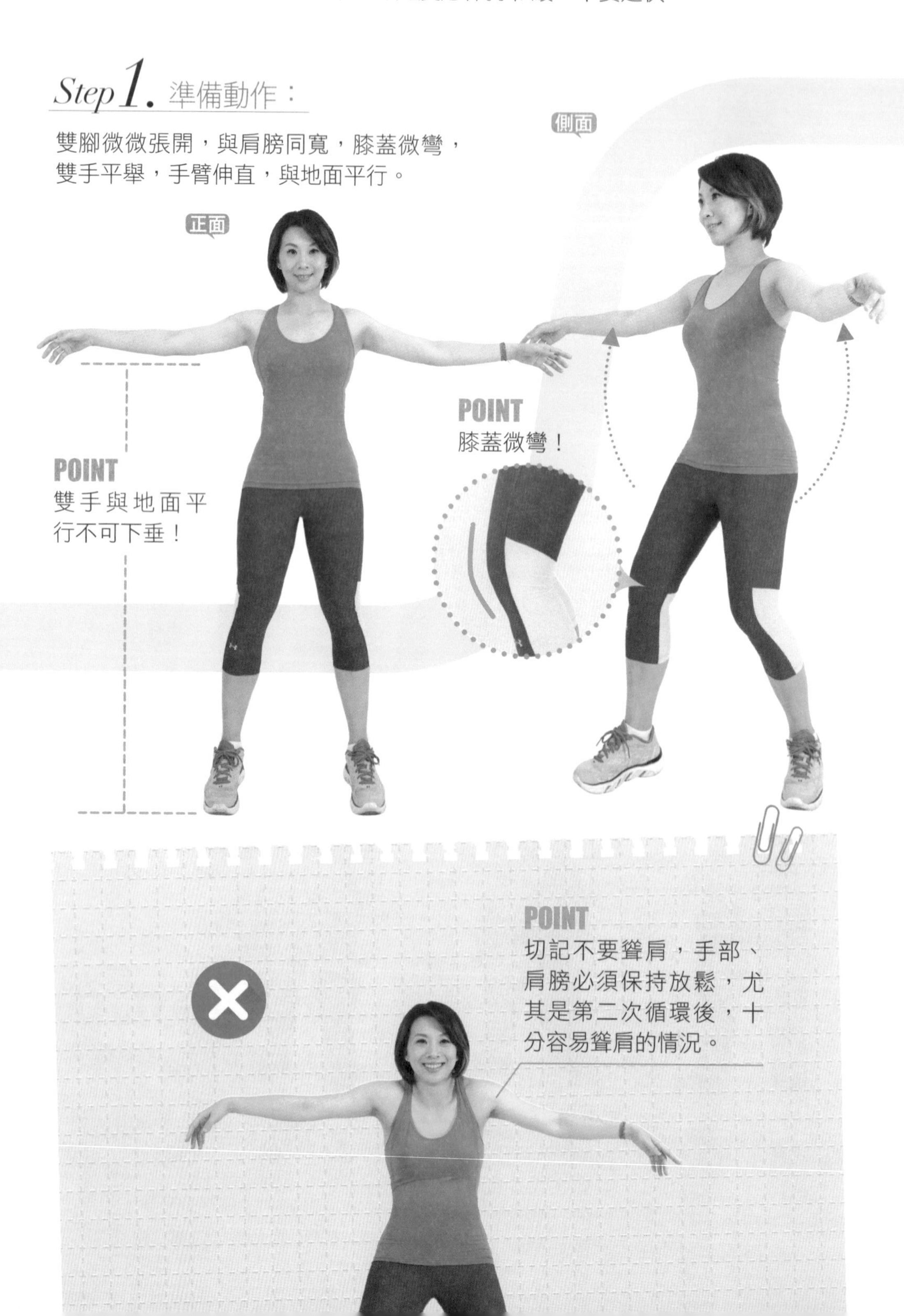

Step2. 轉動手臂：

緩緩將手臂轉至右側極限，
雙手保持平舉姿勢。

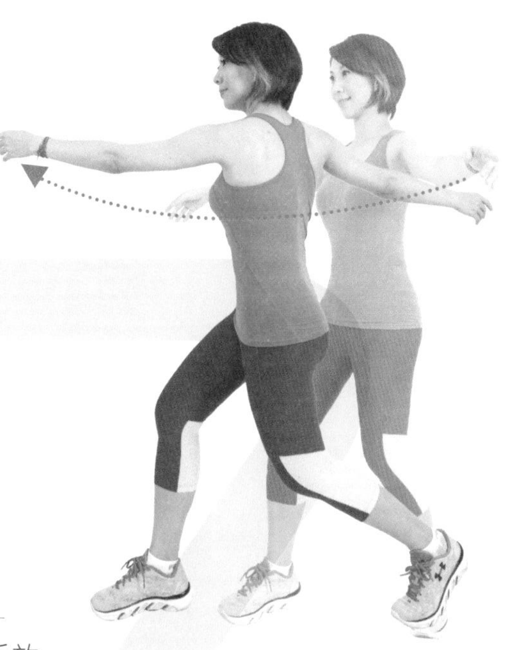

Step3. 雙手順勢擺放：

雙手順著Step2.的姿勢，將左手放於右肩，右手收於背後。

POINT
就算手臂轉至肩膀處時，臉部和腹部均需面對正前方。

Step4. 恢復準備動作：

雙手往反方向轉至正面，以恢復Step 1.姿勢。

正面
側面
再做一次
向左轉的動作
才算一組
重複循環
3～5組

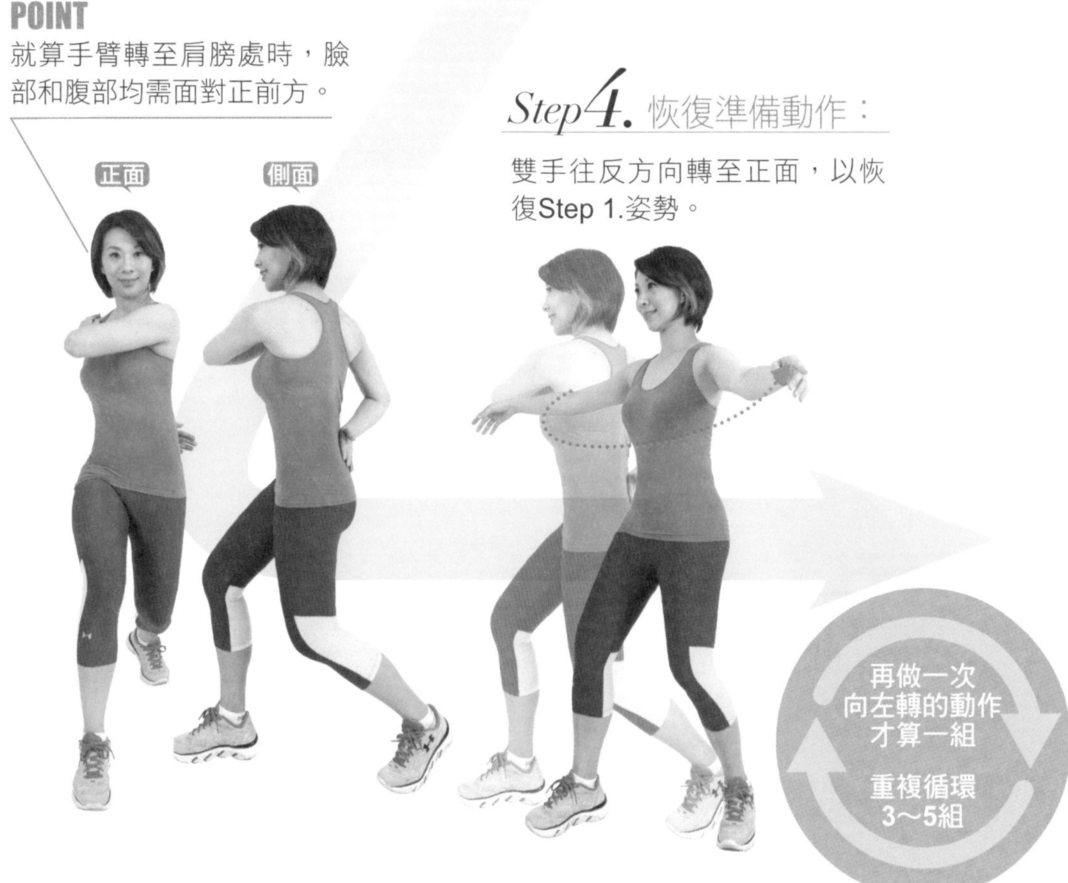

完整版動作2

連續動作

1
2
3
4
5
再做一次
向左轉的動作
才算一組
重複循環
3～5組

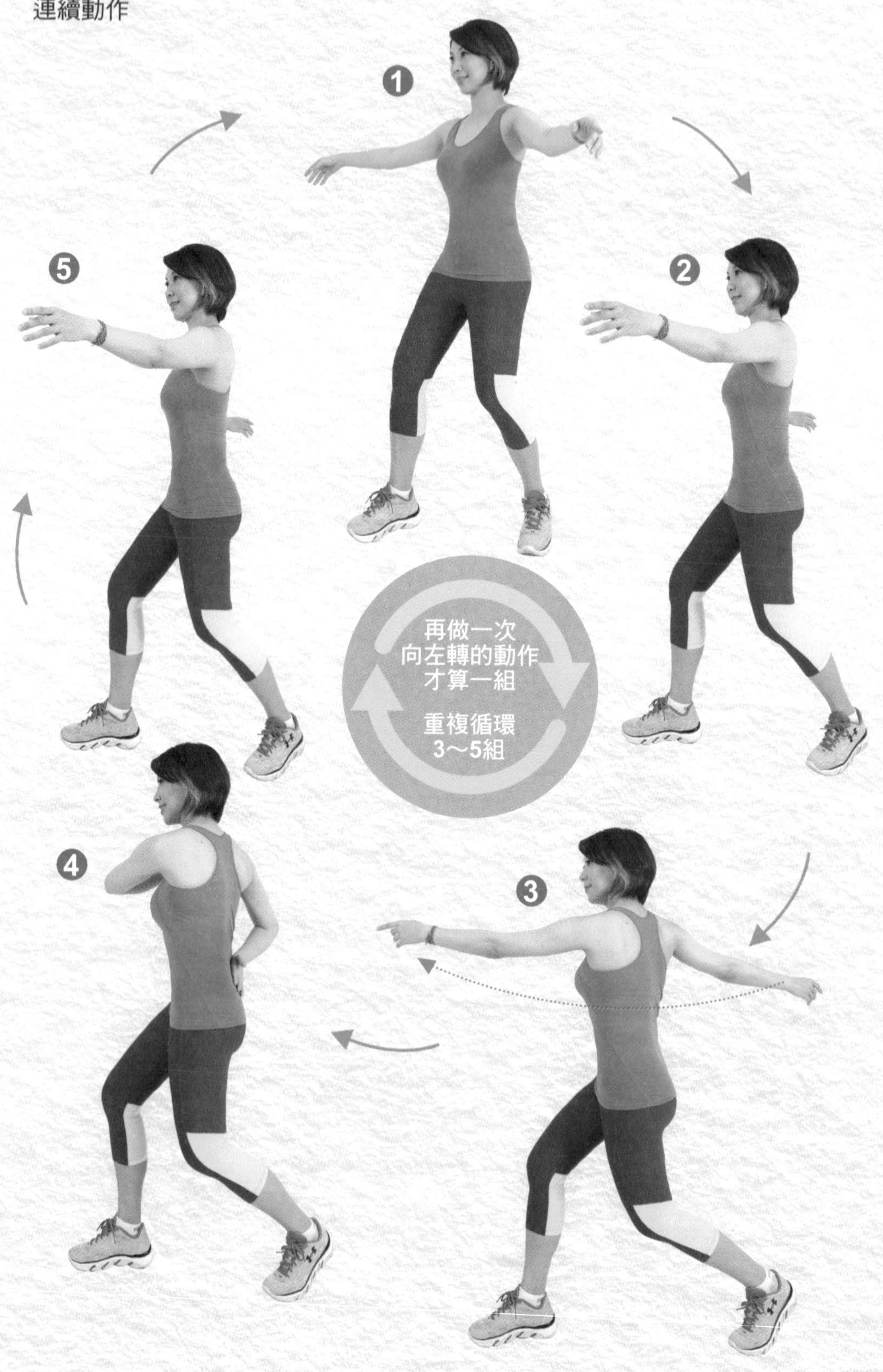

完整版動作3

☆注意事項：1. 此處僅示範向右彎腰的動作，完整的動作是左、右皆需做。
2. 做動作時，請注意速度應保持和緩，不要過快。

Step1. 準備動作：

呈站立姿勢，雙手自然垂放，兩眼注視前方。

Step2. 弓箭步、雙手平舉：

雙手平舉，手臂伸直，與地面平行，維持身體挺直，右腳在前呈現弓箭步姿勢，腳尖保持朝向前方。

POINT
雙手與地面平行
不可下垂！
POINT
切記腳尖向前，
腳尖不要朝外。

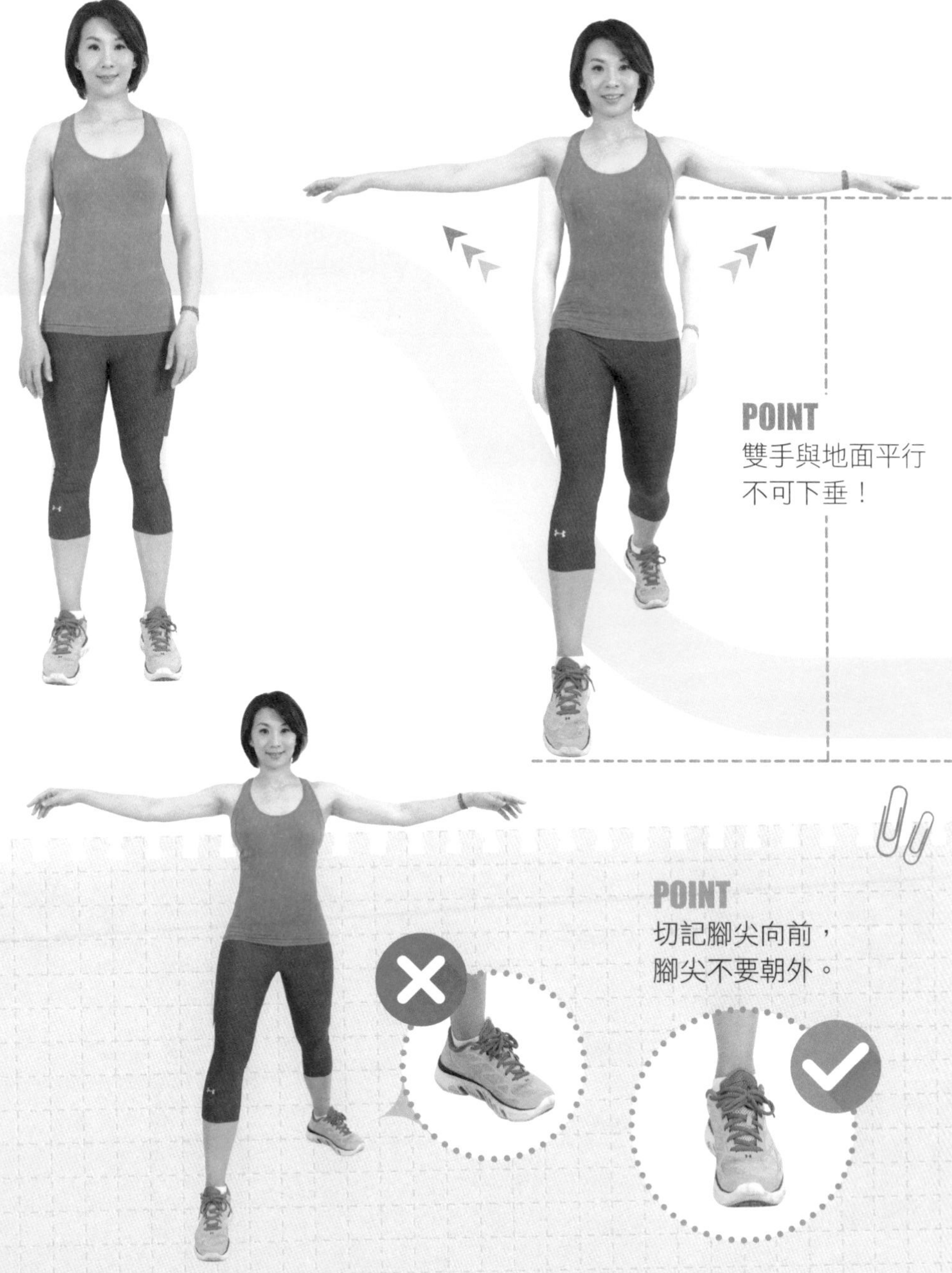

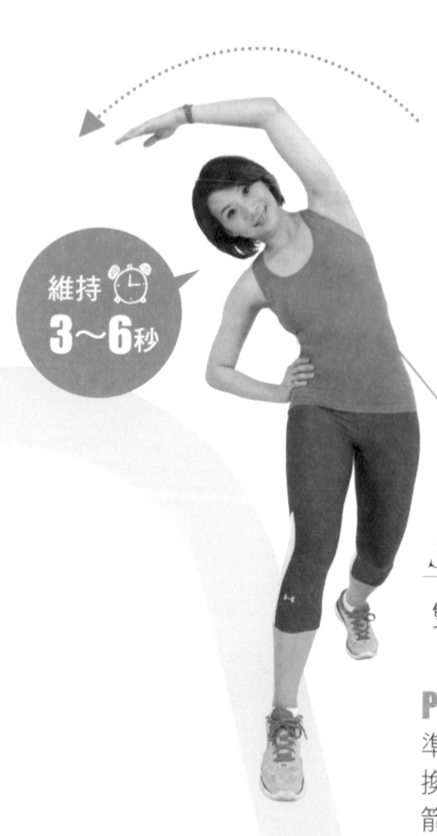

Step3. 側向彎腰：

右腳在前時，右手叉腰，向右側彎腰，左手隨彎腰姿勢自然擺動，伸展至極限；被伸展側（左側）的左腳需向後延伸。

POINT
彎腰弧度視個人柔軟度而定，不要過於勉強，以免造成傷害。

Step4. 雙手恢復平舉：

雙手恢復Step 2. 平舉姿勢。

POINT
準備向左側彎腰時，記得換成「左腳」在前呈現弓箭步姿勢，左手叉腰。

再做一次
向左彎腰的動作
才算一組

重複循環
3～5組

同手同腳

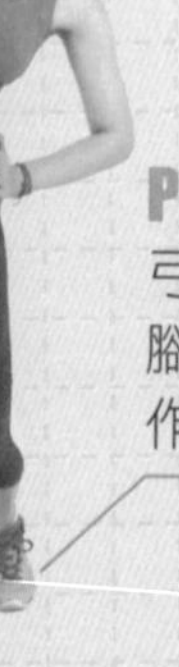

POINT
弓箭步記得要左右換腳，以免同手同腳使動作相當不協調唷！

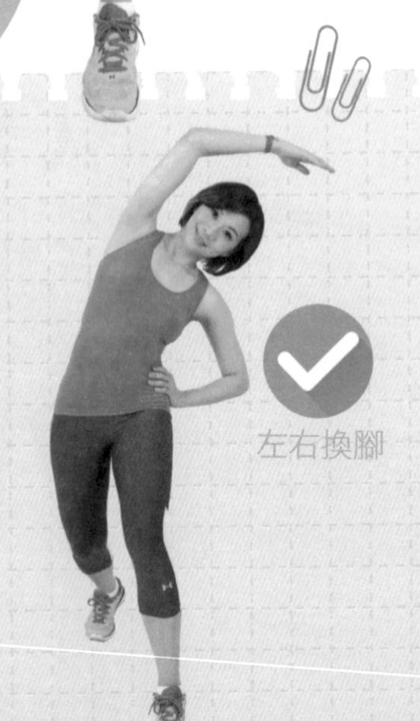

左右換腳

完整版動作3
連續動作

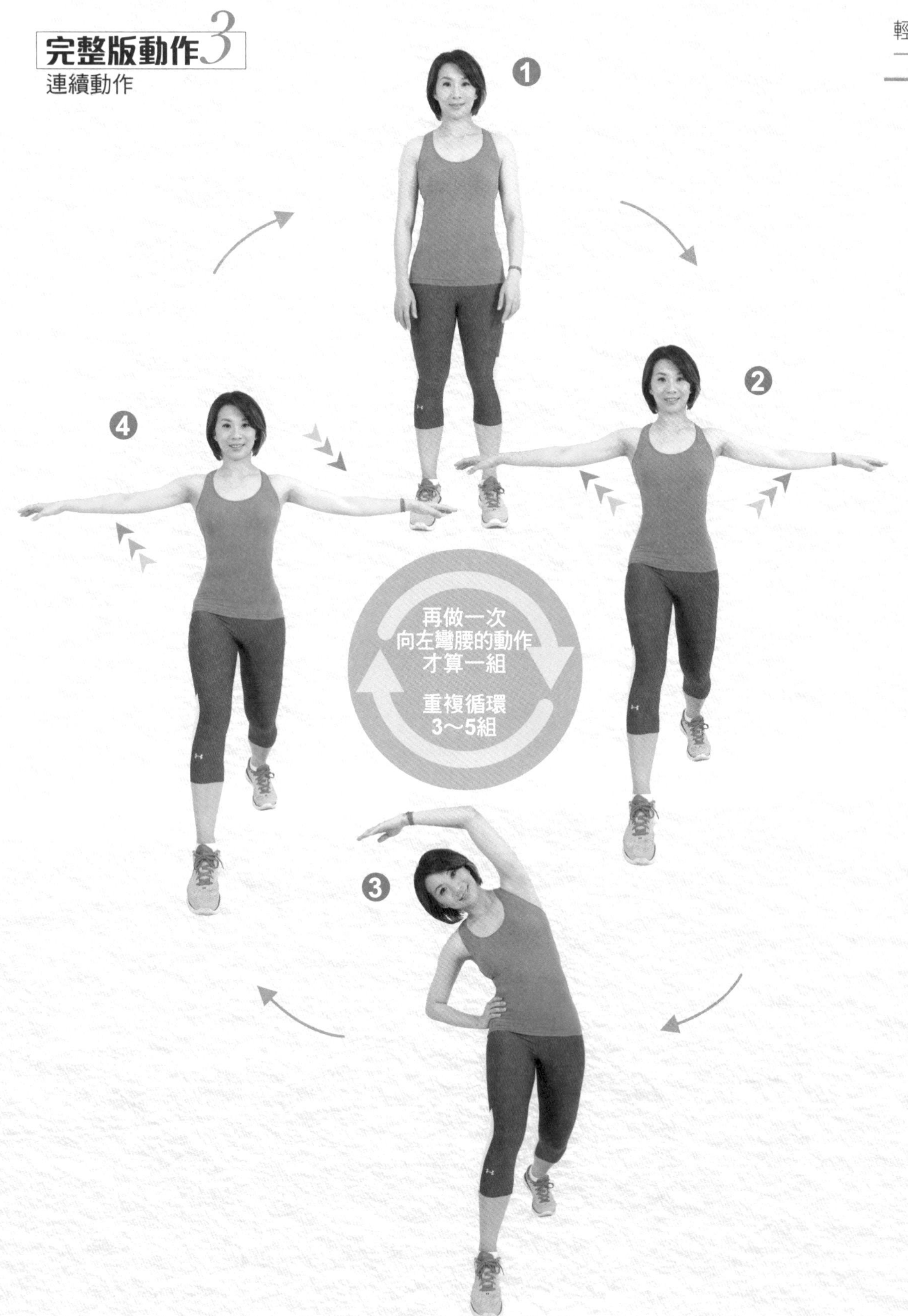

完整版動作4

注意事項：1. 此處僅示範向右轉的動作，完整的動作是左、右皆需做。
2. 做動作時，請注意速度應保持和緩，不要過快。

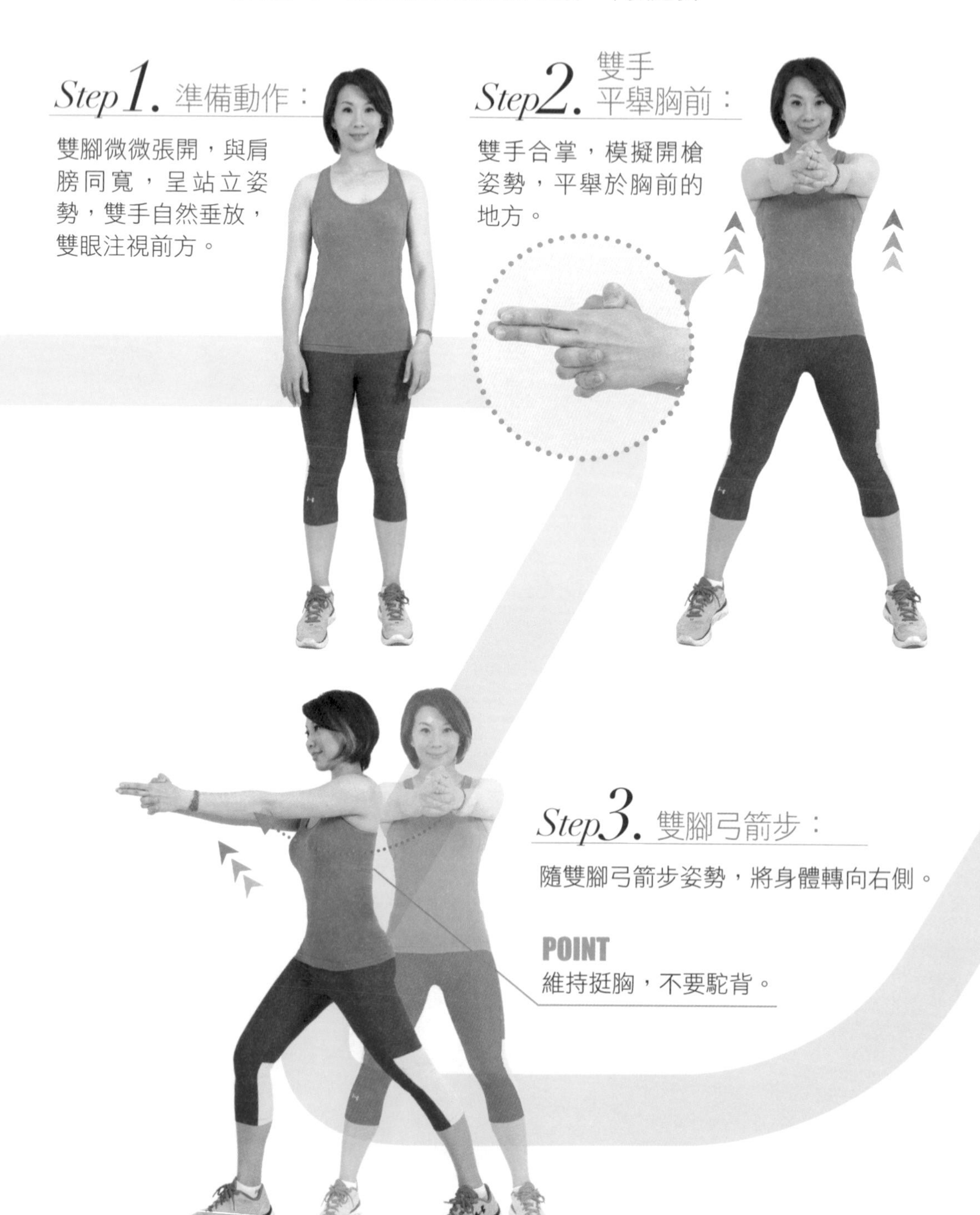

Step1. 準備動作：

雙腳微微張開，與肩膀同寬，呈站立姿勢，雙手自然垂放，雙眼注視前方。

Step2. 雙手平舉胸前：

雙手合掌，模擬開槍姿勢，平舉於胸前的地方。

Step3. 雙腳弓箭步：

隨雙腳弓箭步姿勢，將身體轉向右側。

POINT
維持挺胸，不要駝背。

POINT
下顎微向上抬！
維持
3～5秒
維持
3～5秒

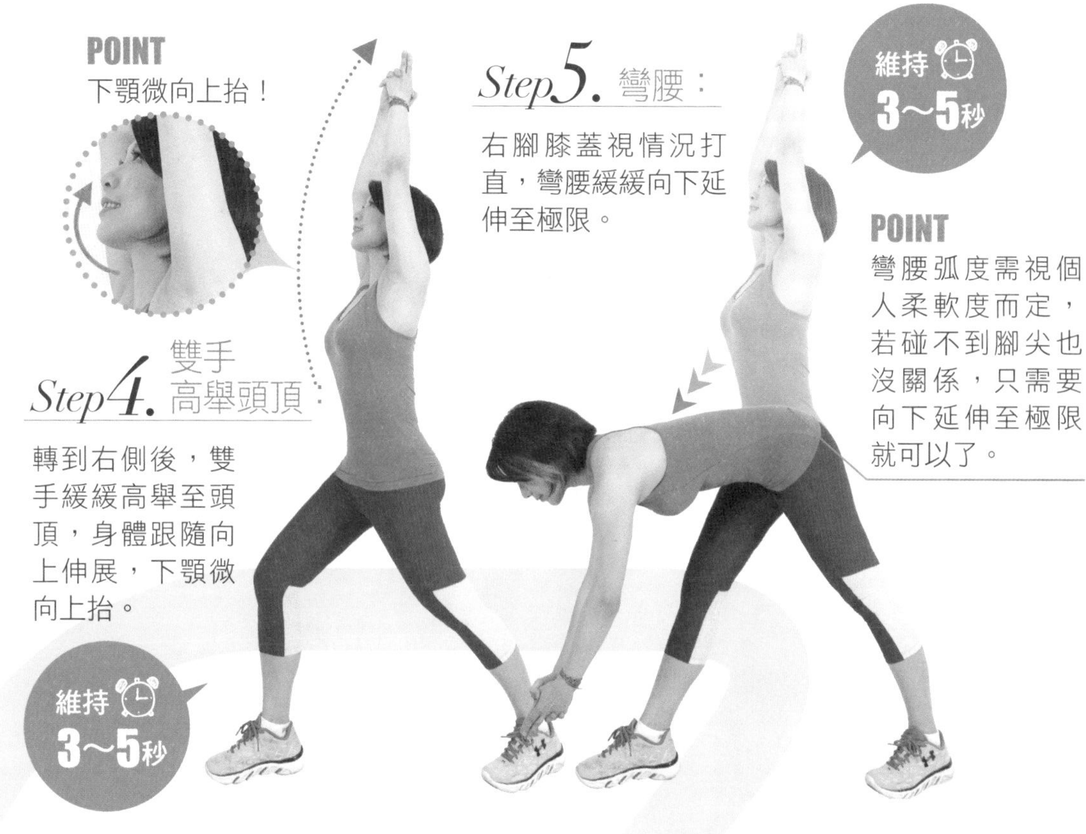

Step4. 雙手高舉頭頂：

轉到右側後，雙手緩緩高舉至頭頂，身體跟隨向上伸展，下顎微向上抬。

Step5. 彎腰：

右腳膝蓋視情況打直，彎腰緩緩向下延伸至極限。

POINT
彎腰弧度需視個人柔軟度而定，若碰不到腳尖也沒關係，只需要向下延伸至極限就可以了。

Step6. 抬起身體：

緩緩將身體抬起後，再恢復成Step.2雙手平舉胸前的姿勢。

Step7. 恢復準備動作：

雙手放下，再度恢復準備姿勢。

再做一次
向左轉的動作
才算一組
重複循環
3～5組

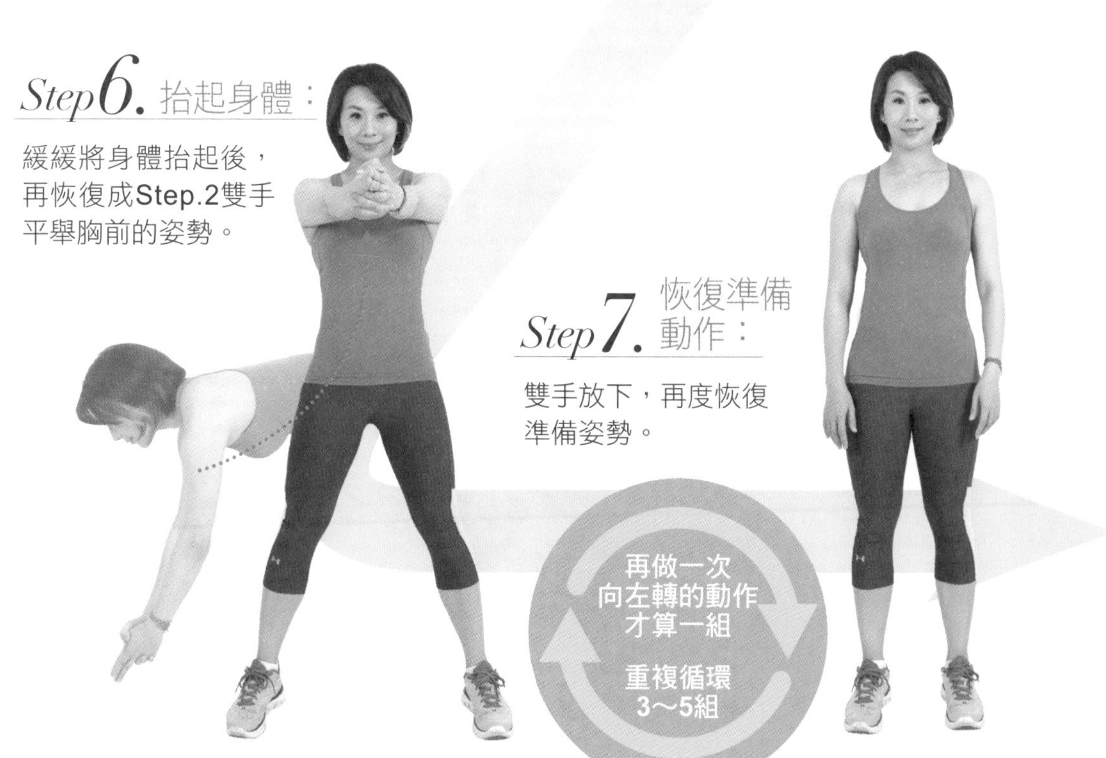

完整版動作4
連續動作

再做一次
向左轉的動作
才算一組
重複循環
3～5組
1
2
3
4
5
6

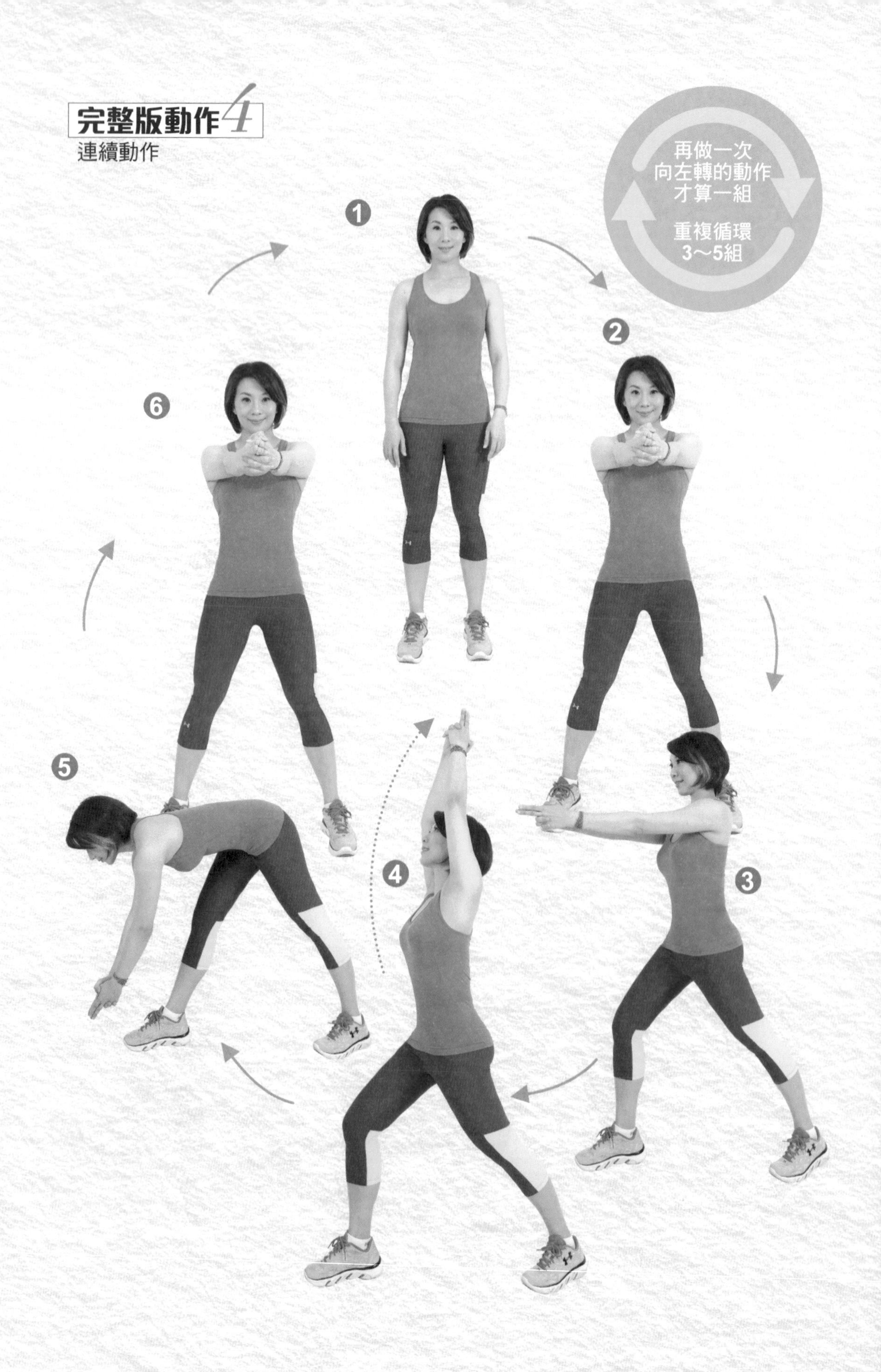

完整版動作5

注意事項：1. 此處僅示範向右側彎腰的動作，完整的動作是左、右皆需做。
2. 做動作時，請注意速度應保持和緩，不要過快。

Step1. 準備動作：

站立姿勢，雙腳張開比肩膀寬；雙手平舉，手臂伸直，與地面平行，使身體成大字型。

Step2. 側向彎腰：

身體向側邊彎腰並延伸至極限，臉面對正前方，右手則順勢輕觸右小腿，左手維持高舉。

POINT
雙手與地面平行
不可下垂！
POINT
右腿打直！如果
彎不下去就不要
太勉強自己！
POINT
切記是側向彎腰，不要
將身體轉正彎腰。

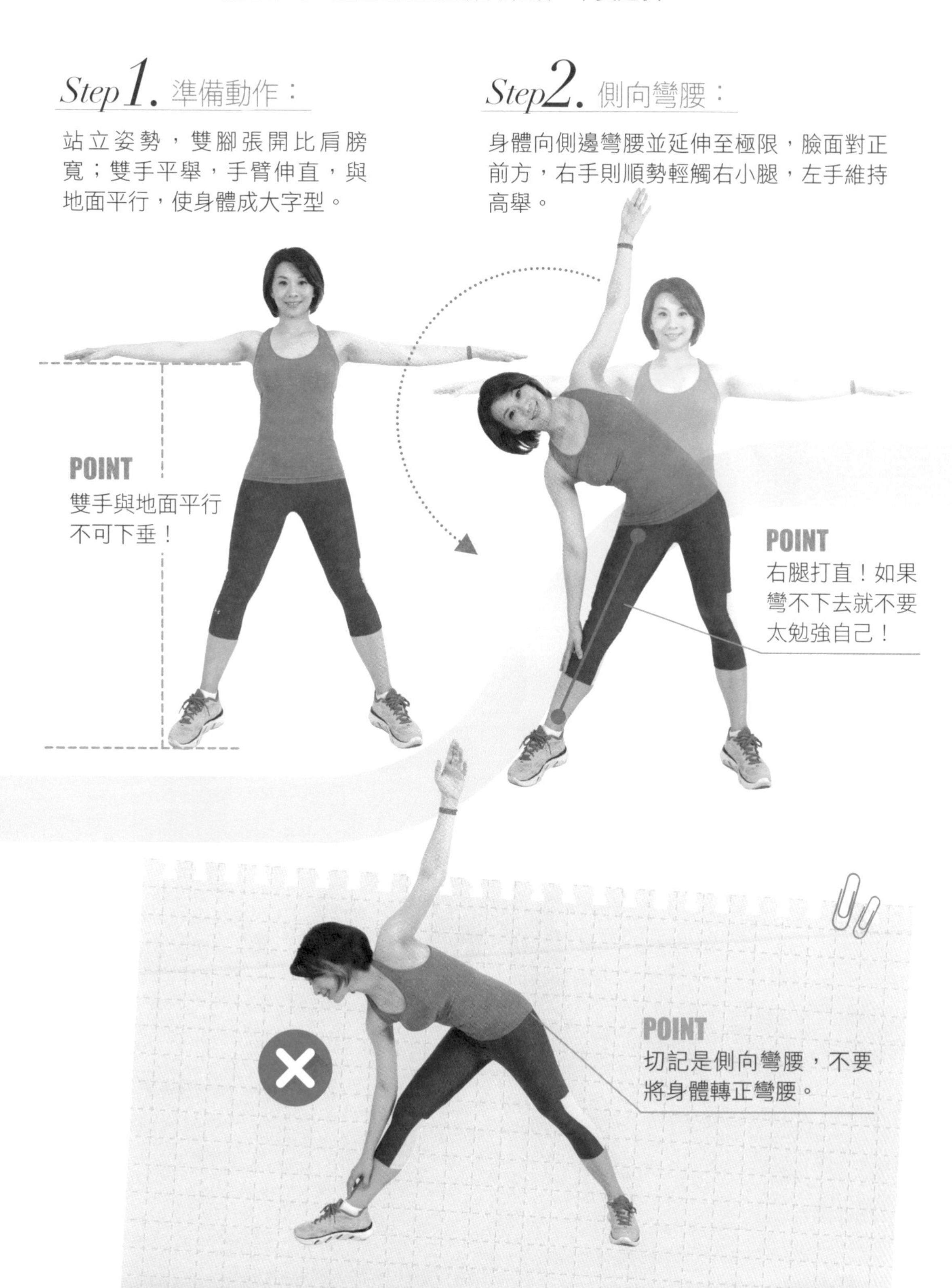

Step3. 放下左手：

腹部內收，身體轉面向右側，左手向右手合攏。

Step4. 抬起左手：

左手再度抬起高舉，恢復成Step 2.側向彎腰姿勢。

Step5. 恢復準備動作：

恢復站立姿勢。

維持
3～5秒
POINT
雙手與地面平行
不可下垂！
再做一次
向左側彎腰的
動作才算一組
重複循環
3～5組

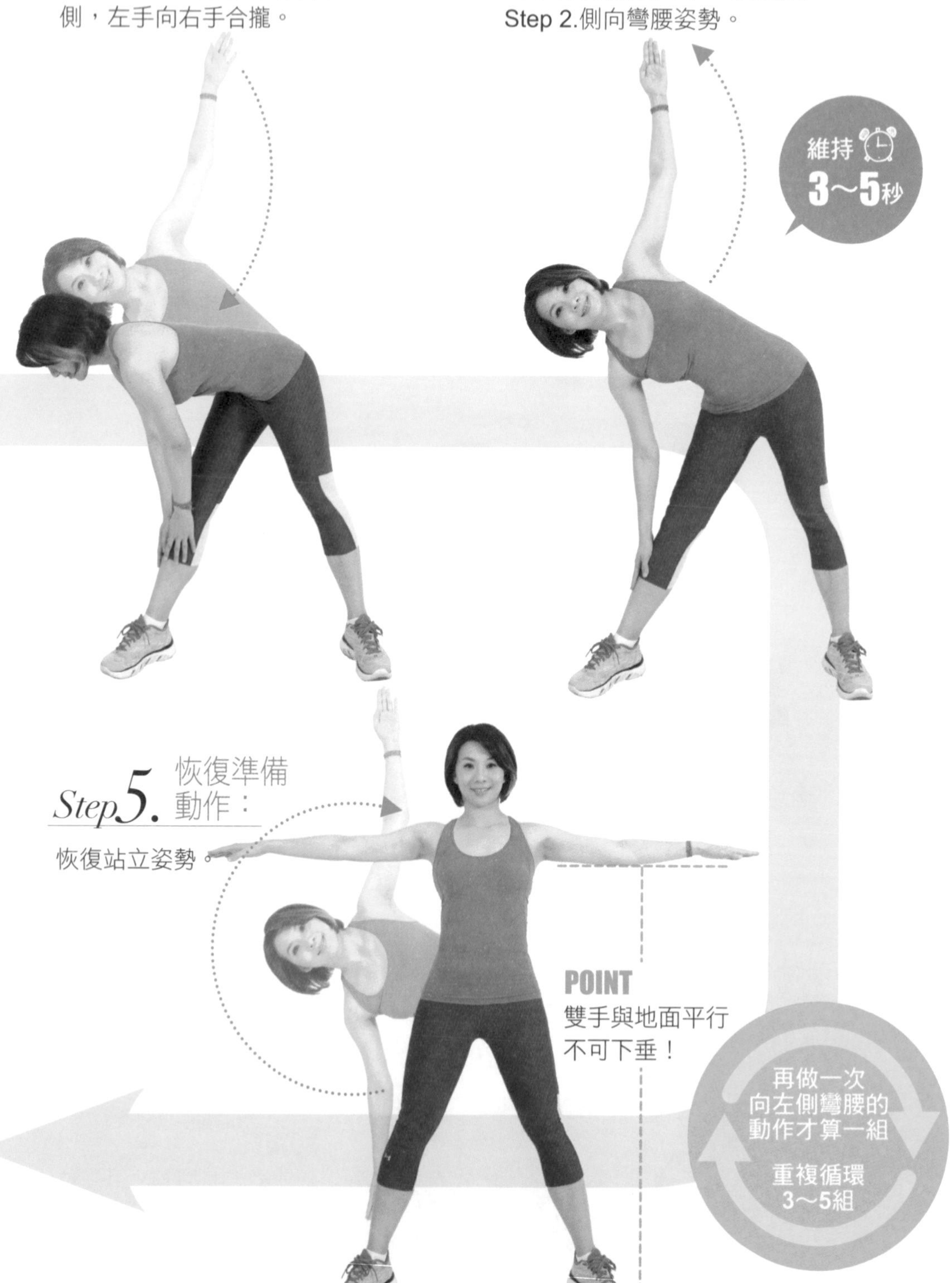

完整版動作5

連續動作

再做一次
向左側彎腰的
動作才算一組
重複循環
3～5組
1
2
3
4
5
6

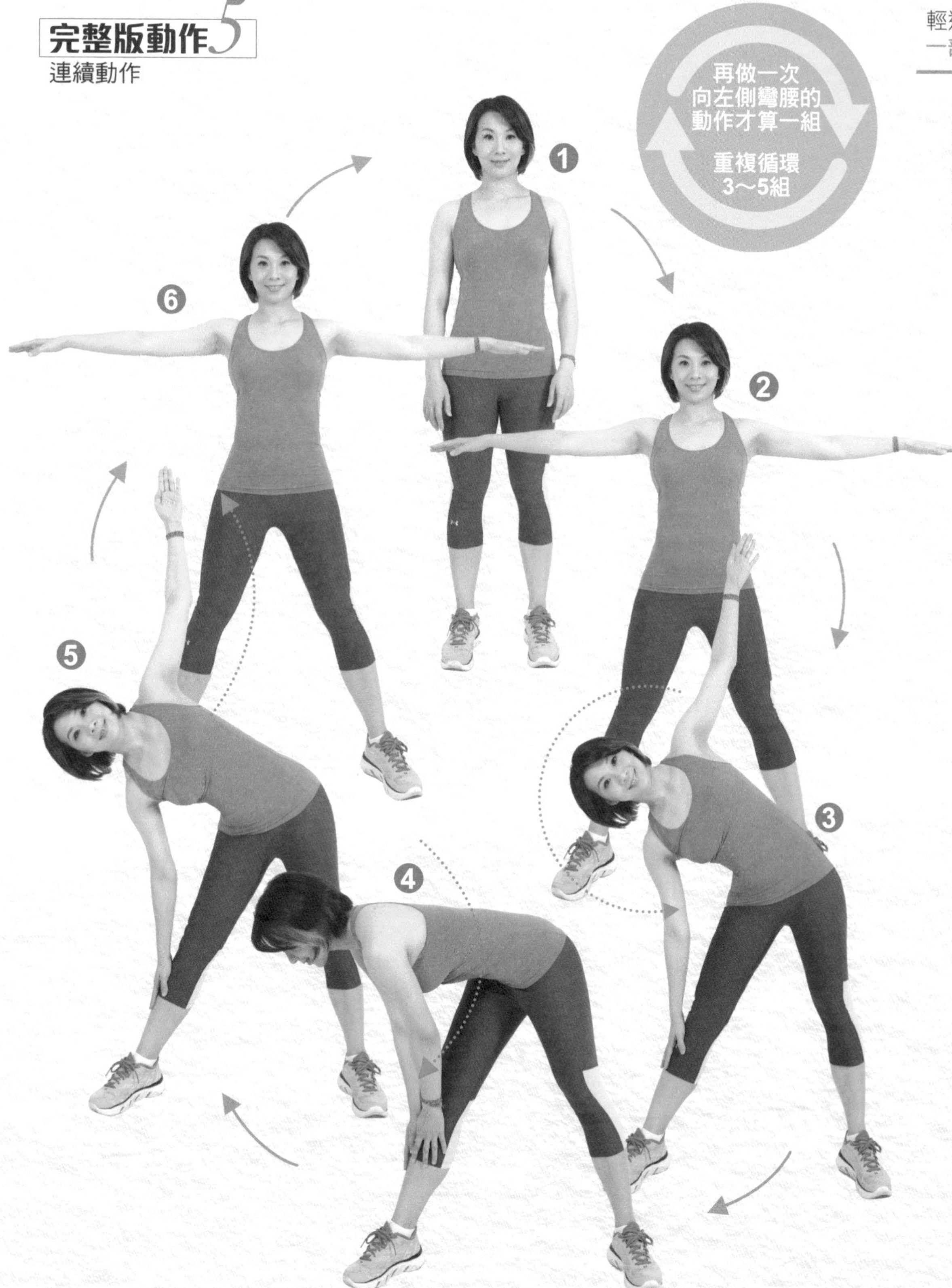

完整版動作6

☆注意事項：1. 此處僅示範抬起右腳的動作，完整的動作是左、右皆需做。
2. 做動作時，請注意速度應保持和緩，不要過快。

Step1. 準備動作：

雙腳微微張開，與肩膀同寬，呈站立姿勢，雙手自然垂放，雙眼注視前方。

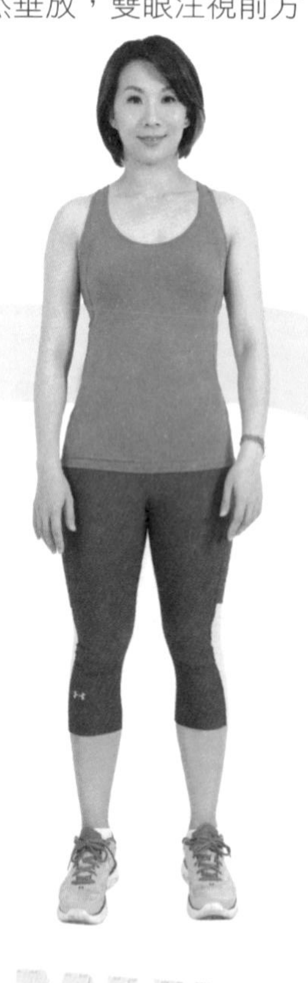

Step2. 單腳站立：

雙手平舉，小心維持身體之平衡，並將右腳抬起，左腳單腳站立。

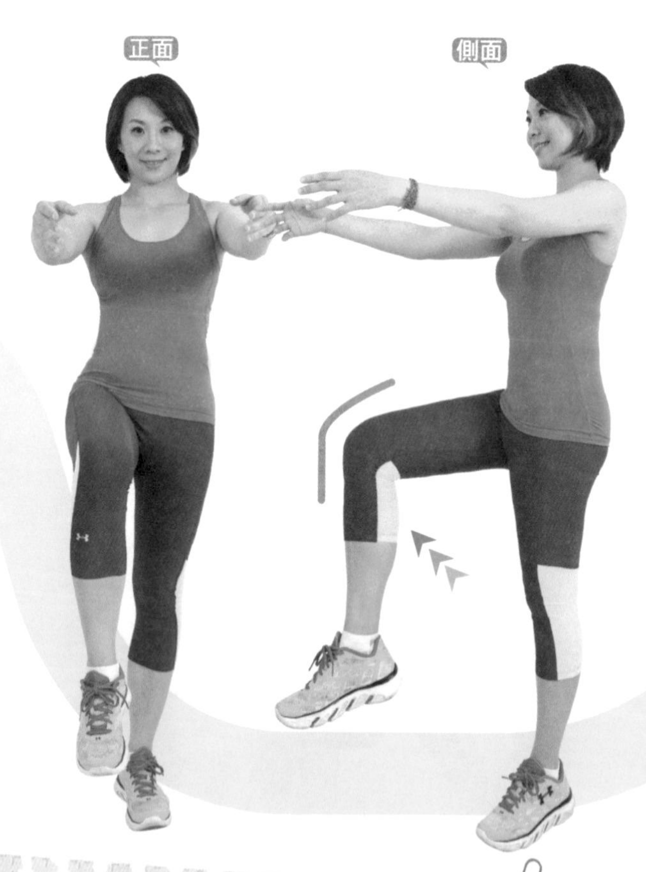

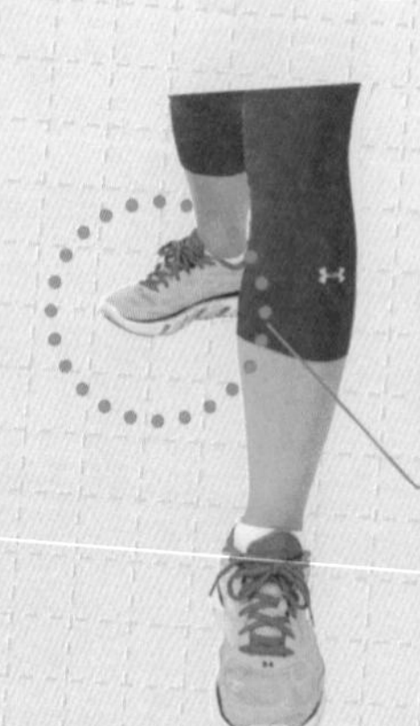

POINT
後側腳尖不要朝向外側，
雙腳腳尖皆要朝向前方！

Step3. 右腳向後延伸：

雙手高舉，抬起之右腳順勢向後延伸。

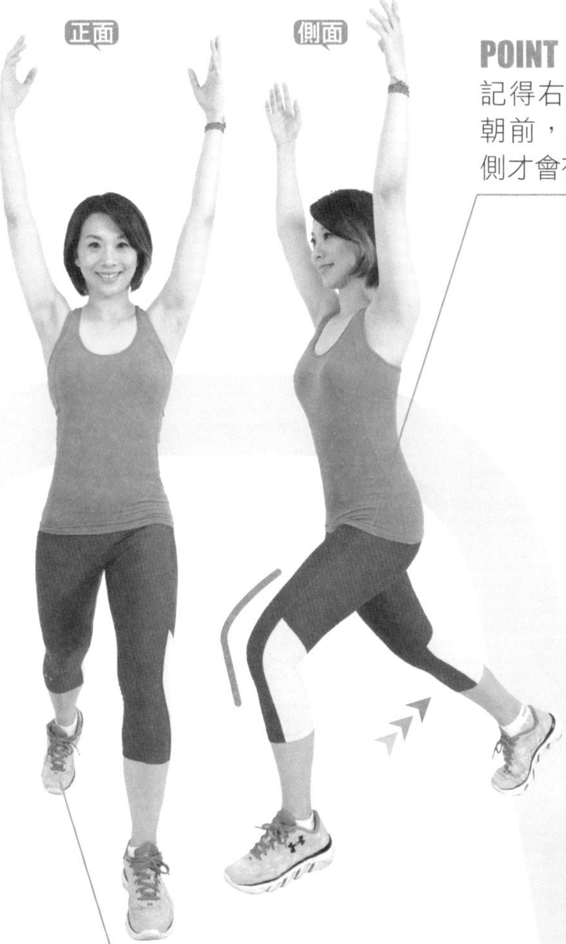

POINT
記得右腳移動時，骨盆需朝前，鼠蹊（髖關節）前側才會有伸展的感覺。

POINT
隨著右腳動作，身體重心的位置不要有太大的移動；另外，微收小腹不僅可保持平衡，還能訓練核心喔！

Step4. 恢復準備動作：

縮回右腳，手臂放下，恢復站立姿勢。

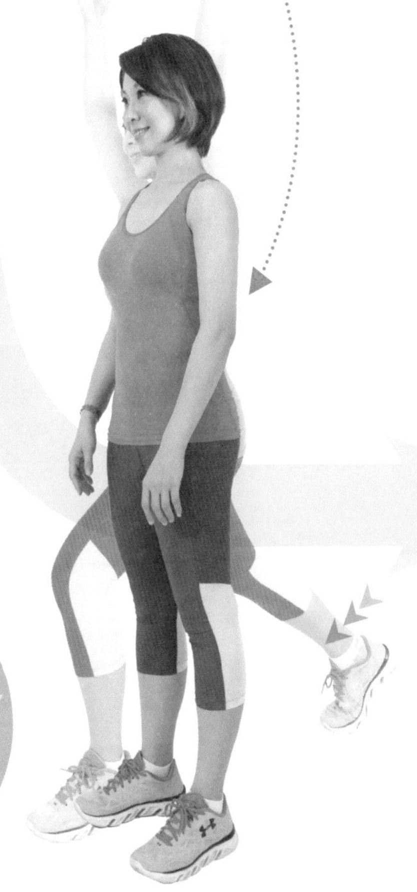

再做一次抬起左腳的動作才算一組

重複循環3～5組

完整版動作6
連續動作

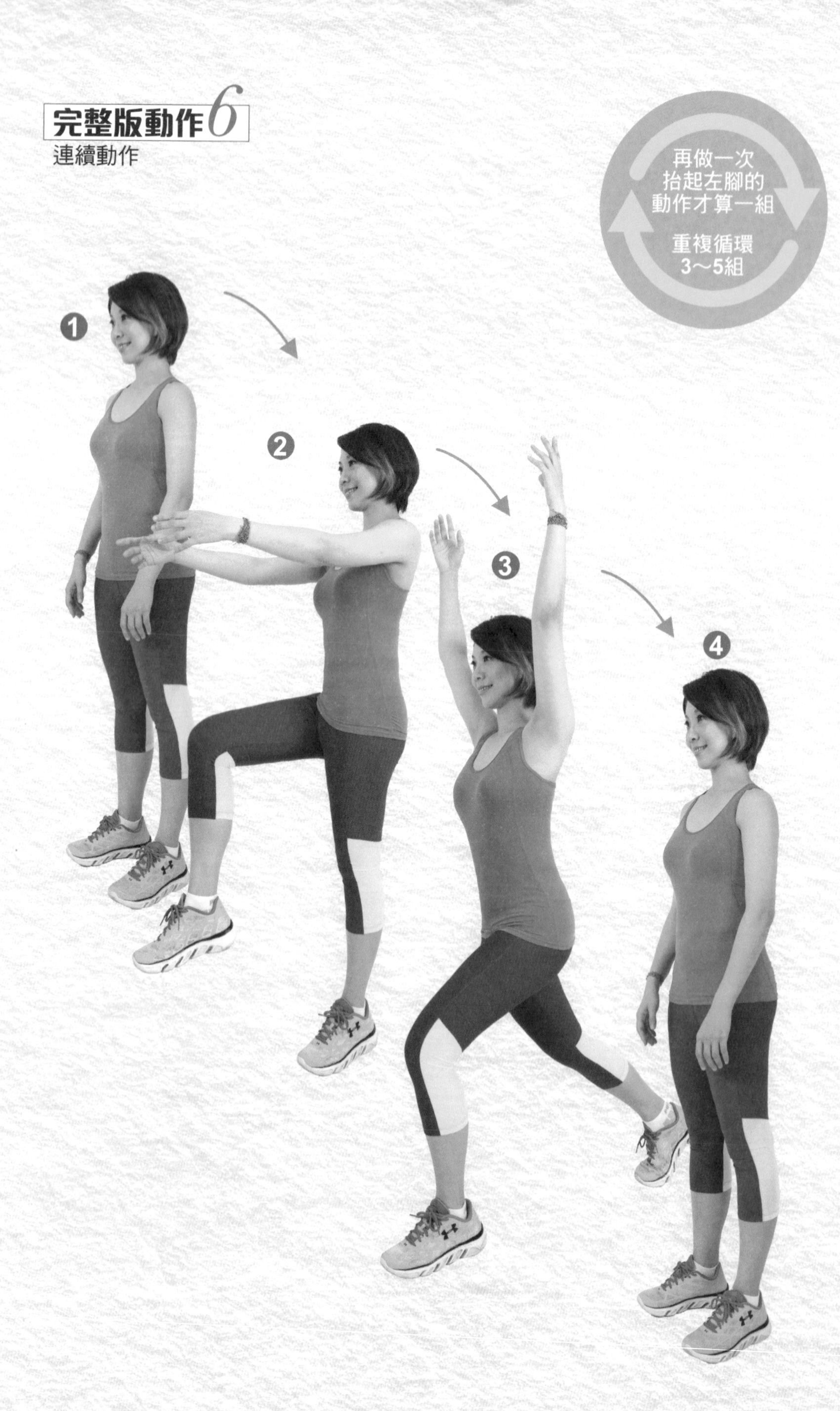

完整版動作 7

☆注意事項：1. 此處僅示範向左彎腰的動作，完整的動作是左、右皆需做。
2. 做動作時，請注意速度應保持和緩，不要過快。

Step 1. 準備動作：

雙腳微微張開，與肩膀同寬，呈站立姿勢，雙手自然垂放，雙眼注視前方。

Step 2. 雙手平舉：

雙手平舉，手臂伸直，與地面平行，維持身體挺直。

Step 3. 右腳向後交叉：

右腳向左腳後面交叉，左手則叉於腰部。

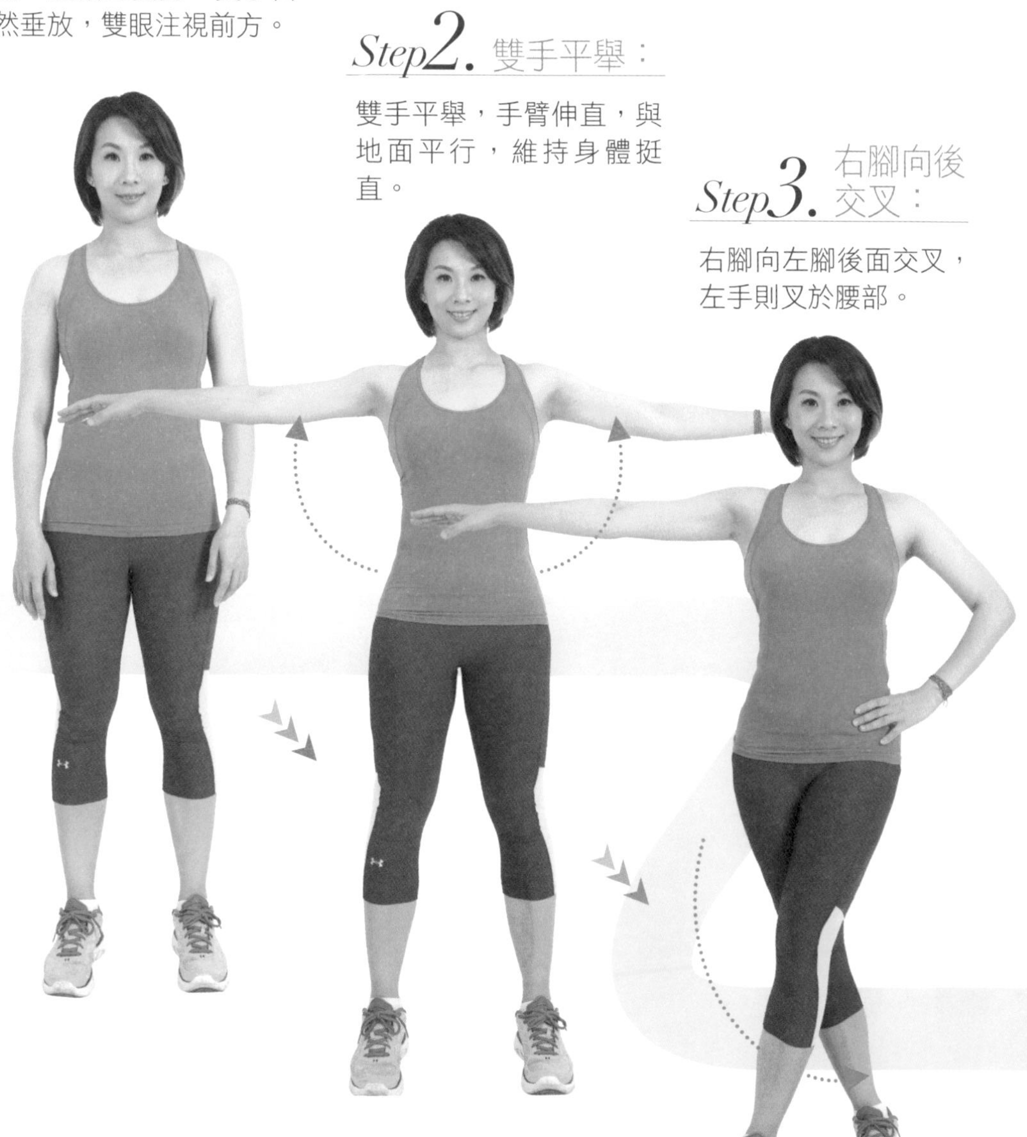

Step 4. 側向彎腰：

身體向左側彎腰，右手隨彎腰姿勢自然擺動，伸展至極限。

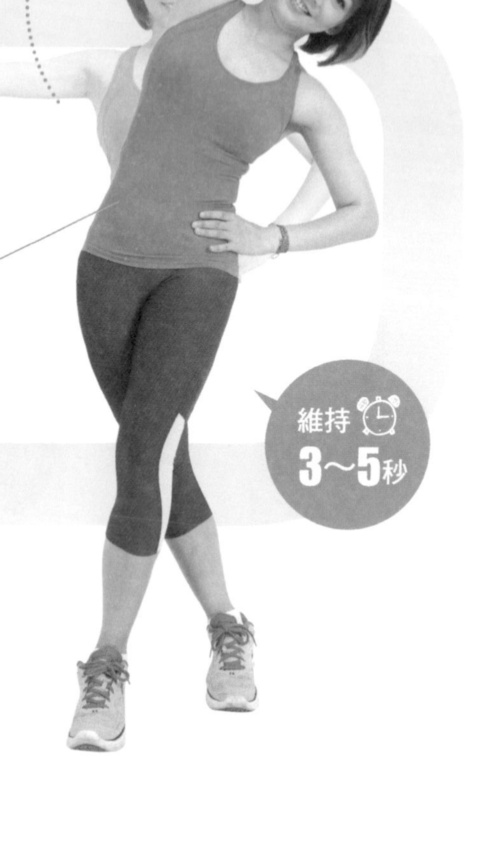

POINT
彎腰弧度視個人柔軟度而定，不要太過勉強唷！

Step 5. 恢復準備動作：

身體恢復成Step 1.的狀態和動作。

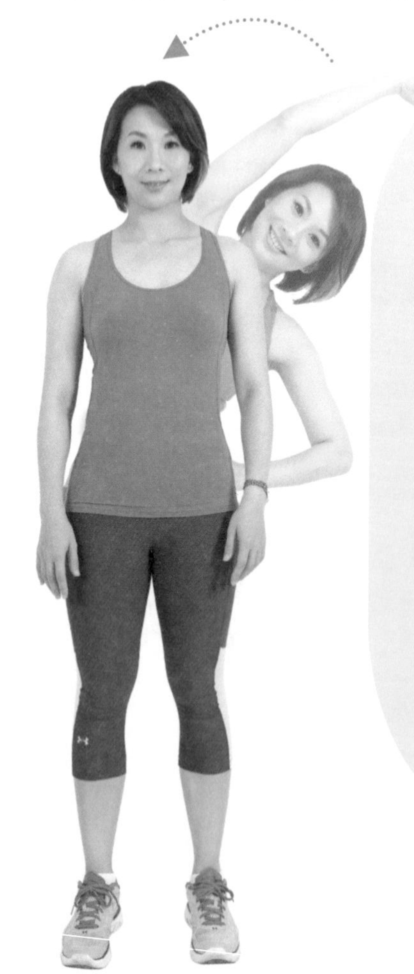

再做一次向右彎腰的動作才算一組

重複循環3～5組

完整版動作7
連續動作

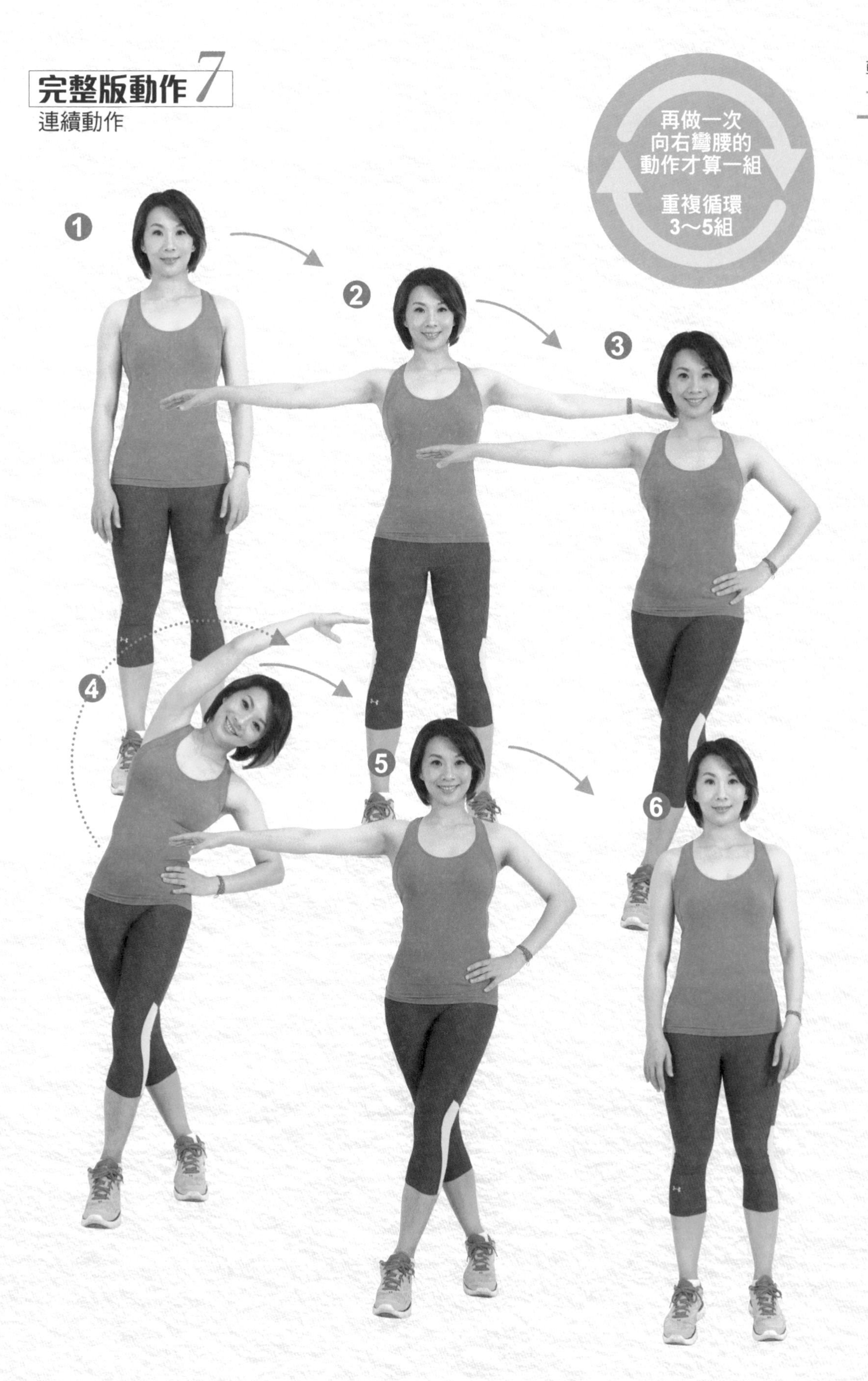

完整版動作8

☆注意事項：1. 此處僅示範抬起右手向右轉的動作，完整的動作是左、右皆需做。
2. 做動作時，請注意速度應保持和緩，不要過快。

Step1. 準備動作：

雙腳微微張開，與肩膀同寬，呈站立姿勢，雙手叉腰，雙眼注視前方。

Step2. 右手平舉：

右手平舉，手掌朝外，右膝蓋微彎，左腳打直，身體轉向右側。

POINT
左腳打直！
POINT
眼睛視線跟著手的方向移動。
POINT
膝蓋微彎！

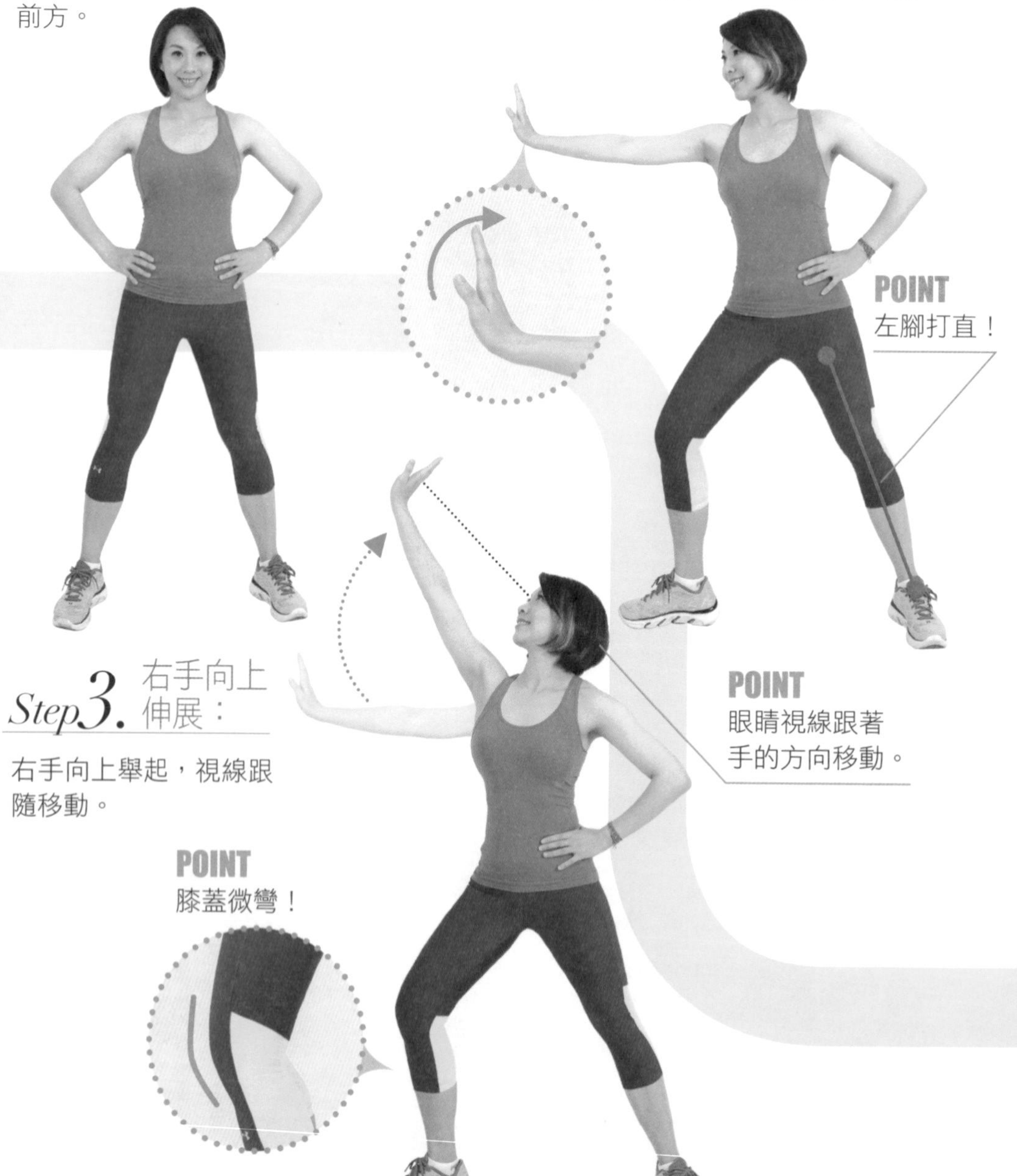

Step3. 右手向上伸展：

右手向上舉起，視線跟隨移動。

Step4. 右手轉向斜後：

手臂維持打直，轉動腰部帶動右手向右斜後方，準備畫出大圓動作，視線需持續跟隨移動。

Step5. 右手劃圈往前：

由下往前擺動，於下方劃個半圓形。

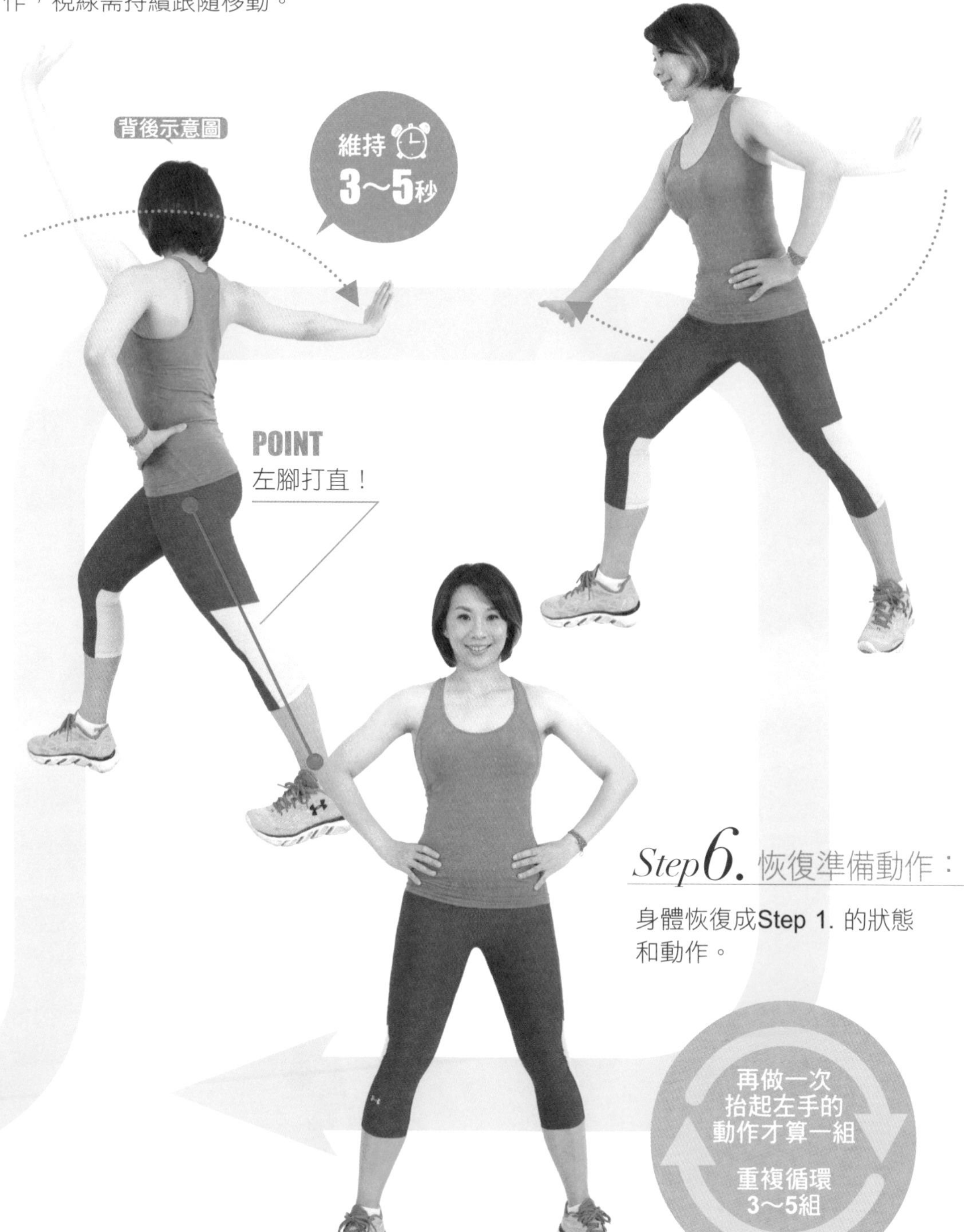

Step6. 恢復準備動作：

身體恢復成Step 1. 的狀態和動作。

再做一次抬起左手的動作才算一組
重複循環3～5組

完整版動作8
連續動作

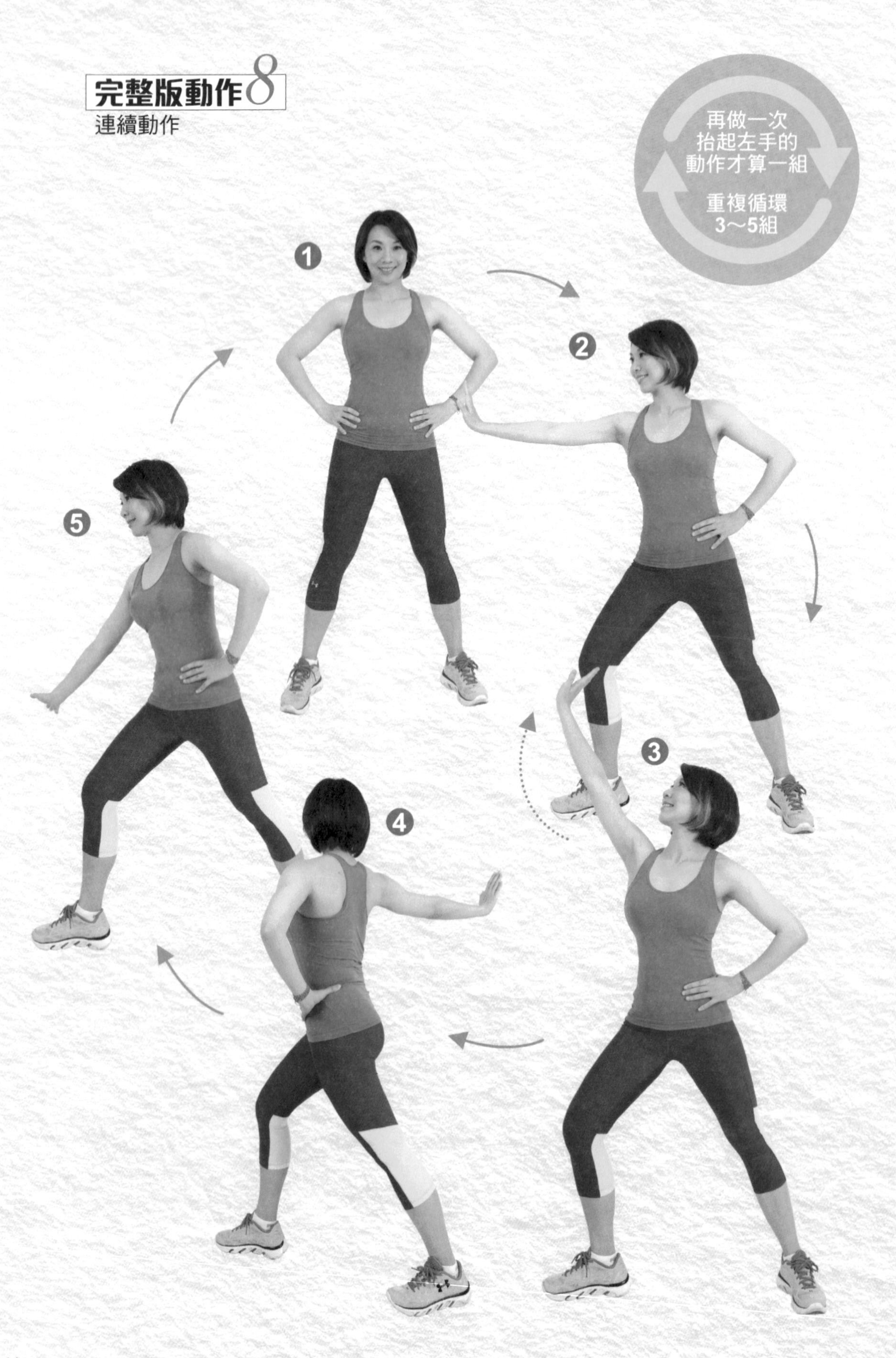

完整版動作9

注意事項：做動作時，請注意速度應保持和緩，不要過快。

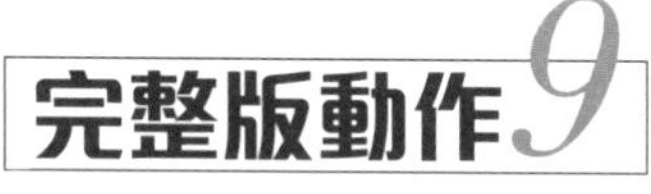

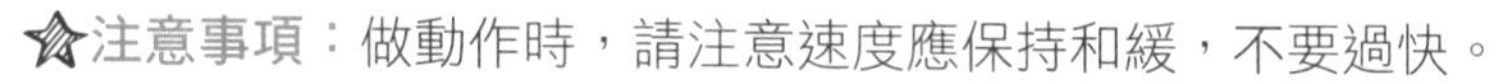

Step 1. 準備動作：

雙手合十，置於胸前，雙腳略比肩膀開一些。

POINT

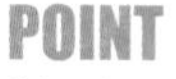

雙手平舉時，記得手臂要伸直喔！

Step 2. 雙手高舉：

雙手合十，緩緩高舉至頭頂處。

Step3. 雙手平舉：

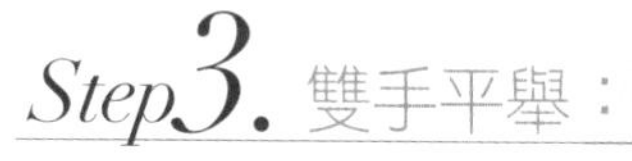

雙手分開於空中畫出半個圓，直至雙手與地面平行。

Step 4. 緩緩蹲下：

緩緩蹲下，假想雙手將一片浮板壓到水面下。

POINT

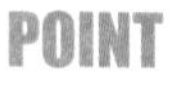

蹲下時保持身體平衡，不要跌倒囉！

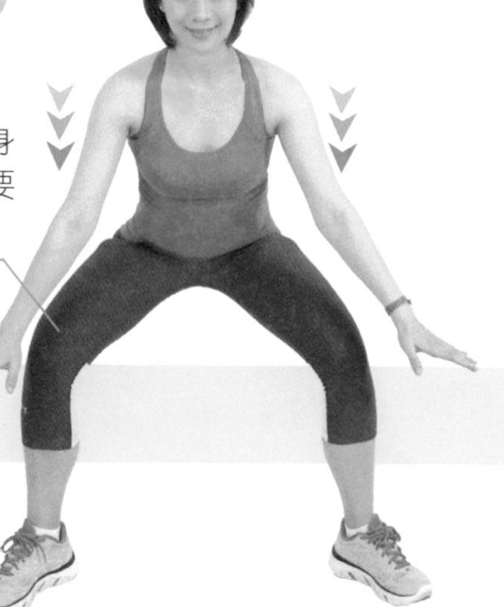

Step5. 雙手置地：

完全蹲下，雙手置於地面。

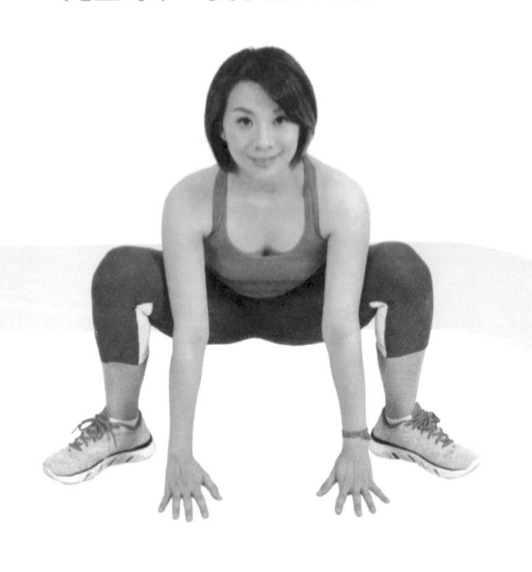

Step6. 抬高臀部：

雙腿慢慢打直，一直到大腿後側及膝窩有緊繃的感覺即可。伸直時不要太勉強哦！

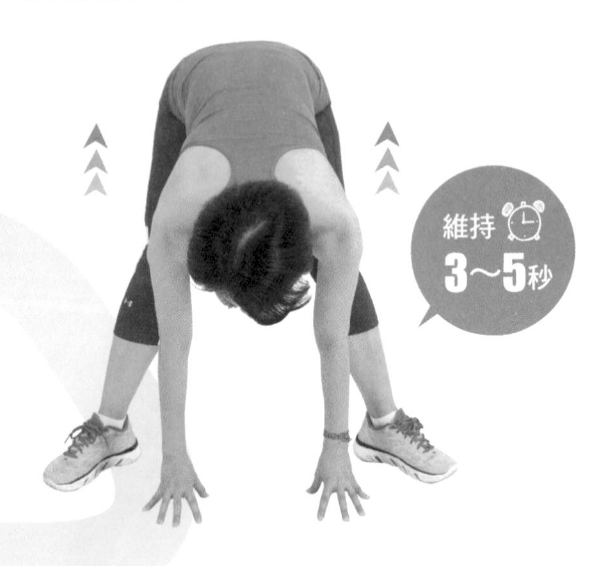

Step7. 雙手慢慢離地：

腹部內收，雙手離開地面，想像脊椎一節節從尾椎由下而上恢復至直立姿勢。

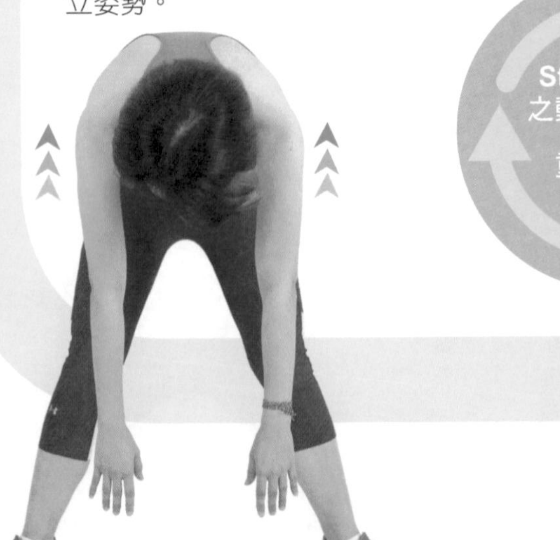

Step8. 恢復站立姿勢：

腰部打直，雙手自然垂放之站立姿勢。

Step 1.～8.
之動作為一組

重複循環
3～5組

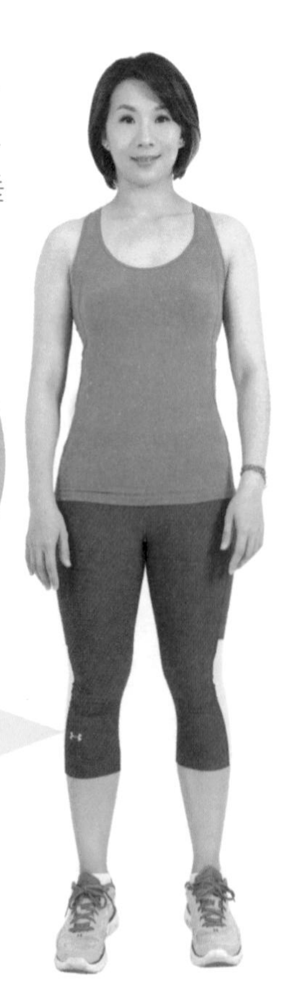

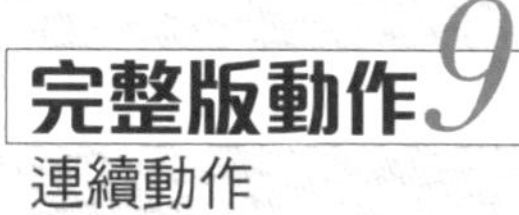

連續動作

①～⑧
之動作為一組
重複循環
3～5組

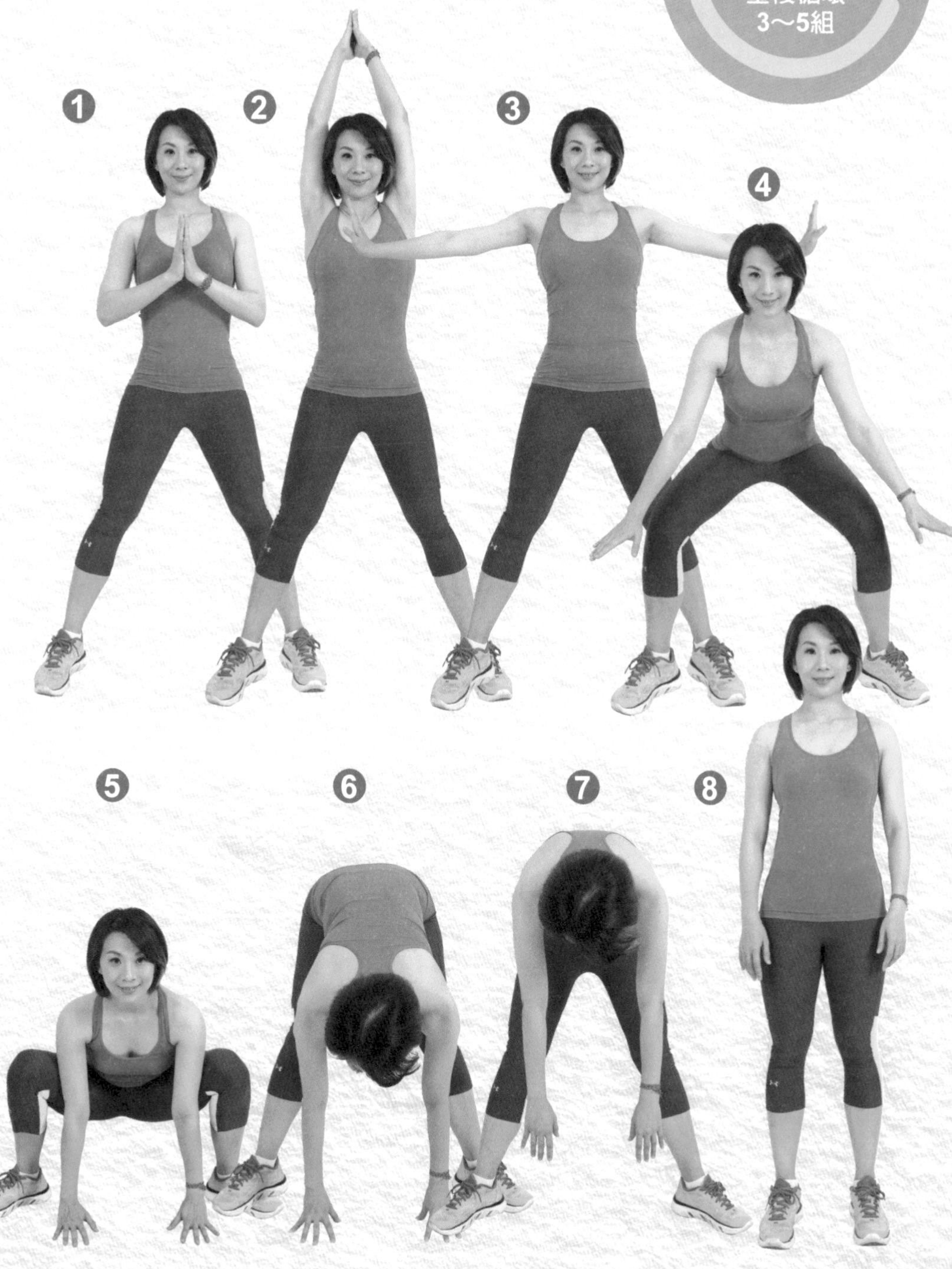

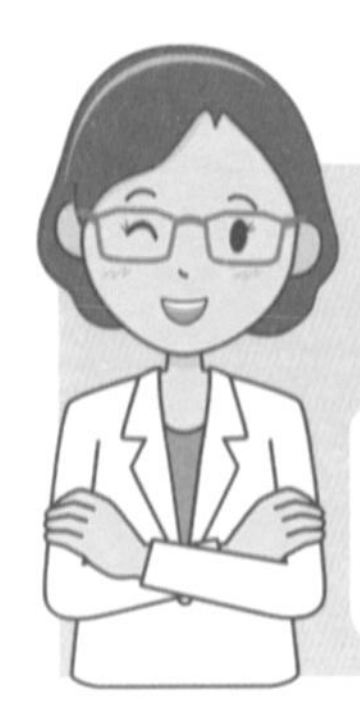

專業醫師教你輕鬆做「全身伸展強化操」

全身伸展強化操：零碎時間簡易版

適合比較忙碌，卻依舊用心找到空檔運動的你！

能夠依序做完前面「全身伸展強化操：一刀未剪完整版」的所有動作固然最好，但在生活忙碌、步調快速，時間被壓縮得緊緊緊的現代生活中，不一定每個人都能空出那麼長一段時間來運動，所以這裡我們也從「一刀未剪完整版」當中挑出其中3個動作，給有心運動卻始終擠不出時間的你，一樣可以運用短短的5～10分鐘空檔，好好動一動！

簡易版動作 1

若不清楚分解動作，
快掃QR code前往觀賞示範影片！

注意事項：1. 此處僅示範向右彎腰的動作，完整的動作是左、右皆需做。
2. 做動作時，請注意速度應保持和緩，不要過快。

Step1.
準備動作
Step2.
弓箭步、
雙手平舉
Step3.
側向彎腰
再做一次
向左彎腰的
動作才算一組
重複循環
3～5組
Step4.
雙手恢復
平舉

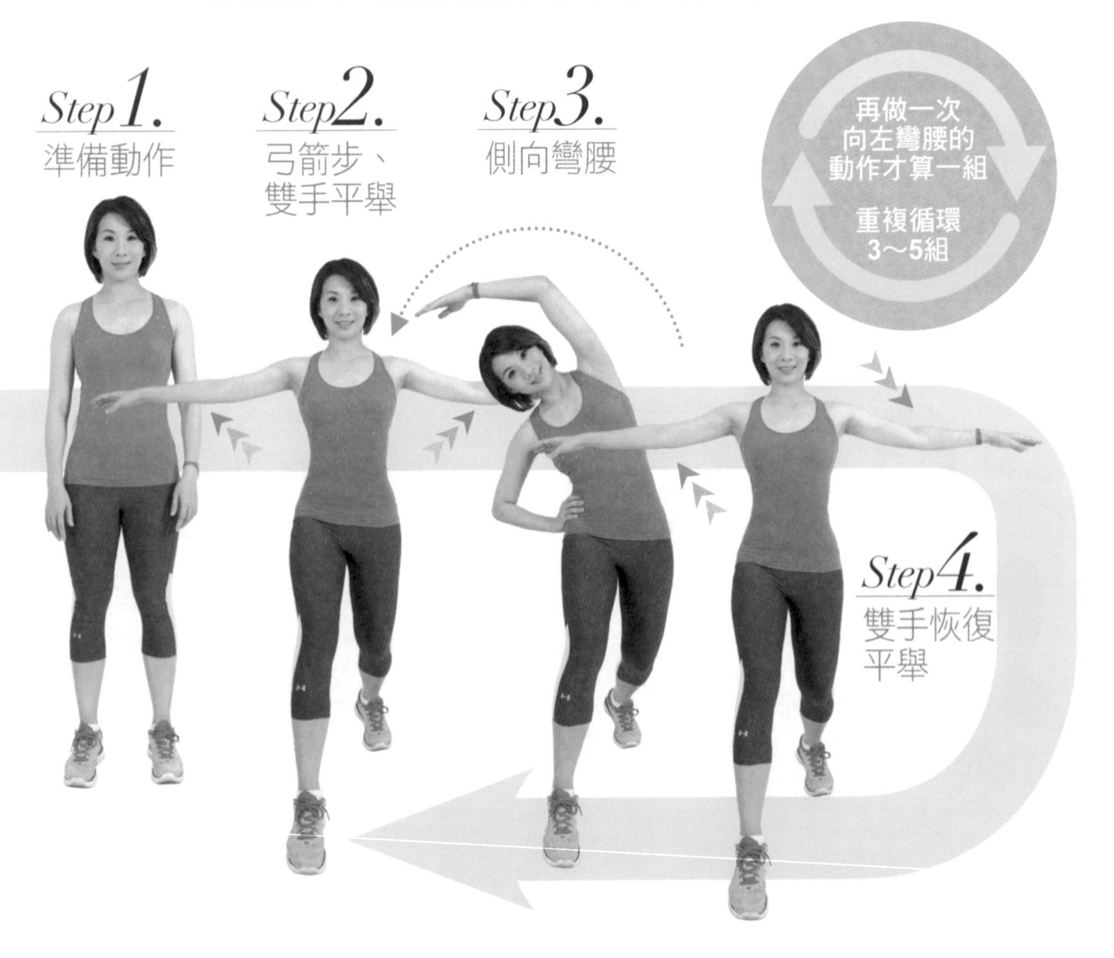

簡易版動作2

若不清楚分解動作，快掃QR code前往觀賞示範影片！

注意事項：1. 此處僅示範向右側彎腰的動作，完整的動作是左、右皆需做。
2. 做動作時，請注意速度應保持和緩，不要過快。

Step1.
準備動作
Step2.
側向彎腰
Step3.
放下左手
Step4.
抬起左手
Step5.
恢復準備動作
再做一次
向左側彎腰的
動作才算一組
重複循環
3～5組

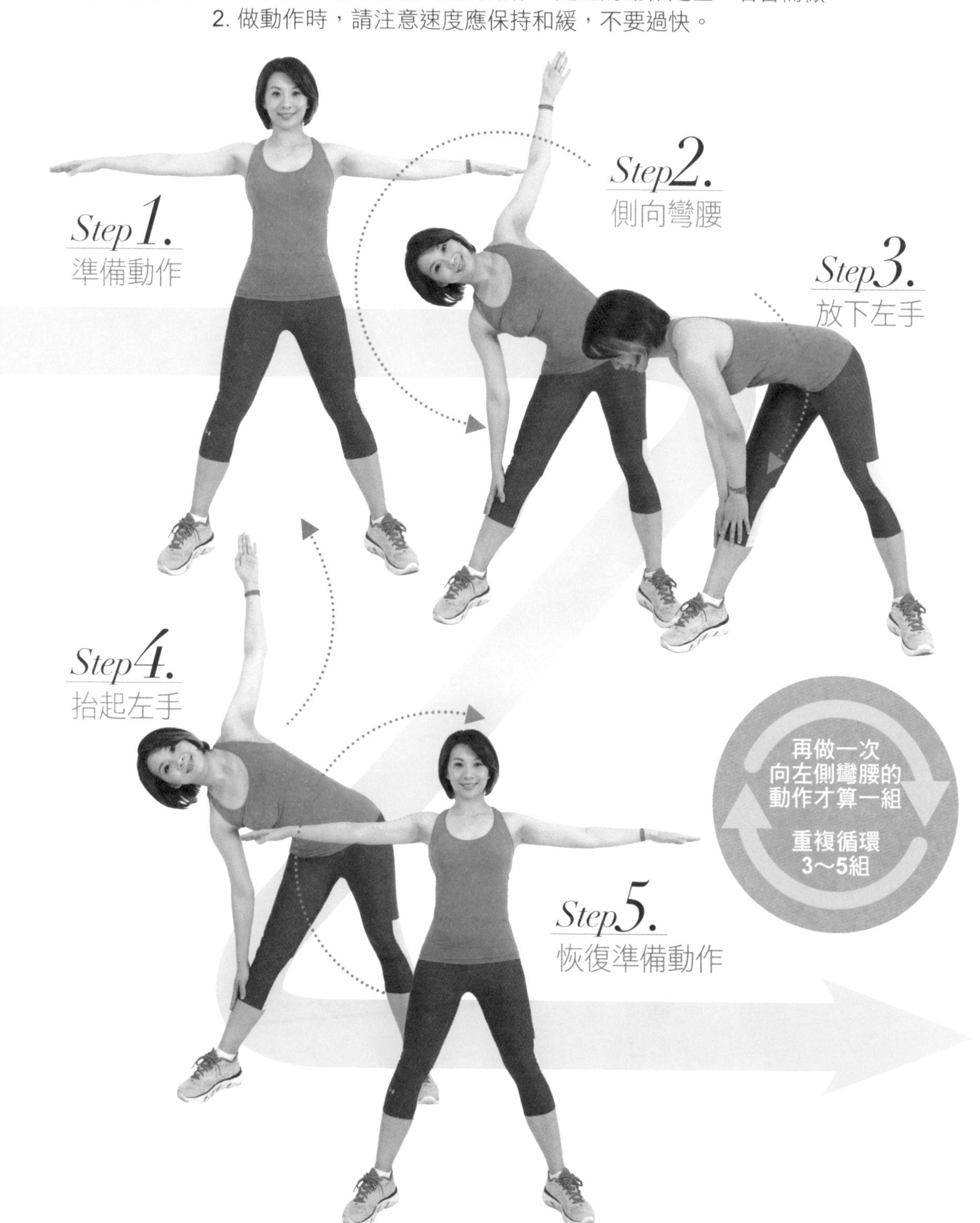

簡易版動作3

若不清楚分解動作，
快掃QR code前往觀賞示範影片！

注意事項：動作時，請注意速度應保持和緩，不要過快。

Step1.
準備動作
Step2.
雙手高舉
Step3.
雙手平舉
Step4.
緩緩蹲下

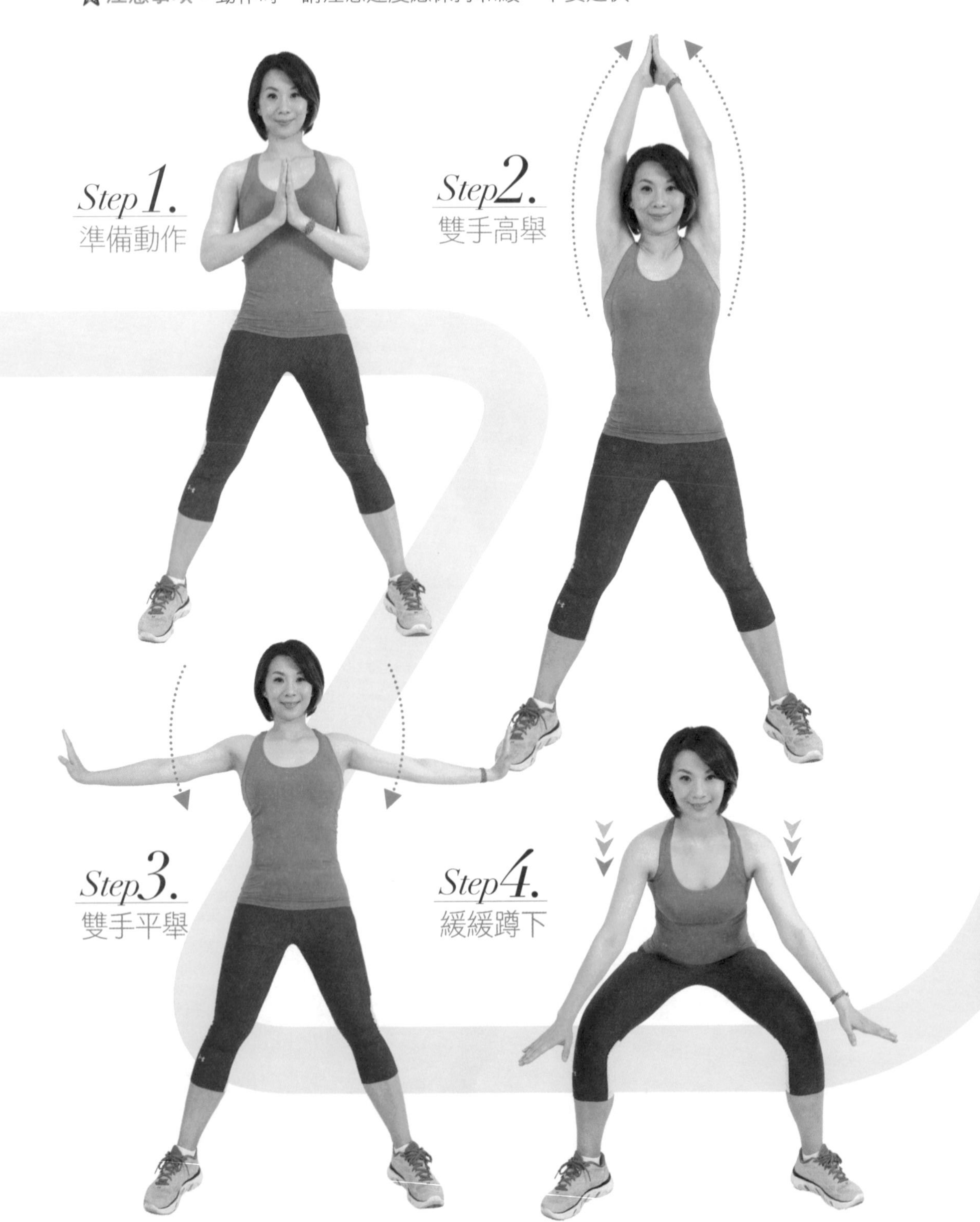

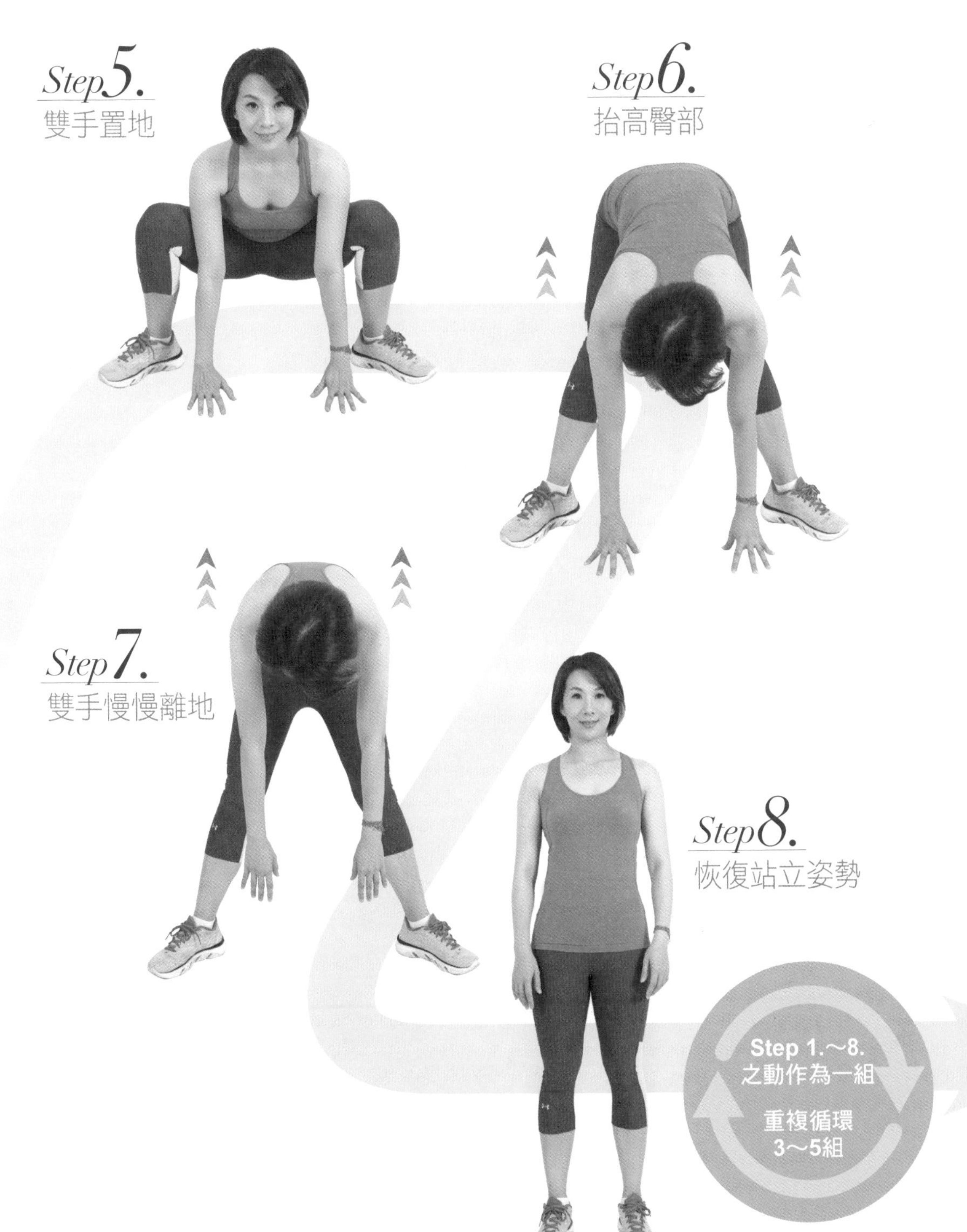
Step5.
雙手置地
Step6.
抬高臀部
Step7.
雙手慢慢離地
Step8.
恢復站立姿勢
Step 1.～8.
之動作為一組
重複循環
3～5組

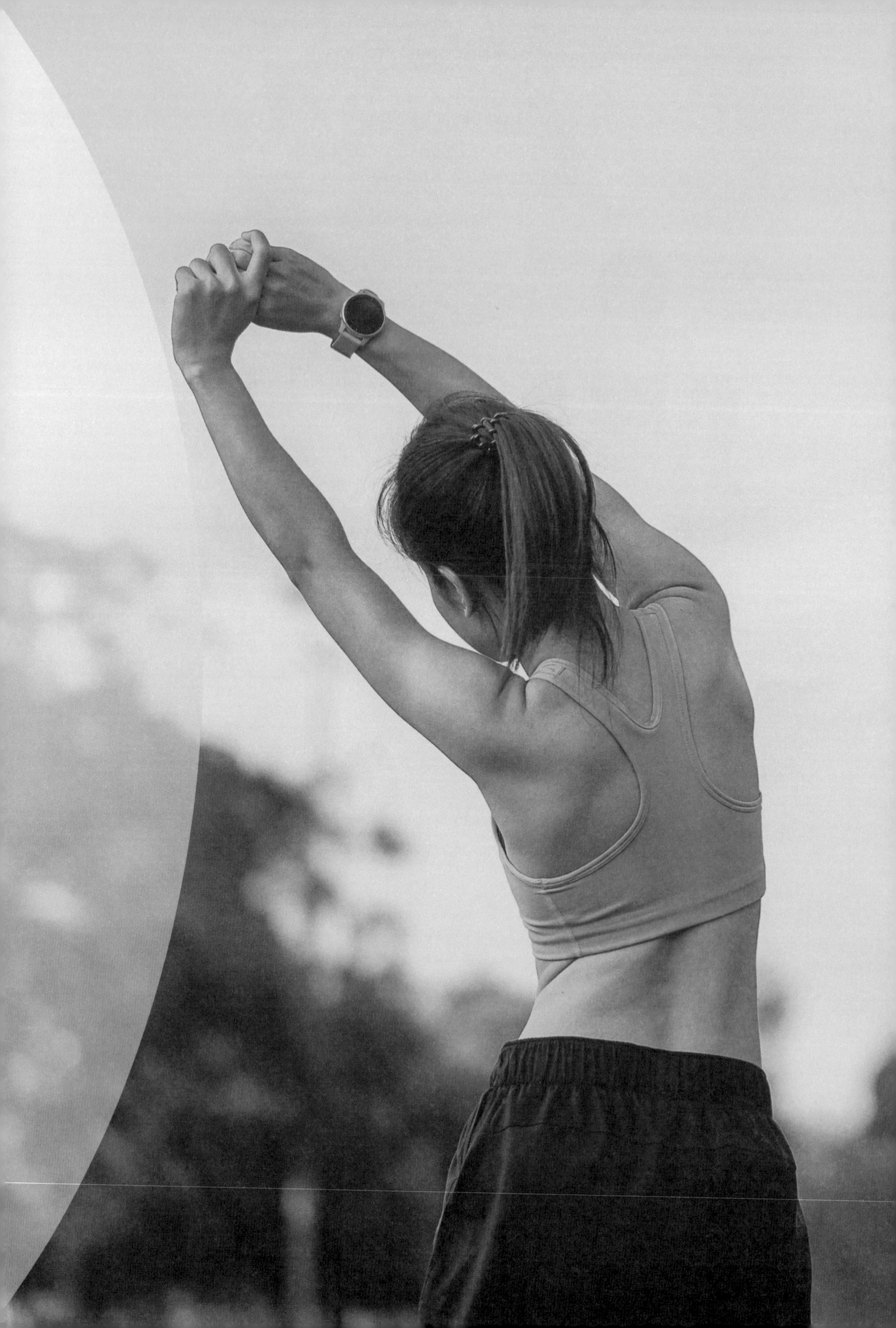

輕運動二部曲

治療性運動：
上／下半身共同運動

當開始出現痠痛，或急性症狀明顯緩解後，
試試「上／下半身共同運動吧！」

輕運動二部曲

健身運動：上／下半身共同運動

身體肌肉關節突然有明顯疼痛時，常是急性發炎的症狀，甚至局部發熱、腫脹、休息不動時也疼痛難耐！身體的發炎反應會以纖維化來修補受傷的組織，導致肌肉彈性變差，肌力變弱。之後再復發受傷的機率就因而更高了！所以在急性期，利用復健治療，甚至藥物（非類固醇的消炎藥）把發炎控制下來，預防之後組織沾黏的後遺症，是一個比較好的選擇！

急性期，受傷的組織應該休息，避免過度刺激（如推拿、拍打……）及不當受力。急性症狀改善、疼痛明顯舒緩之後，我們開始進入輕運動二部曲，包括「球按摩」在內的「上／下半身共同運動」，逐步重建我們身體的防線！

首先，你該知道什麼是「深層按摩」？

臨床上在治療病人時，有時專業的治療師會利用一些深層按摩的手法，來改善肌筋膜與肌肉的沾黏。肌筋膜是包覆在肌肉外側白色半透明的膜，它好像是貼身的塑身衣，幫忙支撐肌肉，維持循環與組織間的滑動性。只要局部受傷之後，會產生纖維化組織修補，使肌肉和包覆其外的肌筋膜滑動性變差，產生沾黏，而影響到正常的肌肉功能，如果不及時改善，關節活動度變差，甚至肌肉無力萎縮的狀況也會隨之發生。

要降低沾黏，我們可以使用深層按摩的手法，增加肌肉的彈性，減緩痠痛。拉筋前做深層按摩，可以大幅增加拉筋的速度與效果；運動完後，則可以加速局部的循環，減少肌肉纖維化的形成，緩解運動後的痠痛。

如何用球按摩的方式，來達成深層按摩放鬆的效果？

我們可以採用硬式棒球練習球（如右圖示），非比賽球哦！比賽用球是有皮革包覆的，練習球則沒有。後者無皮革包覆比較不會滑，且效果較佳，價格便宜（約100元上下）。

球按摩主要著重在「打破沾黏組織」，在施行時，如果是做在肌肉部位，需要做到有痠痠痛痛的感覺，如果是做在肌腱部分，則是需要做到類似滾動筷子的感覺，由於它是一種破壞性的治療，剛做的初期（第一週），做完的部位隔天會有些微脹脹痛痛的感覺，沾黏越嚴重的部位會越明顯，即使有輕微點狀瘀紫，也屬正常狀況；當做到第二週後，這樣的感覺會越來越不明顯。

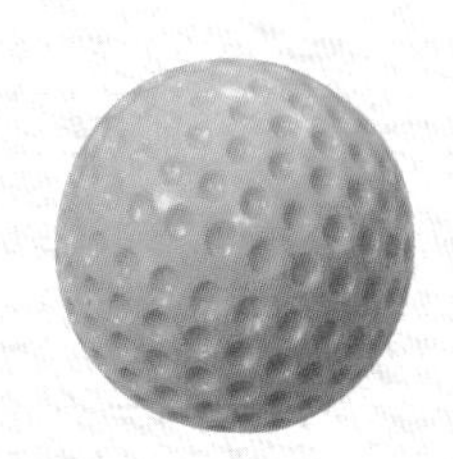

每個施行的部位千萬不要過量，一個部位每回約做10~20次即可，一天可以做3~5回，每回中間需間隔3個小時以上，這樣的強度初期雖然會有一些脹痛的感覺，但還不至於影響到日常生活作息，過度的話，反而會引起發炎，造成不適。

什麼是「上／下半身共同運動」呢？

上／下半身共同運動，就是在針對特定症狀治療以前，先進行的大範圍肌肉伸展、暖身的運動。

舉例來説，若你得了五十肩，那在針對五十肩做特定的局部治療動作以前，得先要進行上半身共同運動，讓上半身的肌肉舒展開來；或者，你今天有足底筋膜炎的問題，那麼在進行腳底的局部治療動作以前，應先進行下半身共同運動。以此類推。

為什麼我該做「上／下半身共同運動」呢？

你可能很疑惑。明明只有肩膀出問題，卻要先做整個上半身的運動？明明只是腳底不適，卻要先做整個下半身的運動？為什麼？這裡我們舉個簡單的例子來解釋：

開車時，當我們想要伸手拿取後座的東西，如果「肩關節的活動度不夠」時，手構不到，我們自然而然地會將需要的角度轉而施加在「手肘」以及「手腕」上，增加手肘和手腕彎曲、旋轉的幅度，以求順利拿到東西。結果一個不小心，因施力不正確的關係，手腕便受傷了。

若是依照一般的治療方法，只針對手腕進行治療，那麼雖然紓緩了這次的疼痛，下次仍舊可能因為相同的原因再次受傷。這就是大家常聽到的「頭痛醫頭、腳痛醫腳，治標但不治本」。

那麼到底該怎麼治療才對？其實，最好的方法，應該是要同時改善肩膀關節的活動度！大家也都見過，職業的網球、高爾夫球選手，絕對不是靠手腕、手肘及下肢的蠻力來擊球。當他集中精神，屏息運用他的核心（深層腹肌）及近端（肩膀、骨盆）肌群做出完美的軀幹與手臂旋轉時，產生的動能往往就能創造出「完美的一擊」。也就是説，把核心肌群、近端肌群練得更靈活強健，才是之後不再受傷的不二法門。

上面所説的近端肌群，指的就是肩關節、骨盆髖關節上面所覆蓋大而厚實、有力的肌群，當然也包括穩定關節的深層肌群。當它們的肌耐力、穩定度及關節活動度三者均佳時，我們的手肘、手腕、膝蓋、腳踝這些相對較瘦弱的「遠端」肌群，就會因為有效的支撐及活動度而減少負擔，避免重複性的受傷了！

以同樣的邏輯來看，想改善五十肩的毛病，也不能只針對肩膀治療。五十肩的病人是肩關節囊發炎沾黏，而要把關節沾黏打開，不能只是拉扯肩關節。有許多肌肉群及其深層的肌膜（包括大胸肌、闊背肌等等），都在我們的軀幹前後，從胸骨、脊椎往上往外延伸，包覆肩關節，像是一件包著上半身的緊身衣。想像一下，如果你穿著一件緊身衣，覺得肩膀處太緊繃時，一定會先去拉一拉，放鬆衣服的領口對不對？同樣地，若我們要「打開」肩關節的沾黏，就等於是要把穿在軀幹處的緊身衣弄鬆，往外側牽引，使肩膀處得以有更大的空間。也因此，要改善肩關節的角度時，其實更靠近軀幹中心的大肌群和深層的肌膜都必須先延展，才能得到最好的療效！

所以，痠痛不適的你，若想要全面性治療痠痛的話，在進行局部肌群舒緩運動（本書第三部曲）以前，請務必先好好做過本章的「上／下半身共同運動」，才能得到最好的效果喔！

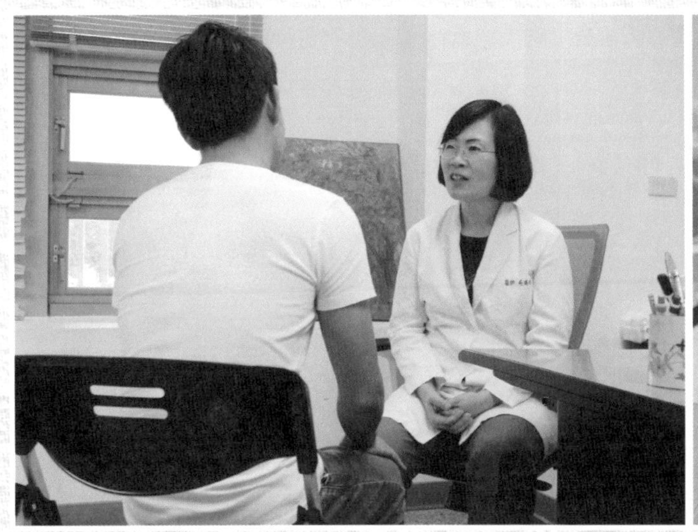

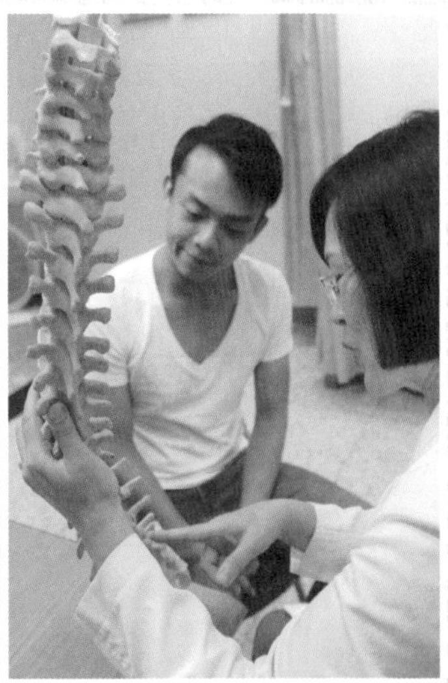

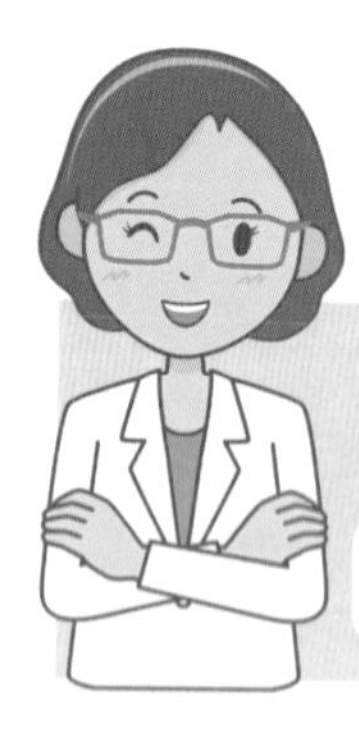

專業醫師教你輕鬆做「上半身共同運動」

上半身共同運動→肩頸、手部

上半身共同運動——動作1

✩注意事項：1. 此處僅示範右上臂的動作，完整的動作是左、右皆需做。
2. 做動作時，請注意速度應保持和緩，不要過快。

✩需要道具：硬式棒球練習球

Step1. 將硬球放置於適當位置：

將一顆硬球放置於上胸以及牆壁之間，用身體壓住，使硬球不會掉落。

POINT
一般人多是前側大胸肌過緊（長期不當姿勢所致），建議先做動作1，約一週後再合併動作2，免得後側上背放鬆了，前側拉緊反而更明顯！

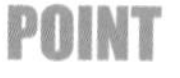

Step2. 緩緩轉動身體：

身體靠著牆壁，輕輕轉動身體，這時候球就會沿著身體與牆面上滾動。

POINT
用身體壓緊硬球，不要讓球掉下來囉！

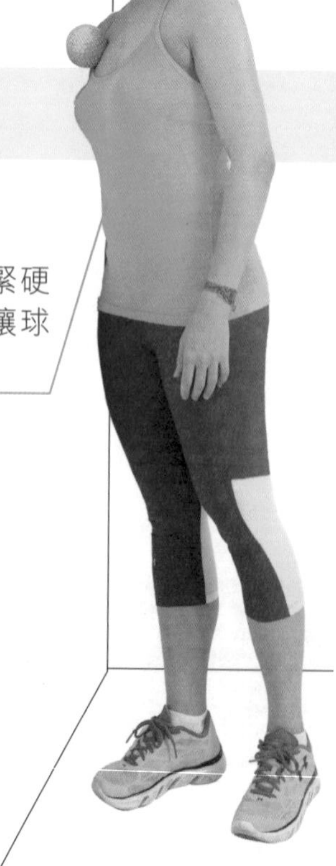

Step3. 轉至上臂前方：

慢慢地轉動，讓硬球轉至手臂前方的位置，可以感受硬球對手臂產生壓力，按壓處有舒緩的效果。

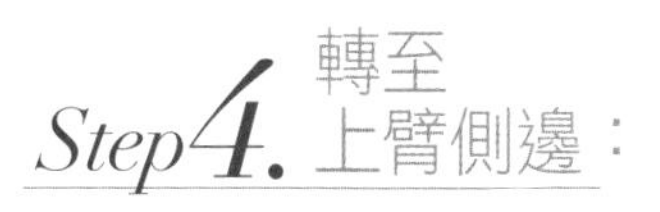

身體繼續轉動著，使硬球轉至上臂的側邊位置，可以感受到球按壓側邊，小心不要讓球滑掉囉！

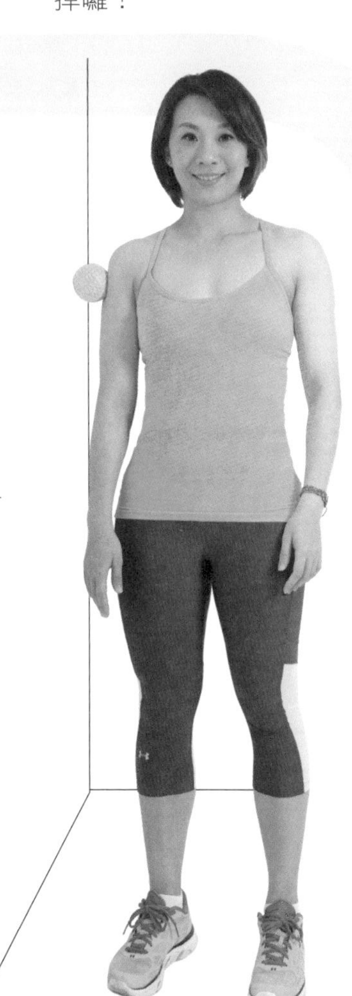

Step5. 轉至上臂前方：

轉至側邊後就可以，讓硬球順著反方向轉回來，回復到按壓手臂前方的位置。

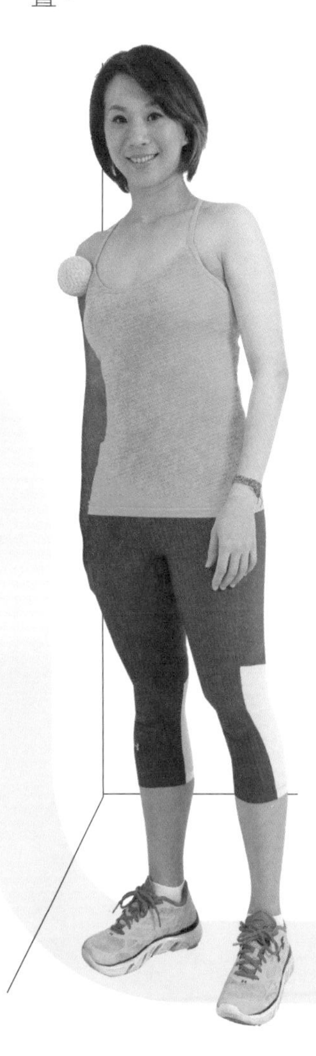

Step 6. 轉至上胸處：

身體繼續轉動，最後硬球會轉回上胸處的位置。

Step 7. 恢復準備動作：

身體恢復成Step 1. 的狀態和動作。

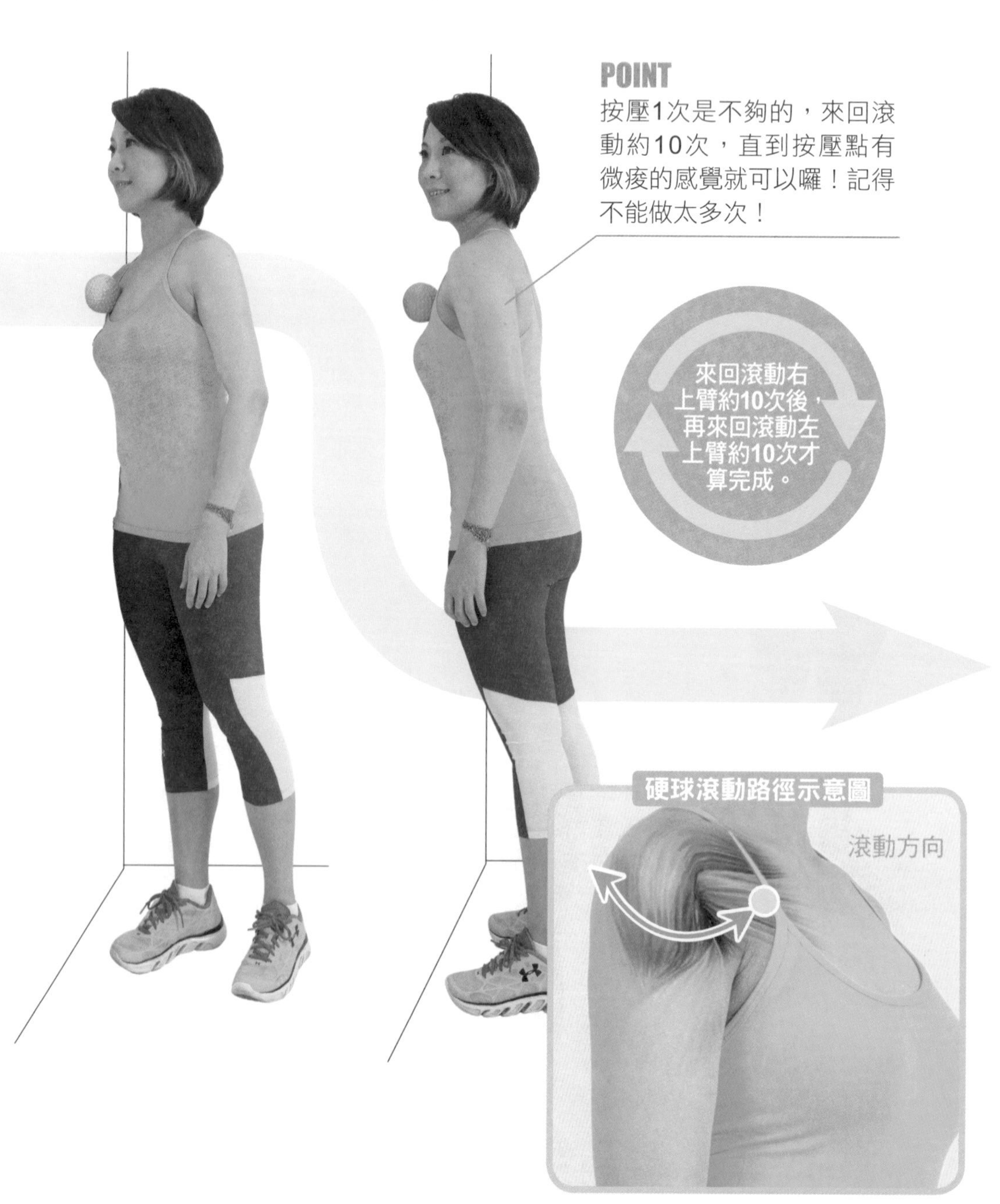

上半身共同運動──動作2

☆注意事項：1. 此處僅示範右肩的動作，完整的動作是左、右皆需做。
2. 做動作時，請注意速度應保持和緩，不要過快。

☆需要道具：硬式棒球練習球

Step1. 將硬球放置於適當位置，身體輕微移動：

將一顆硬球放置於後背肩窩（肩膀略微凹陷處）以及牆壁之間，用身體壓住，使硬球不會掉落。身體輕微地左右及上下移動，讓球沿著「十」字狀的路徑滾動。

POINT
按壓1次是不夠的，重複滾動約10次，直到按壓點有微痠的感覺就可以囉！記得不能做太多次！

POINT
用背部壓緊球，不要讓球掉下來囉！

左右及上下滾動右肩各約10次後，再左右及上下滾動左肩約10次才算完成。

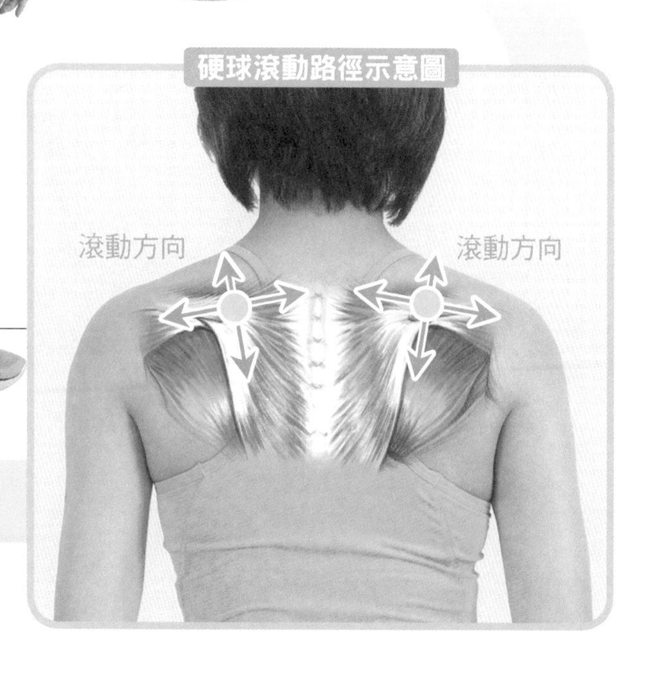

上半身共同運動——動作3

☆注意事項：1. 此處僅示範右手臂的動作，完整的動作是左、右皆需做。
2. 做動作時，請注意速度應保持和緩，不要過快。

☆需要道具：硬式棒球練習球

Step 1. 將硬球放置於適當位置：

將一顆硬球放置於手肘下方的手臂側邊以及牆壁之間，用手臂壓住，使硬球不會掉落。

POINT
用手臂壓緊硬球，不要讓硬球掉下來囉！

Step 2. 左右轉動手臂：

緩緩轉動你的手臂，使硬球於手臂內側（如位置1.）左右滾動。完成後，將硬球擺放於原按壓點下方一個球的位置（如位置2.），重複左右滾動。完成後，再將硬球擺放於點2按壓點下方一個球的位置（如位置3.），重複左右滾動。正確位置請參考滾動路徑示意圖。

POINT
按壓1次是不夠的，重複滾動約10次，直到按壓點有微痠的感覺就可以囉！記得不能做太多次！

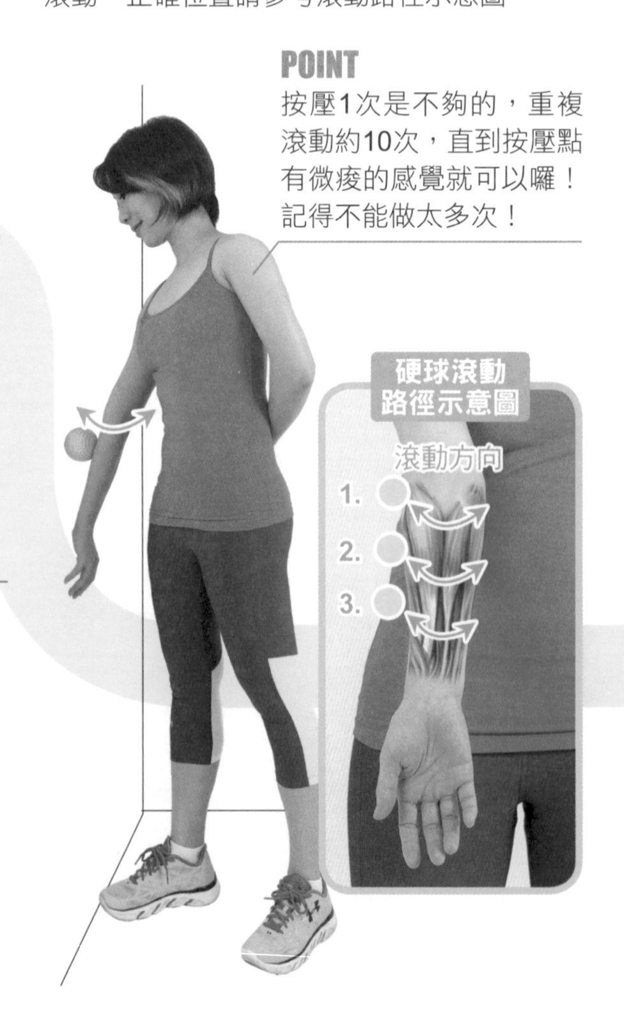

Step3. 上下移動手臂：

左右滾動完成後，恢復成 Step 1. 的狀態和動作，改為上下滾動。正確位置請參考滾動路徑示意圖。

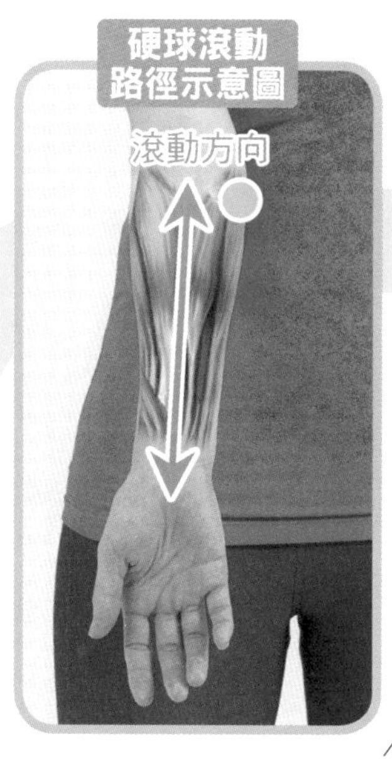

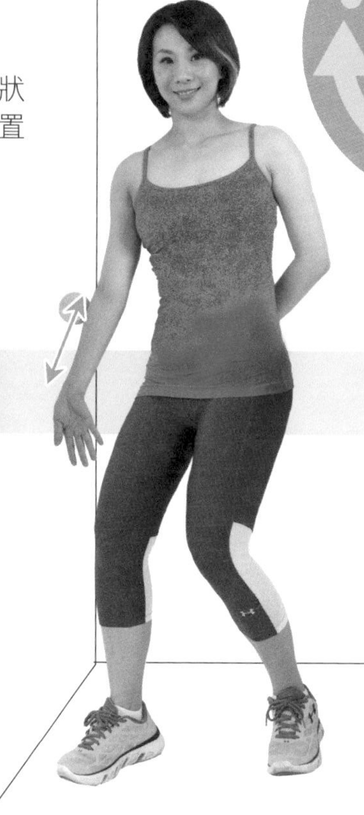

左右及上下滾動右手臂約10次後，再左右及上下滾動左手臂約10次才算完成。

POINT

也可以將球放在桌面上，以另一手協助按壓推轉患側手，達到類似效果。

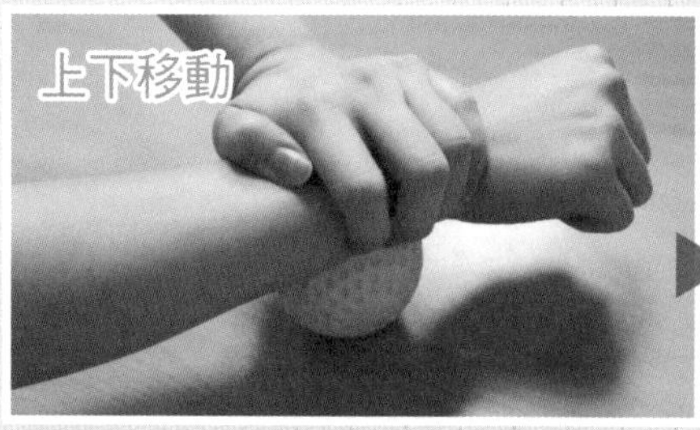

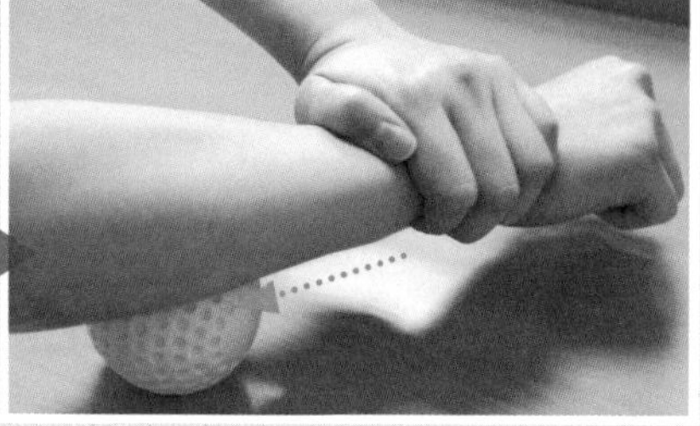

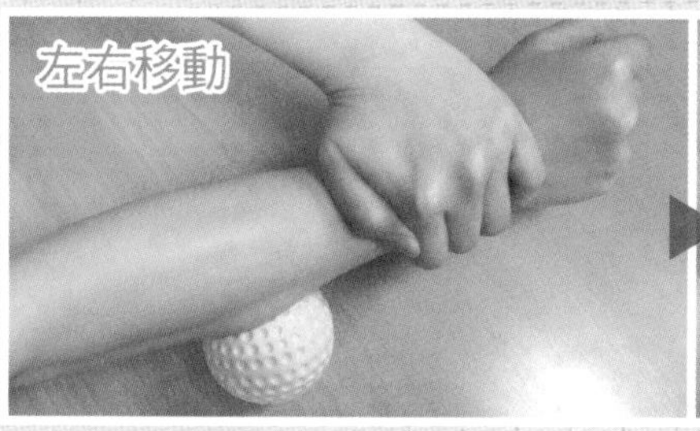

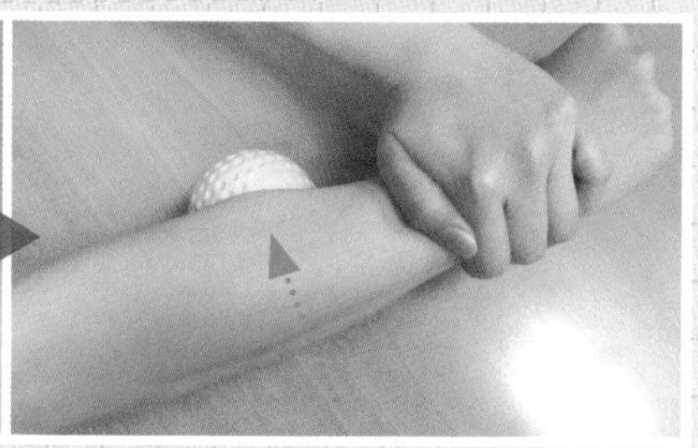

上半身共同運動——動作4

☆注意事項：1. 此處僅示範右肩的動作，完整的動作是左、右皆需做。
2. 做動作時，請注意速度應保持和緩，不要過快。

Step1. 準備動作：

右手貼牆手指朝後，左手斜背在後，雙腳呈現弓箭步，身體挺直，雙眼直視前方。

正面
側面
POINT
不要過度屈膝，不然在移動重心時會導致膝蓋疼痛喔！
POINT
上半身打直！
POINT
膝蓋微彎！

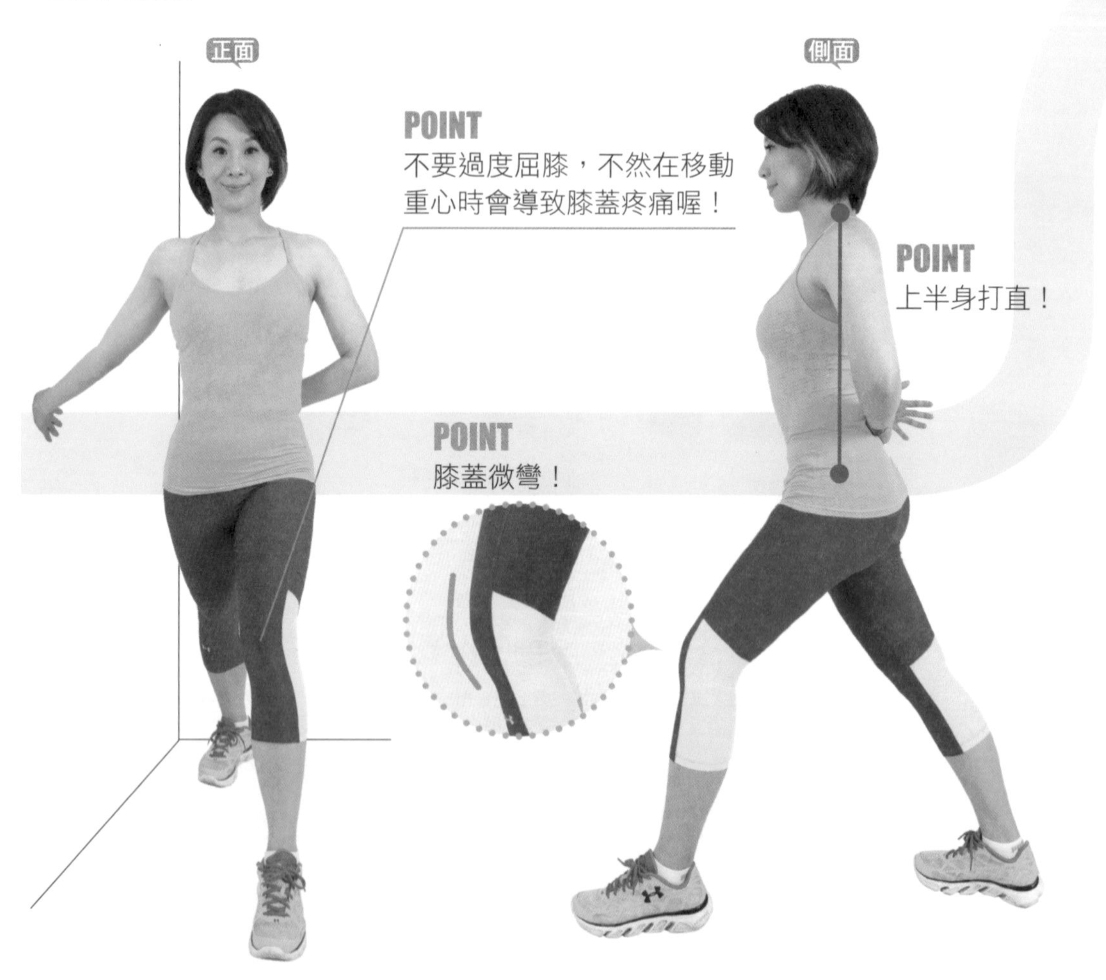

Step2. 身體向前延伸：

弓箭步的雙腳微微下壓，身體微微向前延伸，右手掌不要移開原處。

POINT
感受到肩頸肌肉微微拉扯就好，力道不要過大！

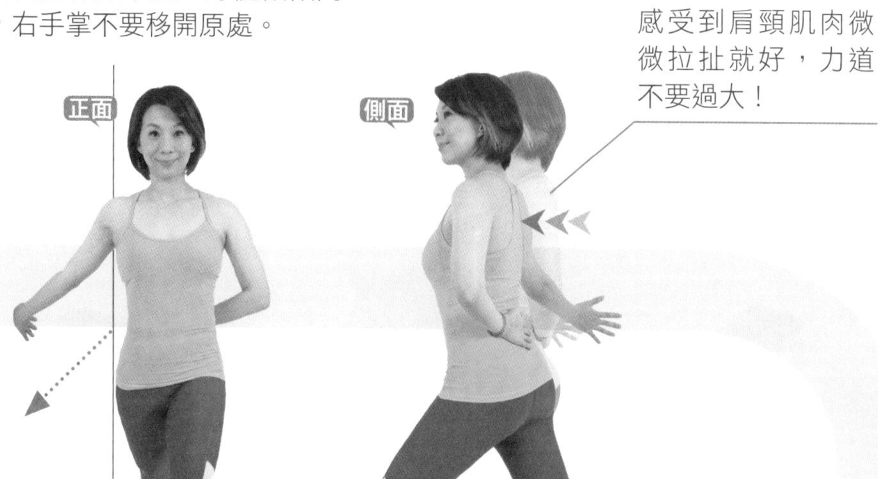

Step3. 頭轉向外側，以伸展頸部緊繃的肌肉：

在Step2.保持好平衡以後，再將頭轉向外側，維持3~5秒，將頭轉回，慢慢回復到Step1.的準備動作。

維持 3～5秒

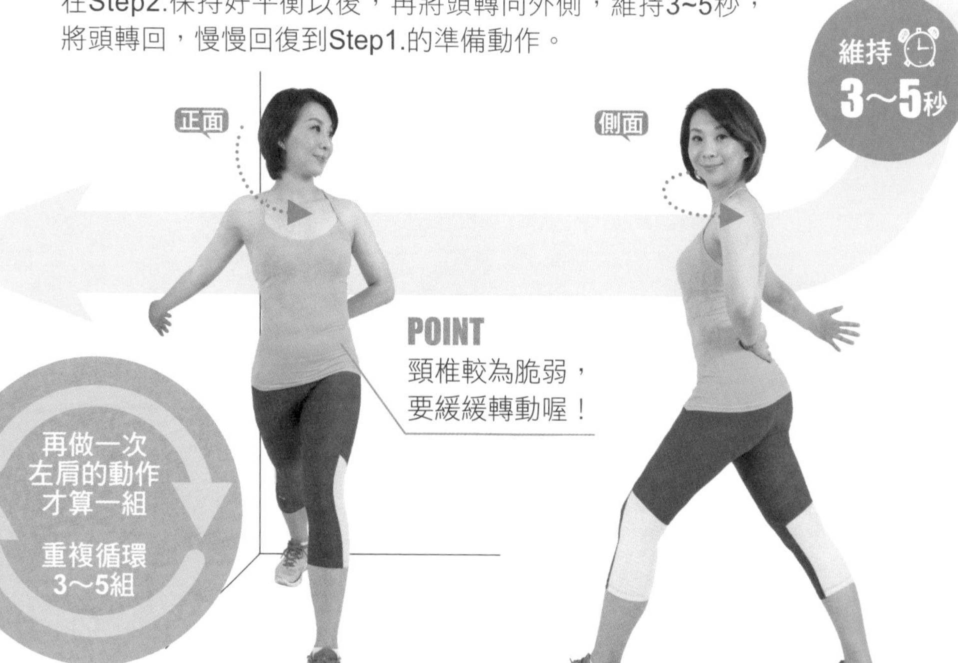

POINT
頸椎較為脆弱，要緩緩轉動喔！

再做一次左肩的動作才算一組
重複循環3～5組

上半身共同運動——動作4

連續動作

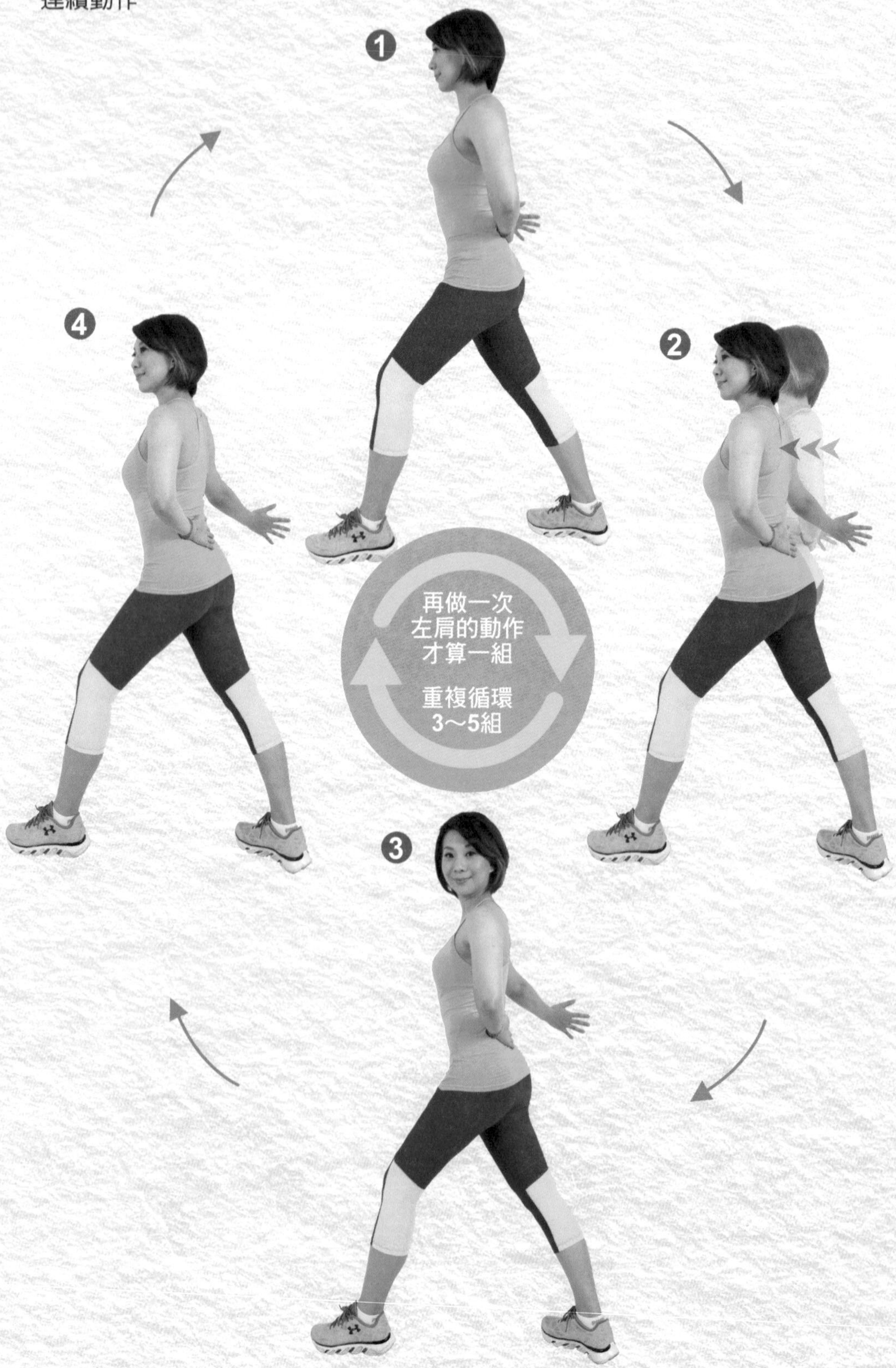

❶

❷

❸

❹

再做一次
左肩的動作
才算一組

重複循環
3～5組

上半身共同運動──動作5

☆注意事項：做動作時，請注意速度應保持和緩，不要過快。

Step1. 準備動作：

雙手扶牆，手肘彎曲，身體打直，然後微微向前傾，腳跟不可離地。（有點類似在做伏地挺身的感覺）

POINT
身體打直！

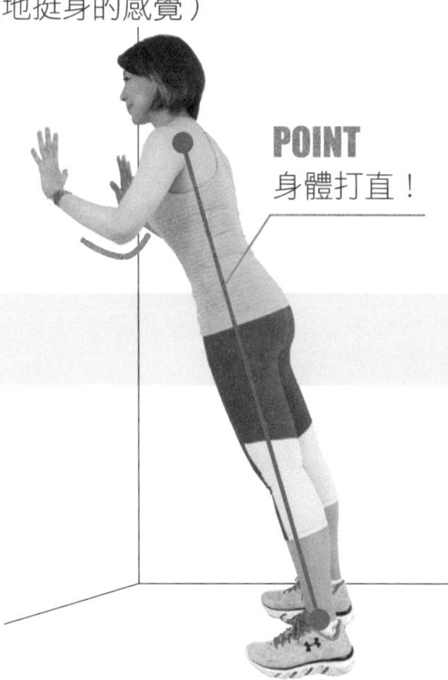

Step2. 雙腳微蹲：

在雙手彎曲的情況下慢慢屈膝，重心在後，背部依然打直，準備蹲下。

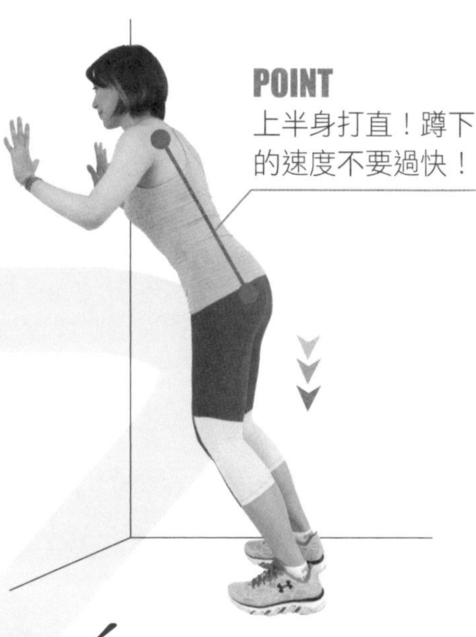

Step3. 完全蹲下：

雙手手掌維持在原本貼牆的位置，但因為身體蹲下的關係，手肘會漸漸被拉直，最後雙腳蹲至最低點。

POINT
手臂打直！手掌不可離開原來的位置。

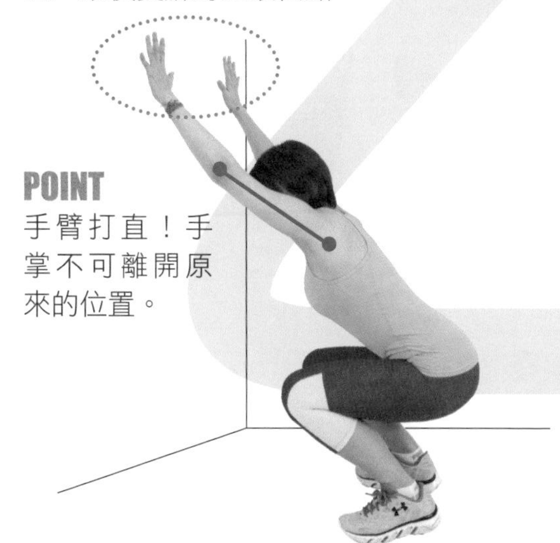

Step4. 臀部向上延伸：

臀部朝後上方慢慢抬起，此時雙臂依舊要盡量維持打直的狀態，手掌也需在一開始的位置。

POINT
手肘盡量打直以達到拉筋效果！

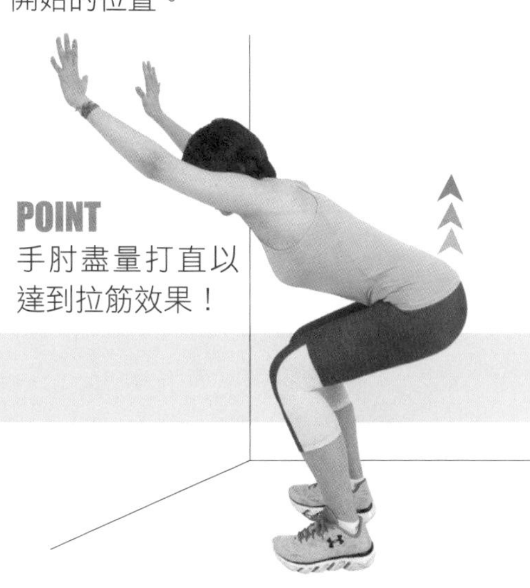

Step5. 雙腿完全站直：

此時雙腿已完全站立起，背部挺住，且手臂依舊打直。身體呈現出一個倒著的L形狀，骨盆部分為上身與下身的彎曲點。

POINT
上半身打直！過程中，以扶牆的雙手維持平衡！

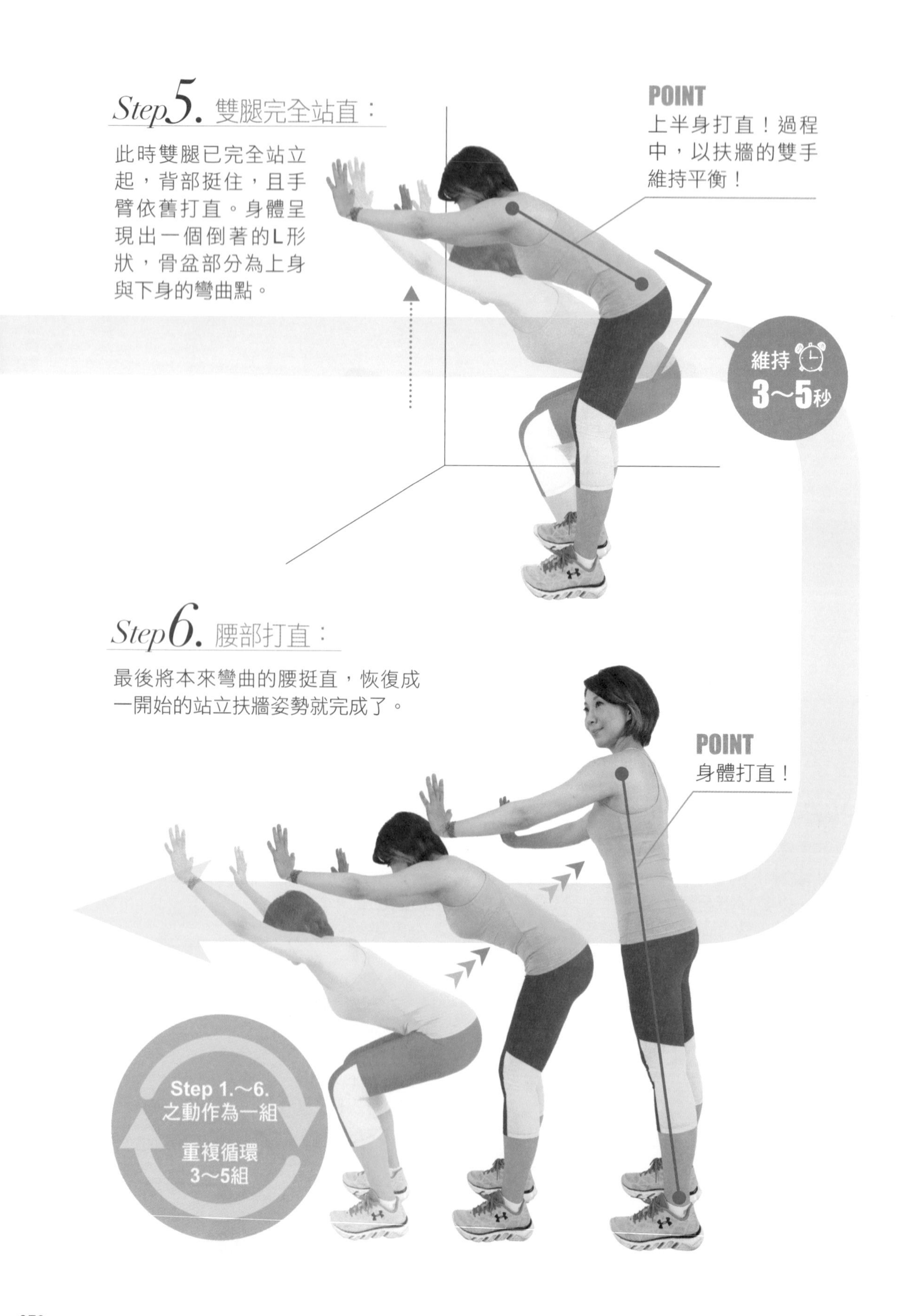

Step6. 腰部打直：

最後將本來彎曲的腰挺直，恢復成一開始的站立扶牆姿勢就完成了。

POINT
身體打直！

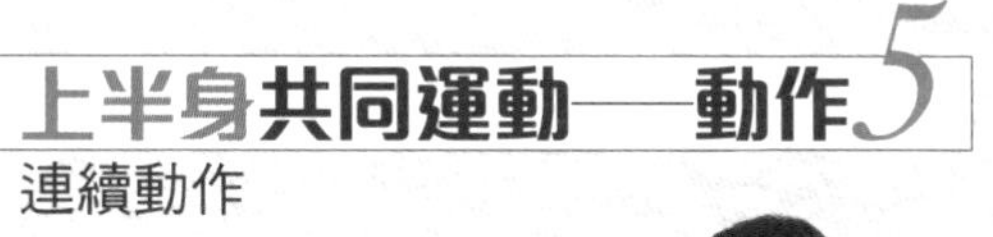

上半身共同運動——動作5

連續動作

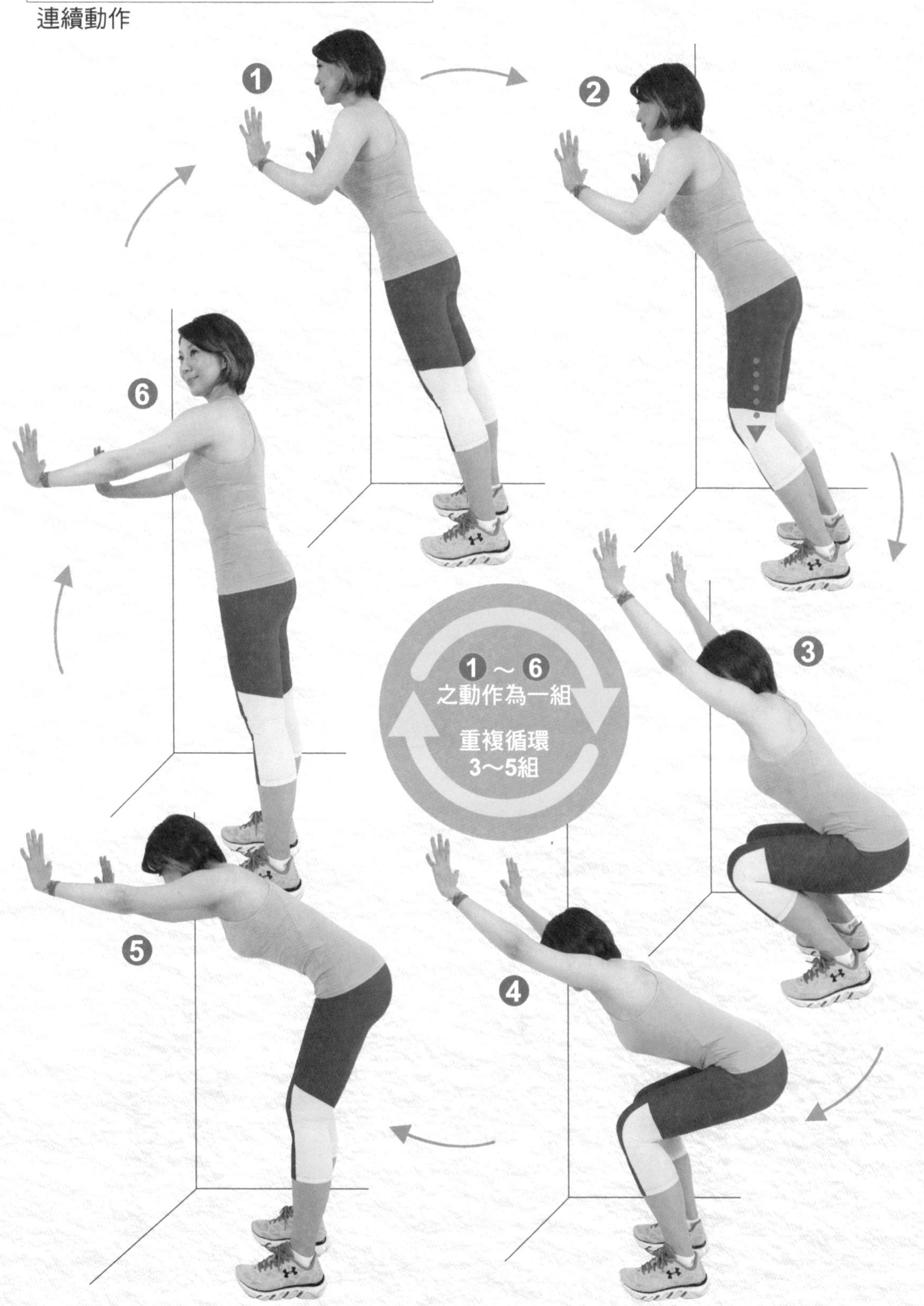

上半身共同運動——動作6

☆注意事項：做動作時，請注意速度應保持和緩，不要過快。
☆需要道具：彈力帶

Step1. 準備動作：

雙腳微微張開，與肩膀同寬，呈站立姿勢；手握彈力帶，大約位於腰部的高度，雙手張開比肩寬，兩眼注視前方。

Step2. 手肘伸直：

站穩、保持平衡。雙臂從身體前方往上舉起，此時手臂不可彎曲；開始往上舉時，雙手自然地往外慢慢拉開彈力帶。

POINT
兩隻手要對稱一樣高喔！

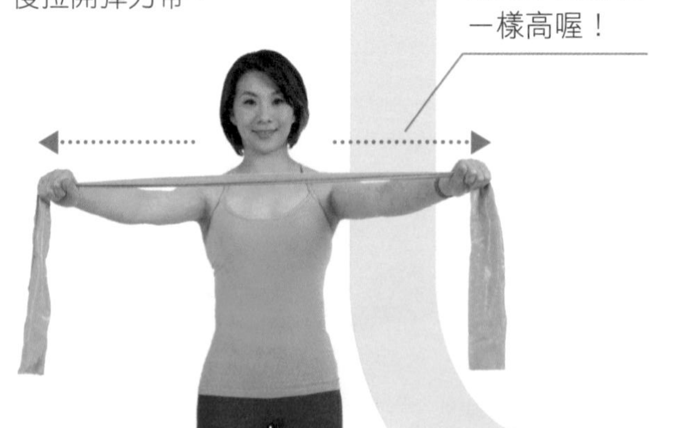

維持 3~5秒

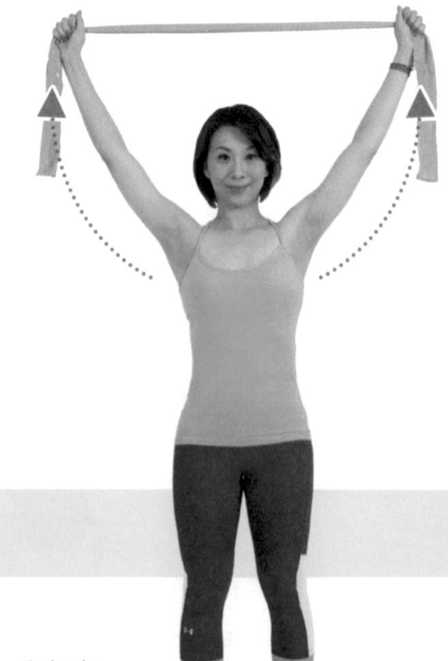

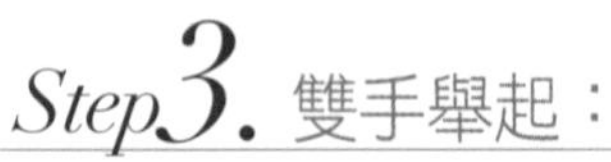

Step3. 雙手舉起：

順著Step.2繼續將雙臂伸直向上舉起，高過頭頂。

Step4. 手臂平舉：

當彈力帶在身後，兩手降至水平狀態時，會是彈力帶被拉直成最長的時候，一樣要保持手臂伸直且不要聳肩。

POINT
手肘不彎曲，
手臂保持打直！

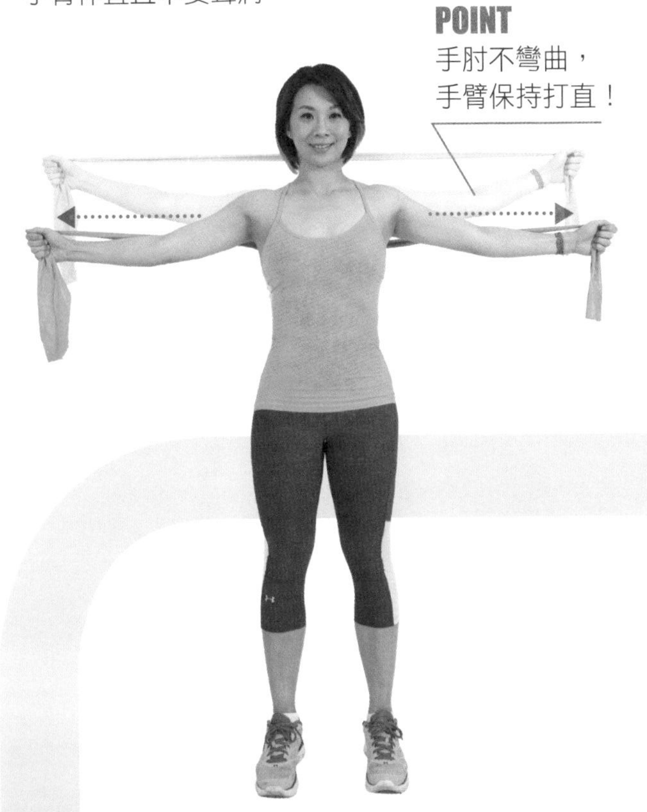

Step5. 手臂放鬆：

手慢慢往下，此時彈力帶彈力逐漸消失，雙手手臂變會恢復成放鬆狀態。

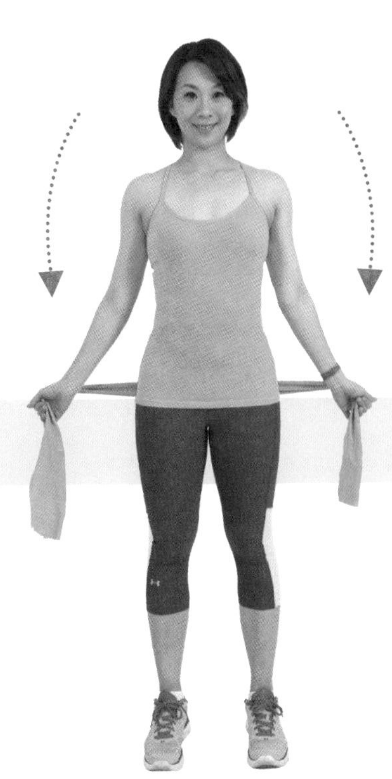

POINT
繞圈時不要過度聳肩。

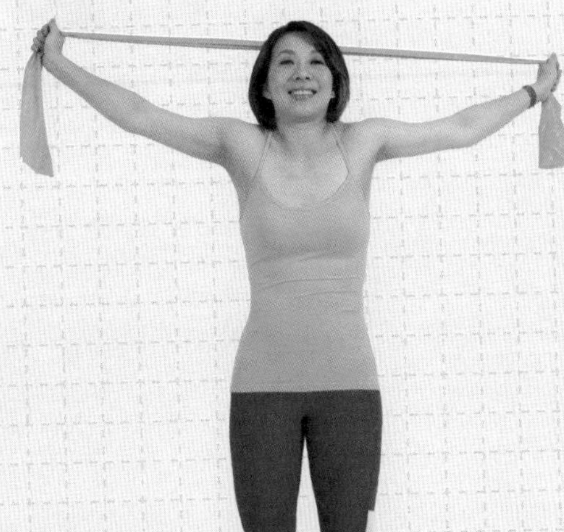

POINT
手肘保持打直，
不要鬆開彈力帶。

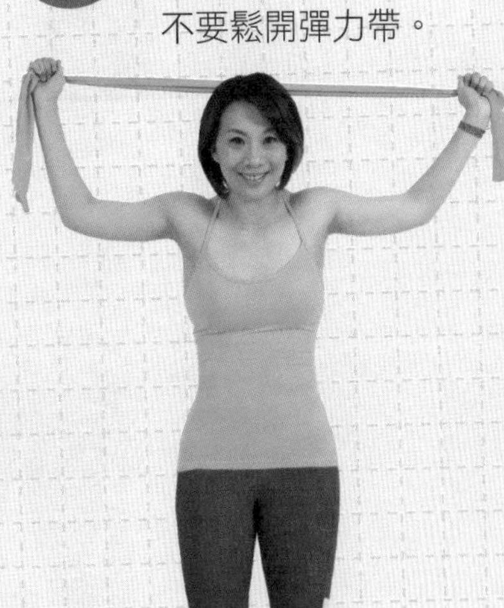

Step6. 繞至背部：

再從背後往上，手臂繞至背部的時候，會漸漸呈現平舉的動作，彈力帶的彈性也逐漸緊繃。

POINT
手肘不彎曲，
手臂保持打直！

Step7. 手臂繞至頭頂：

彈力帶漸漸繞行至頭頂的位置，這時候就準備要開始讓手臂往前向下了。

維持
3～5秒
Step 1.～8.
之動作為一組
重複循環
3～5組

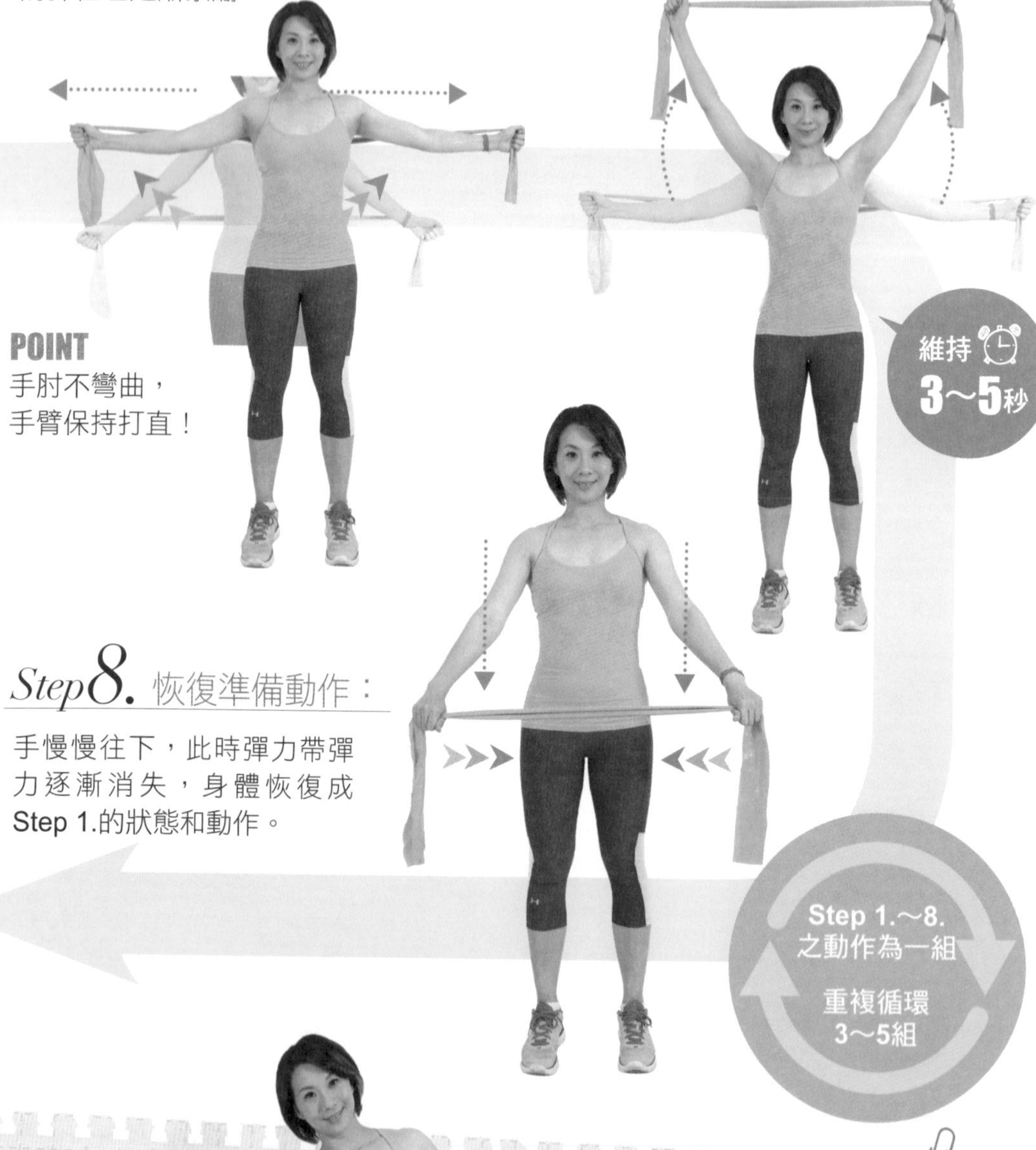

Step8. 恢復準備動作：

手慢慢往下，此時彈力帶彈力逐漸消失，身體恢復成Step 1.的狀態和動作。

POINT
雙手施力平均，
不要傾斜。

上半身共同運動——動作6

連續動作

1
2
3
4
5
6
7
8
1～8
之動作為一組
重複循環
3～5組

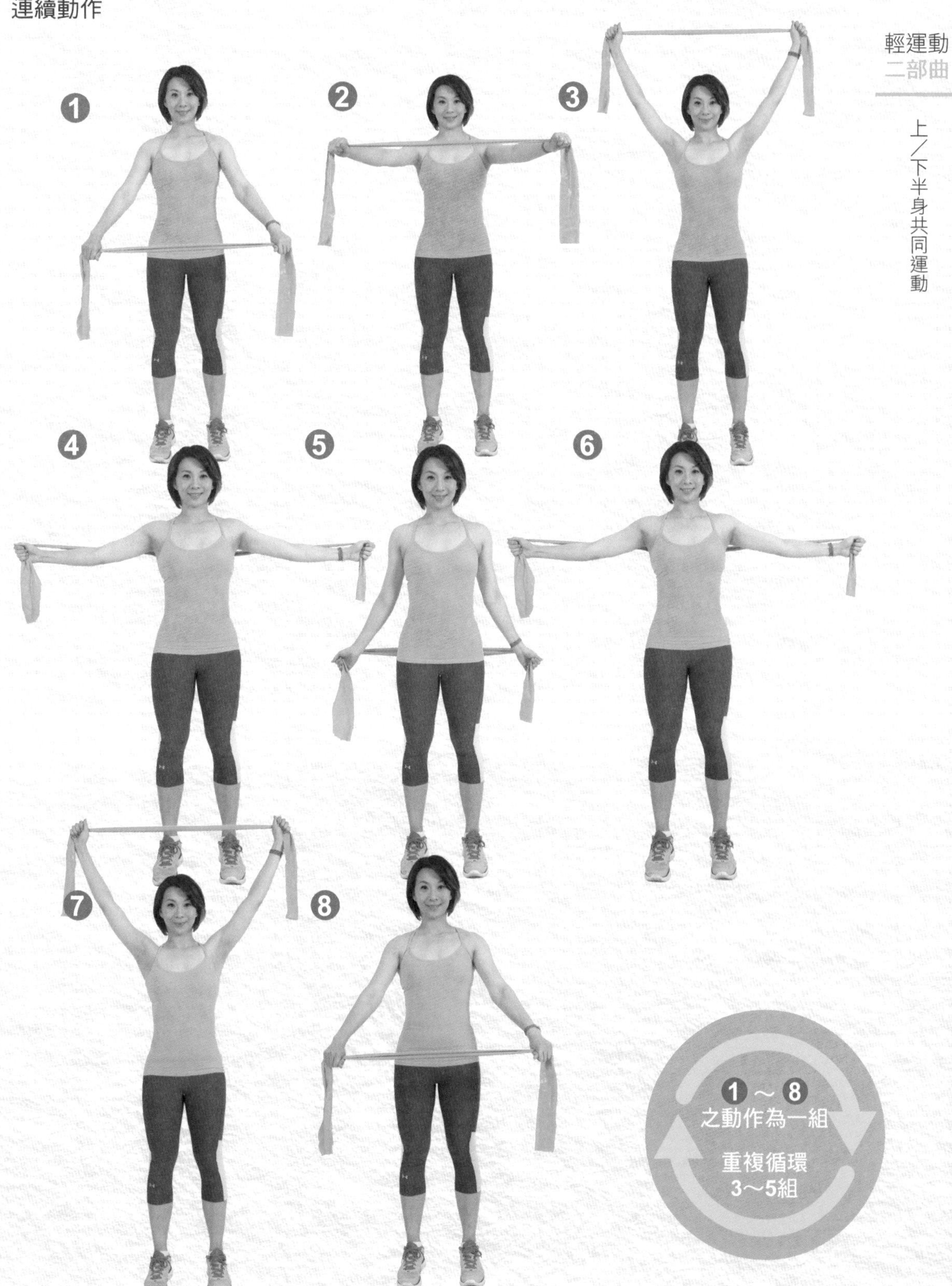

上半身共同運動——動作7

★注意事項：1. 此處僅示範右手的動作，完整的動作是左、右皆需做。
2. 做動作時，請注意速度應保持和緩，不要過快。

Step1. 準備動作：

雙腳微微張開，與肩膀同寬，呈站立姿勢，雙手自然垂放，兩眼注視前方。

Step2. 右手平舉：

右手平舉，手掌朝外，右膝蓋微彎，左腳打直，身體轉向右側。

POINT
左腳打直！
POINT
眼睛視線跟著
手的方向移動。
POINT
膝蓋微彎！

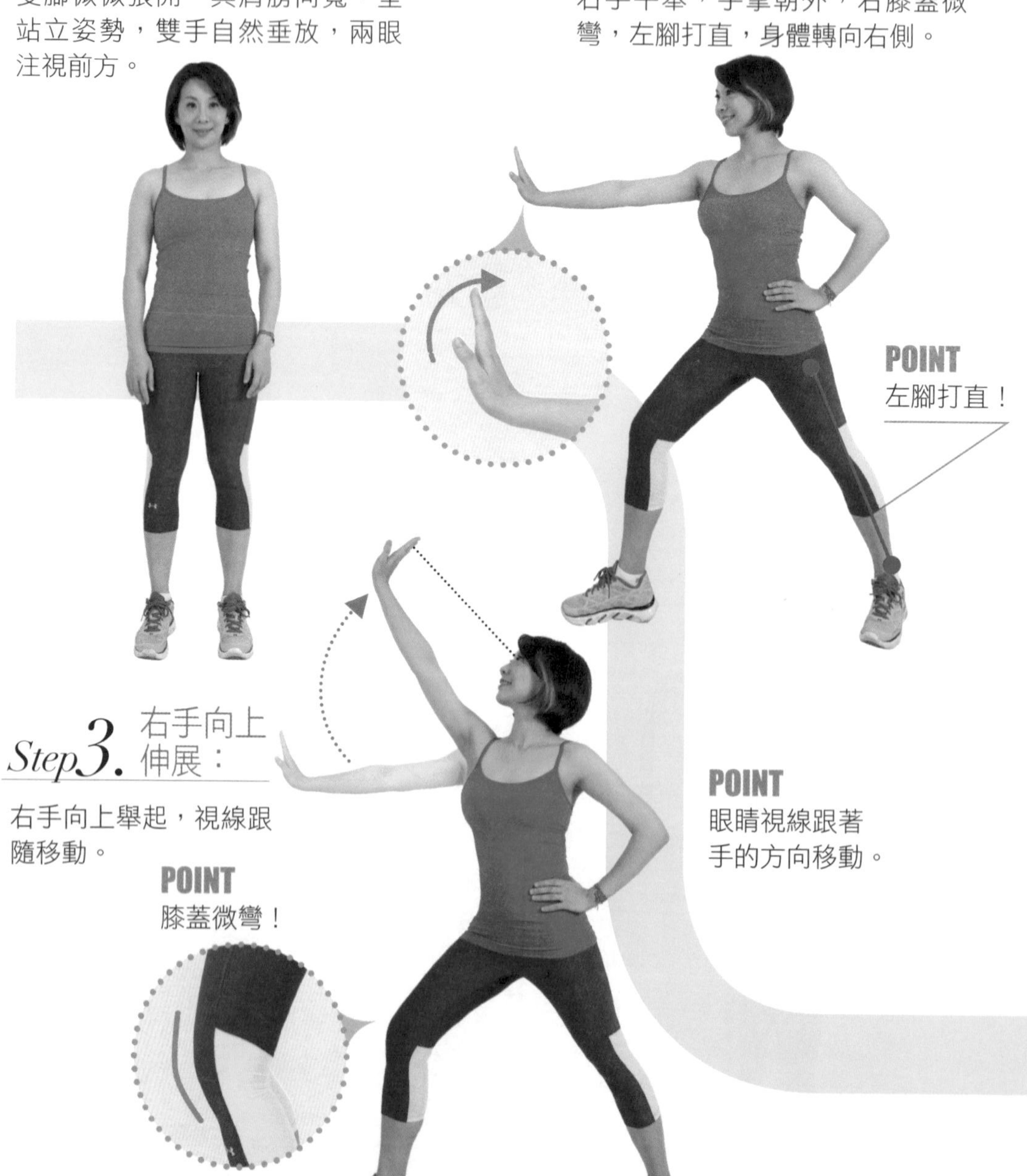

Step3. 右手向上伸展：

右手向上舉起，視線跟隨移動。

Step4. 右手繞向斜後：

手臂維持打直，轉動腰部帶動右手向右斜後方，準備畫出大圓動作，視線需持續跟隨移動。

Step5. 右手劃圈往前：

由下往前擺動，於下方劃個半圓形。

背後示意圖
維持
3～5秒
POINT
左腳打直！
再做一次
左手的動作
才算一組
重複循環
3～5組

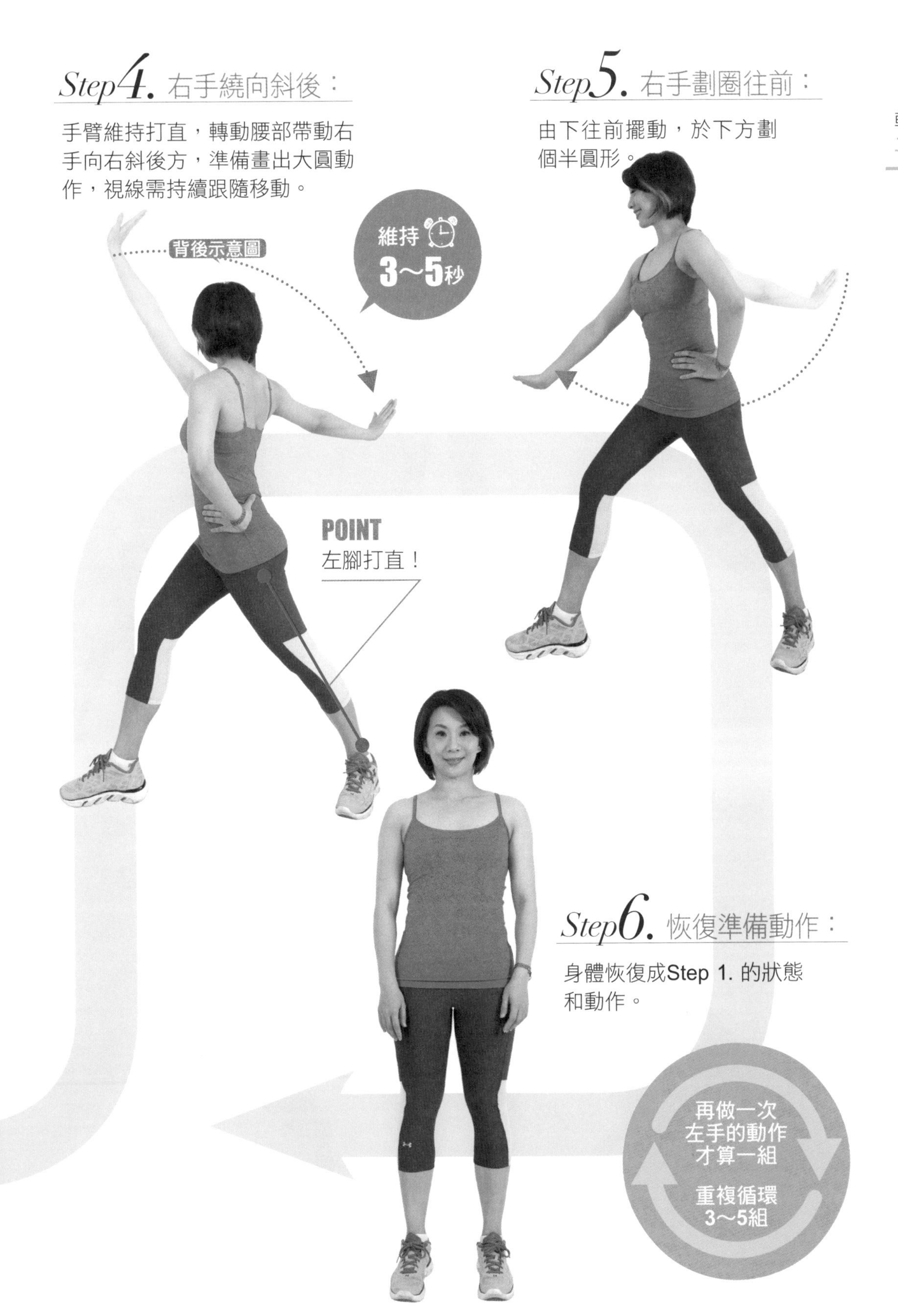

Step6. 恢復準備動作：

身體恢復成Step 1. 的狀態和動作。

上半身共同運動──動作7

連續動作

1
2
3
4
5
再做一次
左手的動作
才算一組
重複循環
3～5組

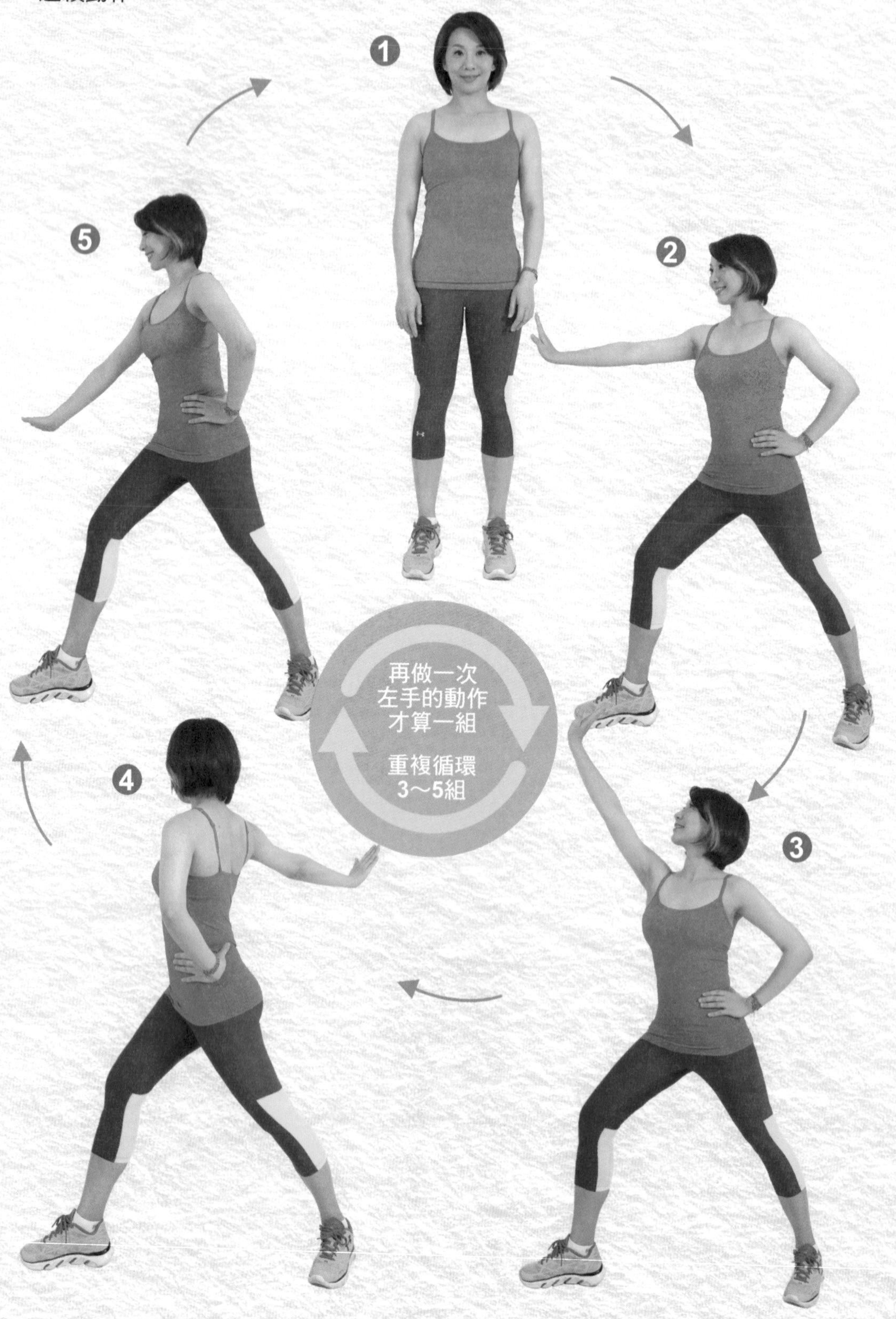

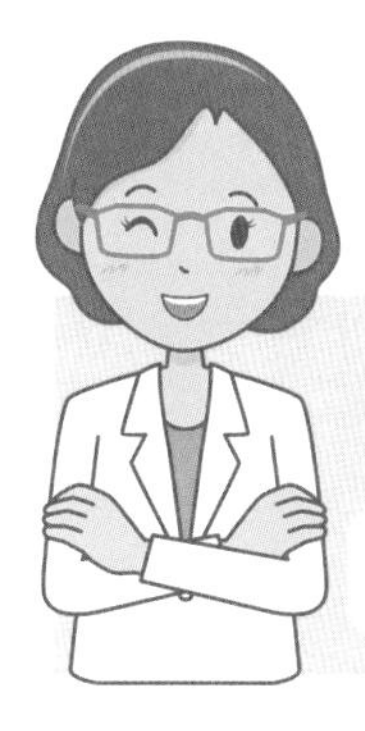

專業醫師教你輕鬆做「下半身共同運動」

上半身共同運動→腰部、髖關節、膝蓋、腳部

下半身共同運動──動作1

★注意事項：做動作時，請注意速度應保持和緩，不要過快。
★需要道具：硬式棒球練習球

Step 1. 將硬球放置於適當位置：

將一顆硬球放置於臀部上緣以及牆壁之間，用身體壓住，使硬球不會掉落。

Step 2. 緩緩轉動身體：

輕輕轉動身體，使硬球於臀部（位置1.）左右滾動。

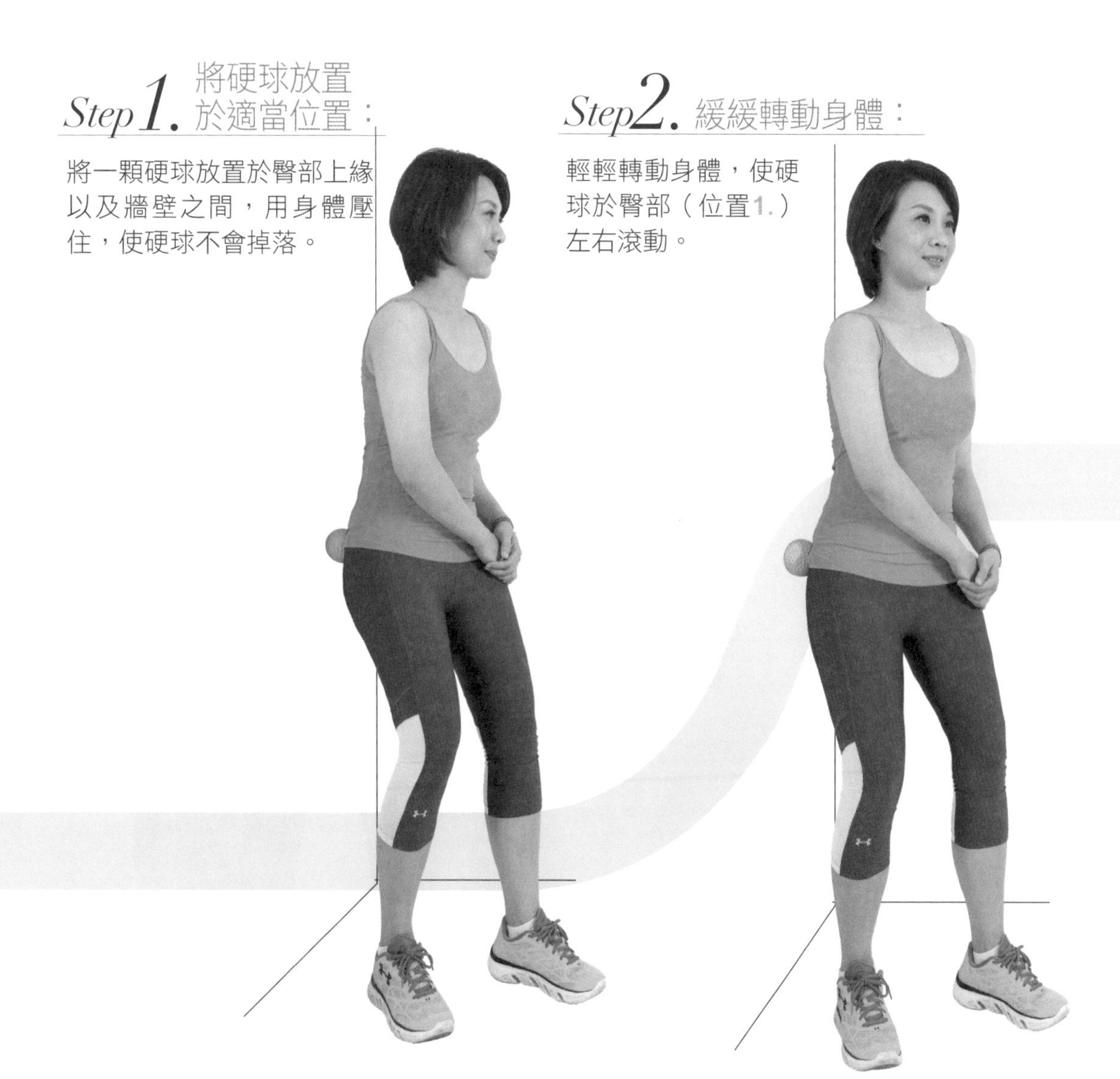

Step3. 更改硬球位置、改為上下滾動：

左右滾動完成後（如位置1.），將硬球擺放於右臀與大腿交接處、中間偏右的位置（如位置2.），改為上下滾動。完成後，將硬球擺放於左臀與大腿交接處、中間偏左的位置（如位置3.），重複上下滾動。正確位置請參考滾動路徑示意圖。

POINT

1. 按壓1次是不夠的，重複滾動約10次，直到按壓點有微痠的感覺就可以囉！記得不能做太多次！
2. 按壓到中央薦椎時，因此處肌肉較少，按壓力道需放輕。

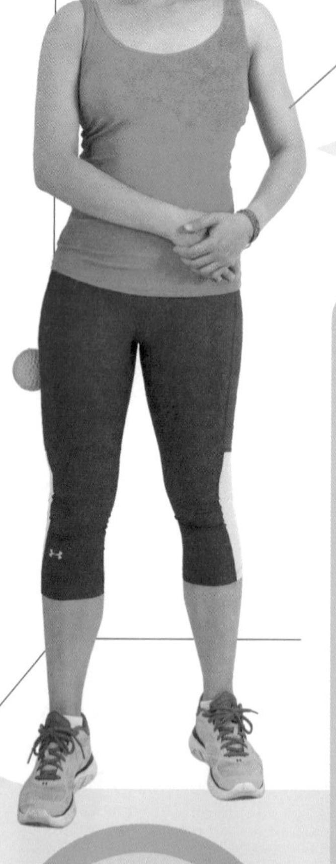

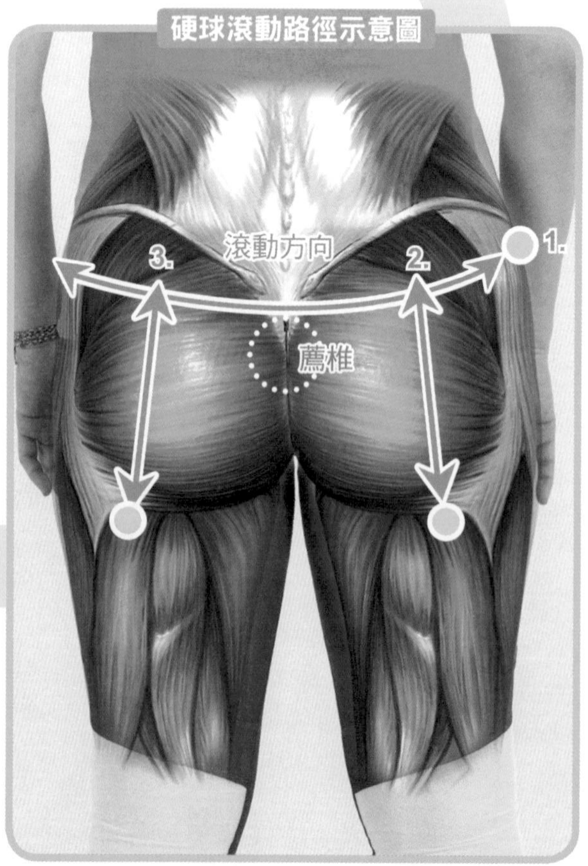

來回滾動右臀部約10次後，再來回滾動左臀部約10次才算完成。

下半身共同運動——動作2

☆注意事項：做動作時，請注意速度應保持和緩，不要過快。
☆需要道具：硬式棒球練習球

Step 1. 將硬球放置於適當位置，身體輕微移動：

將一顆硬球放置於腹部側邊（略微凹陷處）以及牆壁之間，用身體壓住，使硬球不會掉落。身體輕微地左右及上下移動，讓球沿著「雙十」字狀的路徑滾動，正確位置請參考滾動路徑示意圖。

POINT
按壓1次是不夠的，重複滾動約10次，直到按壓點有微痠的感覺就可以囉！記得不能做太多次！

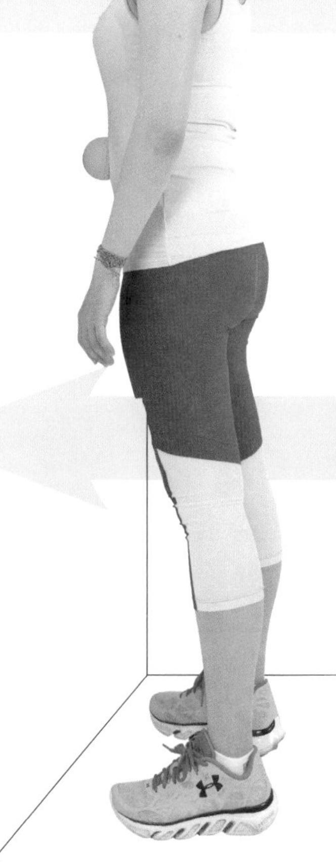

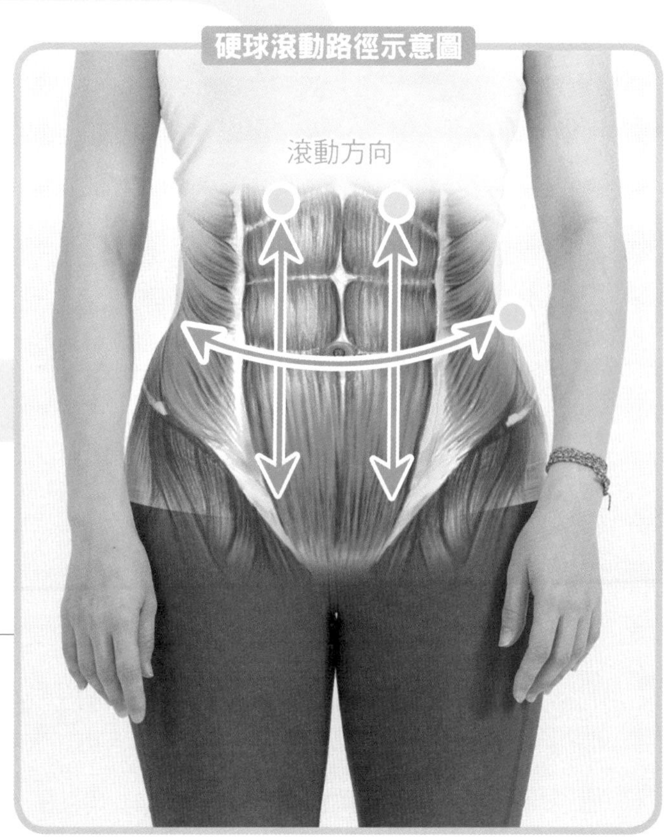

下半身共同運動──動作3

☆注意事項：做動作時，請注意速度應保持和緩，不要過快。
☆需要道具：硬式棒球練習球

Step 1. 將硬球放置於適當位置，身體輕微移動：

將一顆硬球放置於脊椎側邊隆起處以及牆壁之間，用身體壓住，使硬球不會掉落。身體輕微地左右及上下移動，讓球沿著「雙十」字狀的路徑滾動，正確位置請參考滾動路徑示意圖。

POINT
按壓1次是不夠的，重複滾動約10次，直到按壓點有微痠的感覺就可以囉！記得不能做太多次！

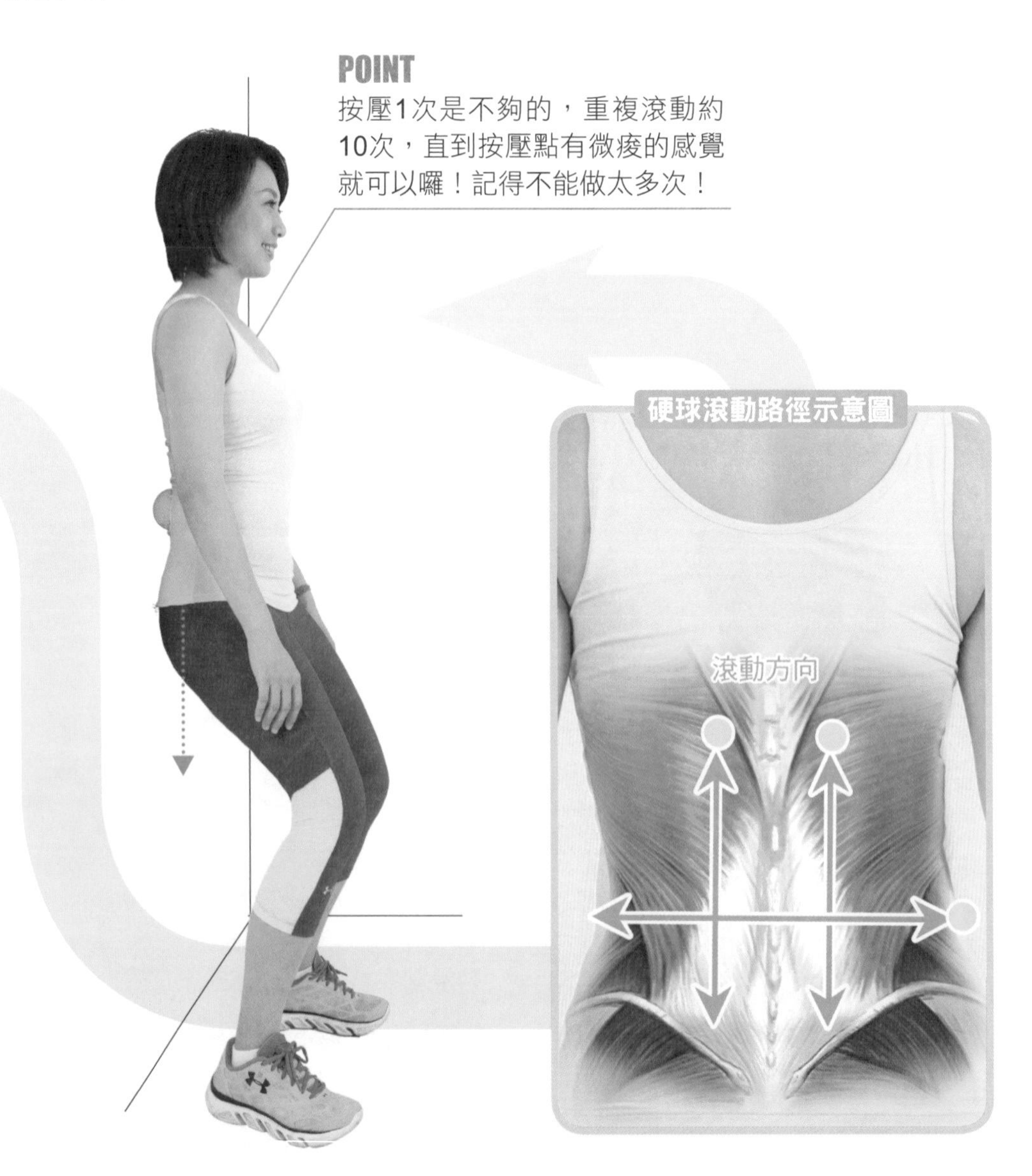

下半身共同運動——動作4

注意事項：1. 此處僅示範右腿的動作，完整的動作是左、右皆需做。
2. 做動作時，請注意速度應保持和緩，不要過快。

需要道具：硬式棒球練習球

Step1. 將硬球放置於適當位置：

將一顆硬球放置於大腿側邊以及牆壁之間，用身體壓住，使硬球不會掉落。

Step2. 緩緩轉動身體：

輕輕轉動身體，使硬球於大腿側邊（如位置1.）左右滾動。完成後，將硬球擺放於原按壓點下方一個球的位置（如位置2.），重複左右滾動。如位置3.、4.以此類推，正確位置請參考滾動路徑示意圖。

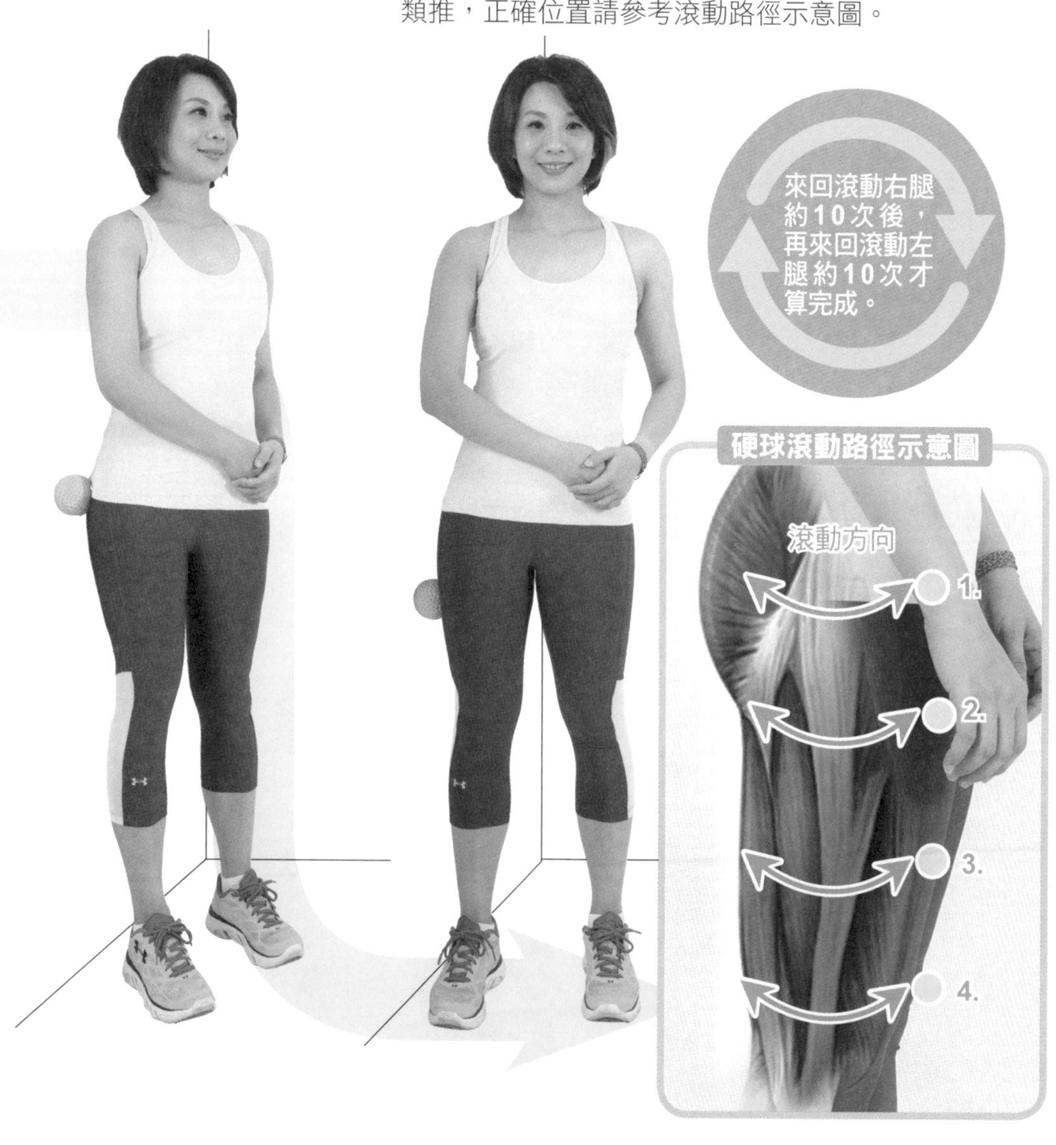

下半身共同運動──動作5

☆注意事項：1. 此處僅示範左腿的動作，完整的動作是左、右皆需做。
　　　　　　2. 做動作時，請注意速度應保持和緩，不要過快。

☆需要道具：瑜伽墊、硬式棒球練習球、棍棒

硬球版

Step 1. 將硬球放置於適當位置：

坐在瑜伽墊上，右腿曲膝，左腿伸直，將一顆硬球放置於左小腿下方。

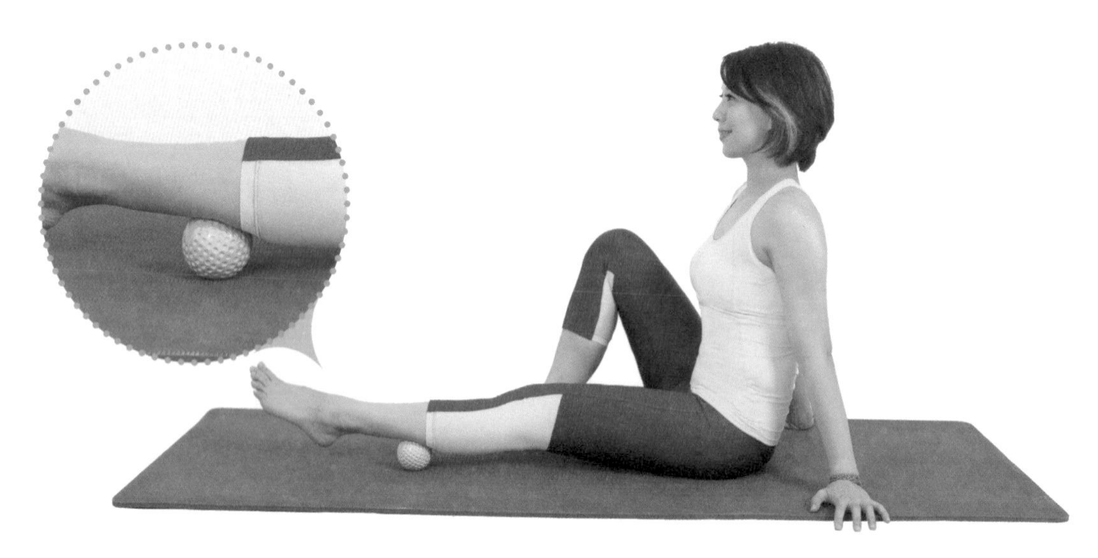

Step 2. 微微擺動身體：

輕輕前後擺動身體，使硬球於小腿下方前後滾動。按壓1次是不夠的，重複滾動約10次，直到按壓點有微痠的感覺就可以囉！記得不能做太多次！

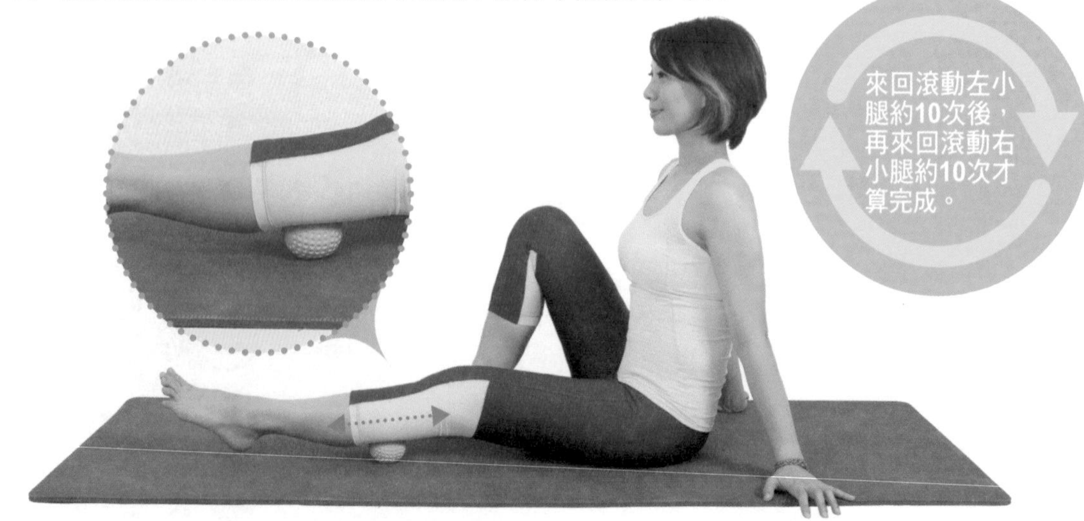

來回滾動左小腿約10次後，再來回滾動右小腿約10次才算完成。

棍棒版

Step 1. 將棍棒放置於適當位置：

坐在瑜伽墊上，右腿伸直，左腿曲膝，將表面平整的棍棒放置於左小腿下方。

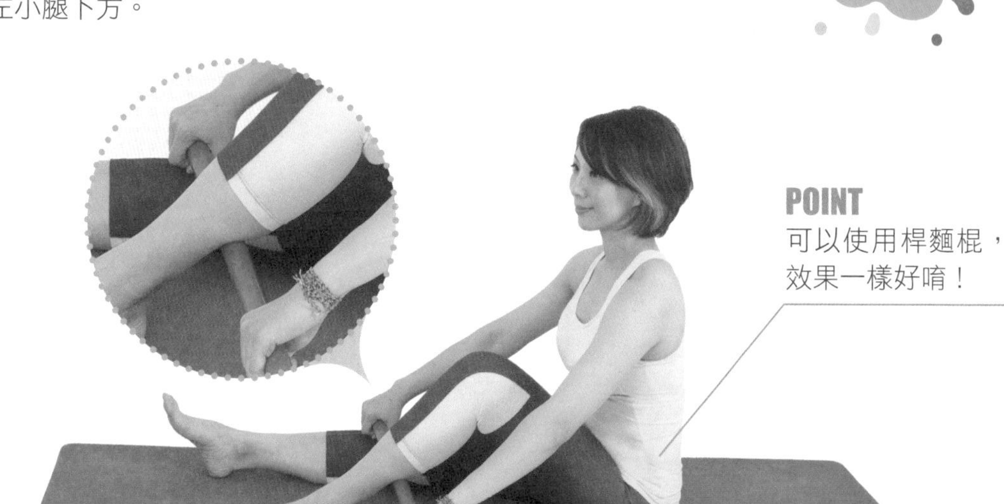

POINT
可以使用桿麵棍，效果一樣好唷！

Step 2. 雙手轉動棍棒：

輕輕轉動棍棒，使棍棒於小腿下方前後滾動。按壓1次是不夠的，重複滾動約10次，直到按壓點有微痠的感覺就可以囉！記得不能做太多次！

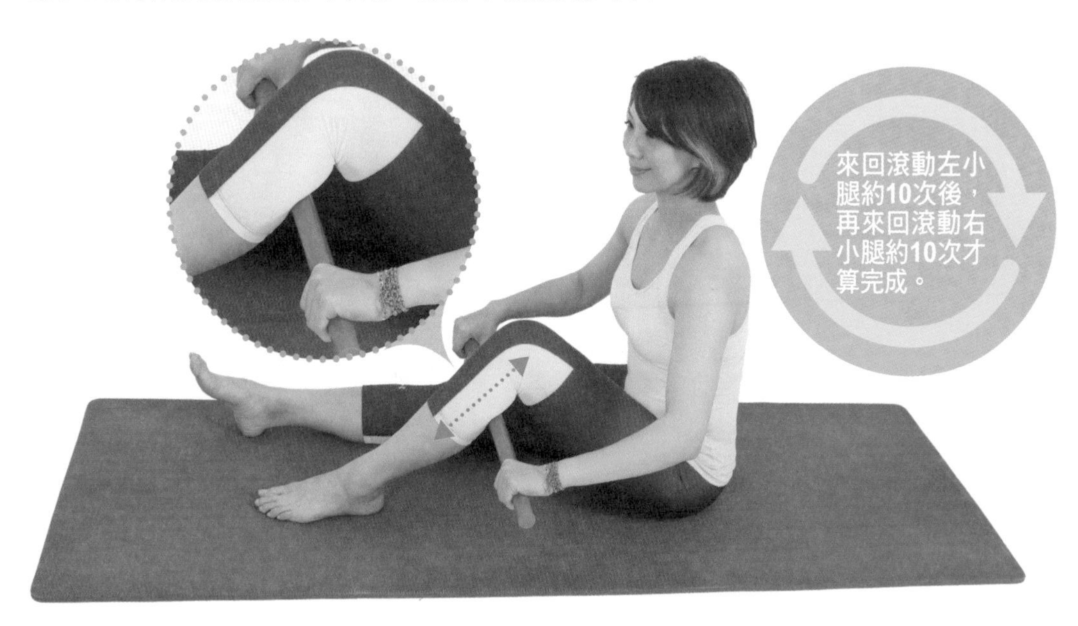

來回滾動左小腿約10次後，再來回滾動右小腿約10次才算完成。

下半身共同運動——動作6

☆注意事項：1. 此處僅示範左腳的動作，完整的動作是左、右皆需做。
2. 做動作時，請注意速度應保持和緩，不要過快。

☆需要道具：瑜伽墊、硬式棒球練習球

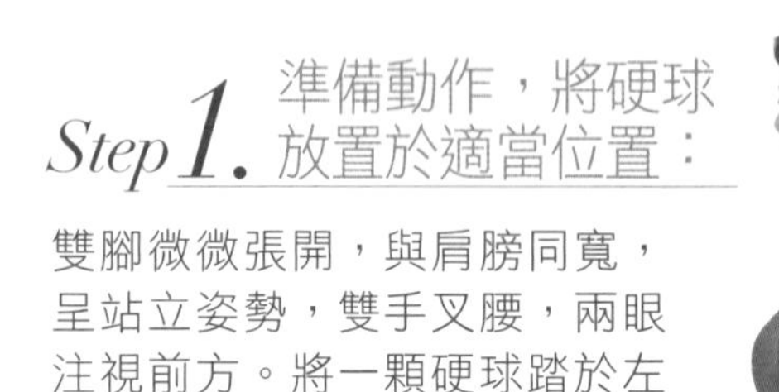

Step 1. 準備動作，將硬球放置於適當位置：

雙腳微微張開，與肩膀同寬，呈站立姿勢，雙手叉腰，兩眼注視前方。將一顆硬球踏於左腳之下，並保持身體平衡。

維持 3～5秒

Step 2. 前後滾動：

以身體重量加壓，踩住硬球前後來回滾動。

POINT
按壓1次是不夠的，重複滾動約10次，直到按壓點有微痠的感覺就可以囉！記得不能做太多次！

來回滾動左腳約10次後，再來回滾動右腳約10次才算完成。

硬球滾動路徑示意圖

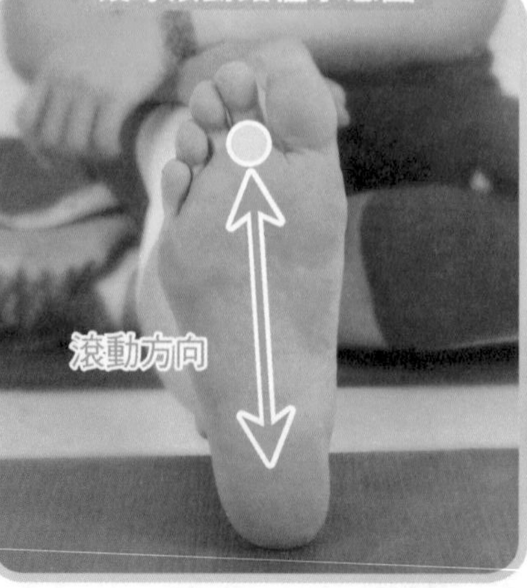

下半身共同運動──動作7

✩注意事項：1. 此處僅示範向左後畫圓的動作，完整的動作是左、右皆需做。
2. 做動作時，請注意速度應保持和緩，不要過快。
3. 這動作重點在於，利用球在空中畫圓，帶動肩關節、軀幹、腰部旋轉，並同時延展強化下肢肌群，訓練平衡。
4. 可以試著閉眼做做看，對平衡訓練的效果更好。

✩需要道具：硬式棒球練習球

Step1. 準備動作：

右腳在前呈現弓箭步姿勢，腳尖保持朝向前方。雙手則一起輕握一顆硬球，並置於胸前正中處。

Step2. 雙手高舉：

將手緩緩向上舉起至頭頂，視線則跟隨硬球移動，此時手臂開始跟著打直。

POINT
手臂打直！眼睛視線跟著手的方向移動。
POINT
膝蓋微彎！

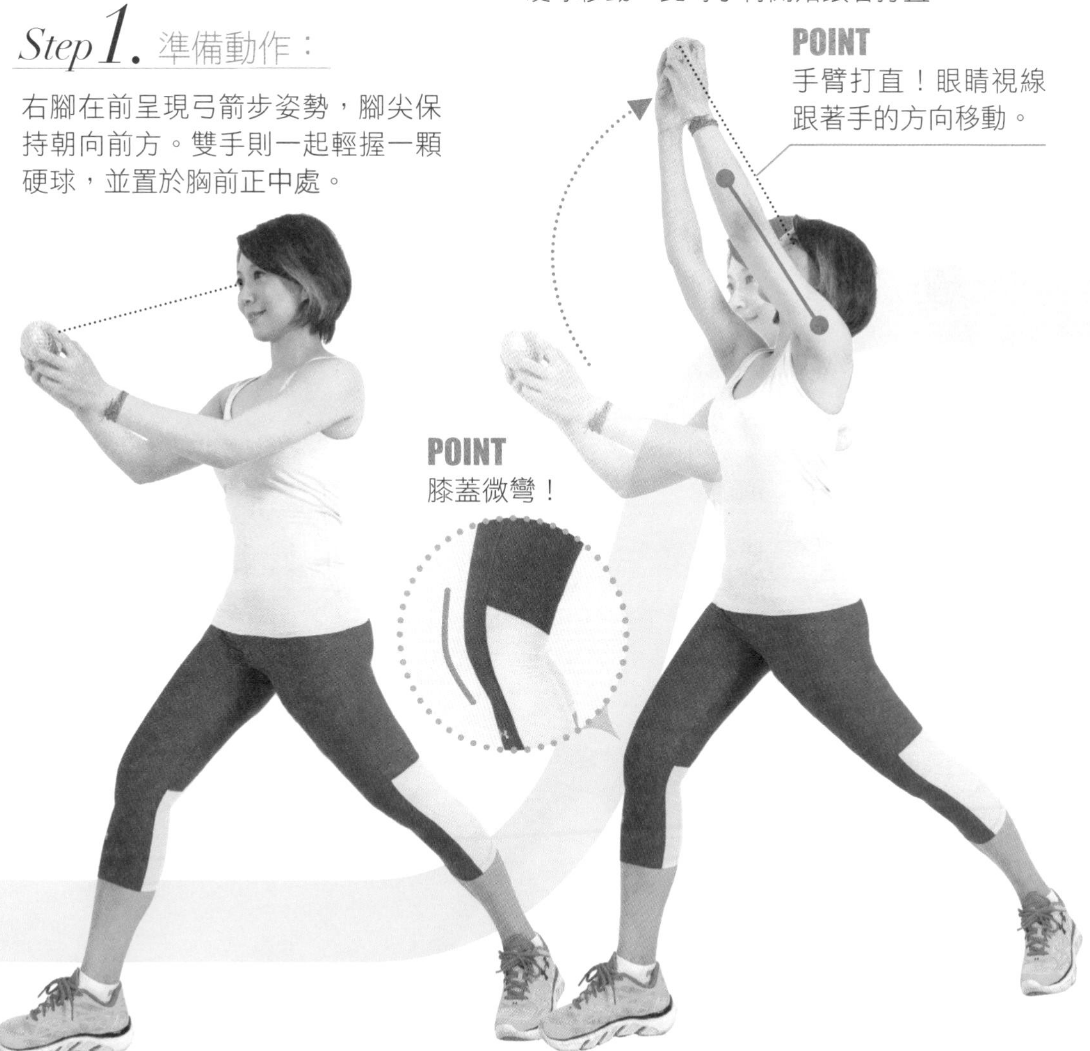

Step3. 張開雙手：

雙手舉至頭頂以後，開始緩緩張開雙手，視線持續跟隨著硬球移動。

Step4. 雙手畫圓：

雙手緩緩張開並且往下移動，就像是在空中畫圓，視線持續跟隨硬球移動。

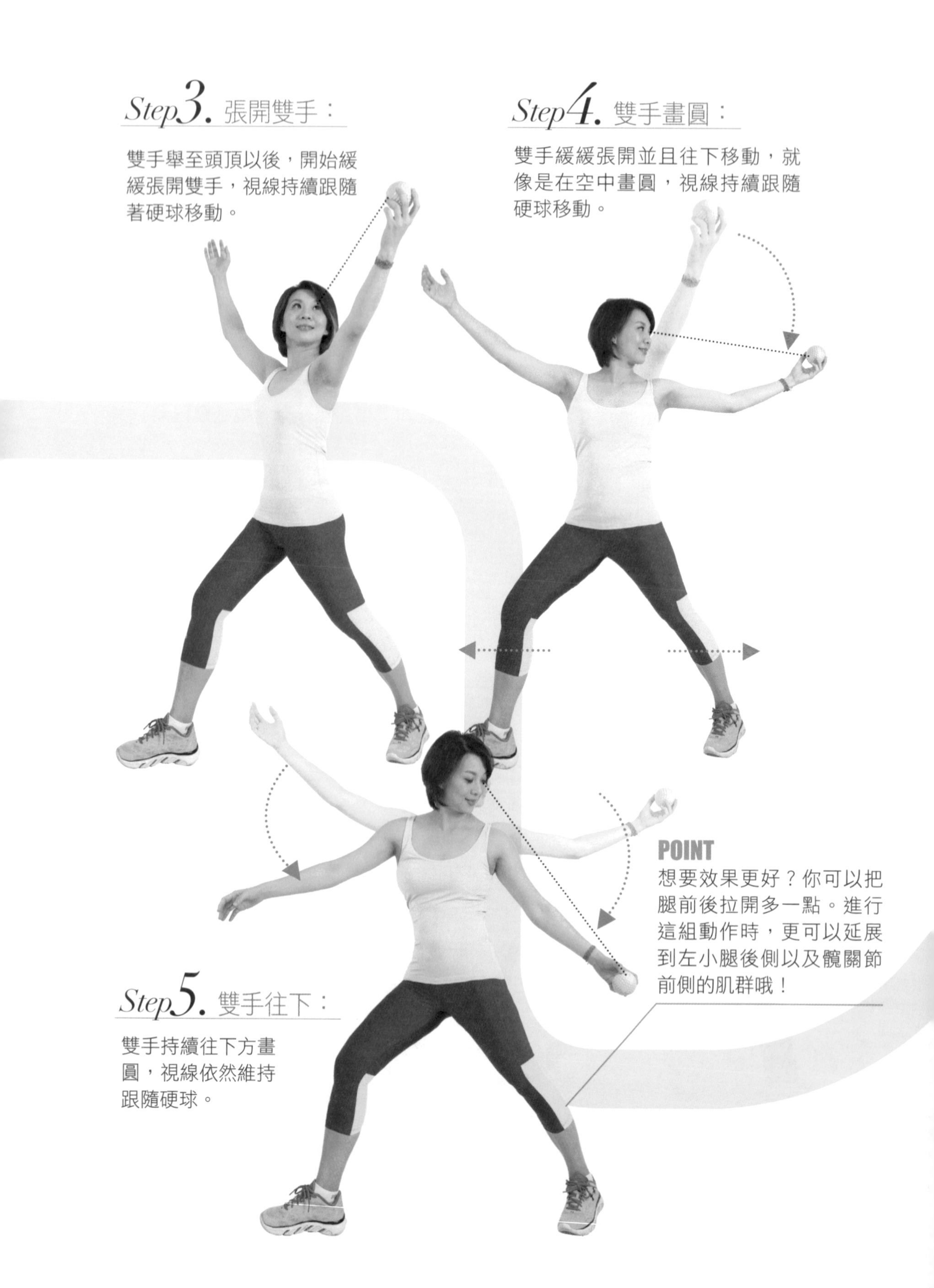

POINT

想要效果更好？你可以把腿前後拉開多一點。進行這組動作時，更可以延展到左小腿後側以及髖關節前側的肌群哦！

Step5. 雙手往下：

雙手持續往下方畫圓，視線依然維持跟隨硬球。

Step 6. 收手至背後：

畫圓直至雙手揹於背後結束，並停止視線跟隨硬球。

正面
側面
再做一次向
右後畫圓的動作
才算一組
重複循環
3～5組

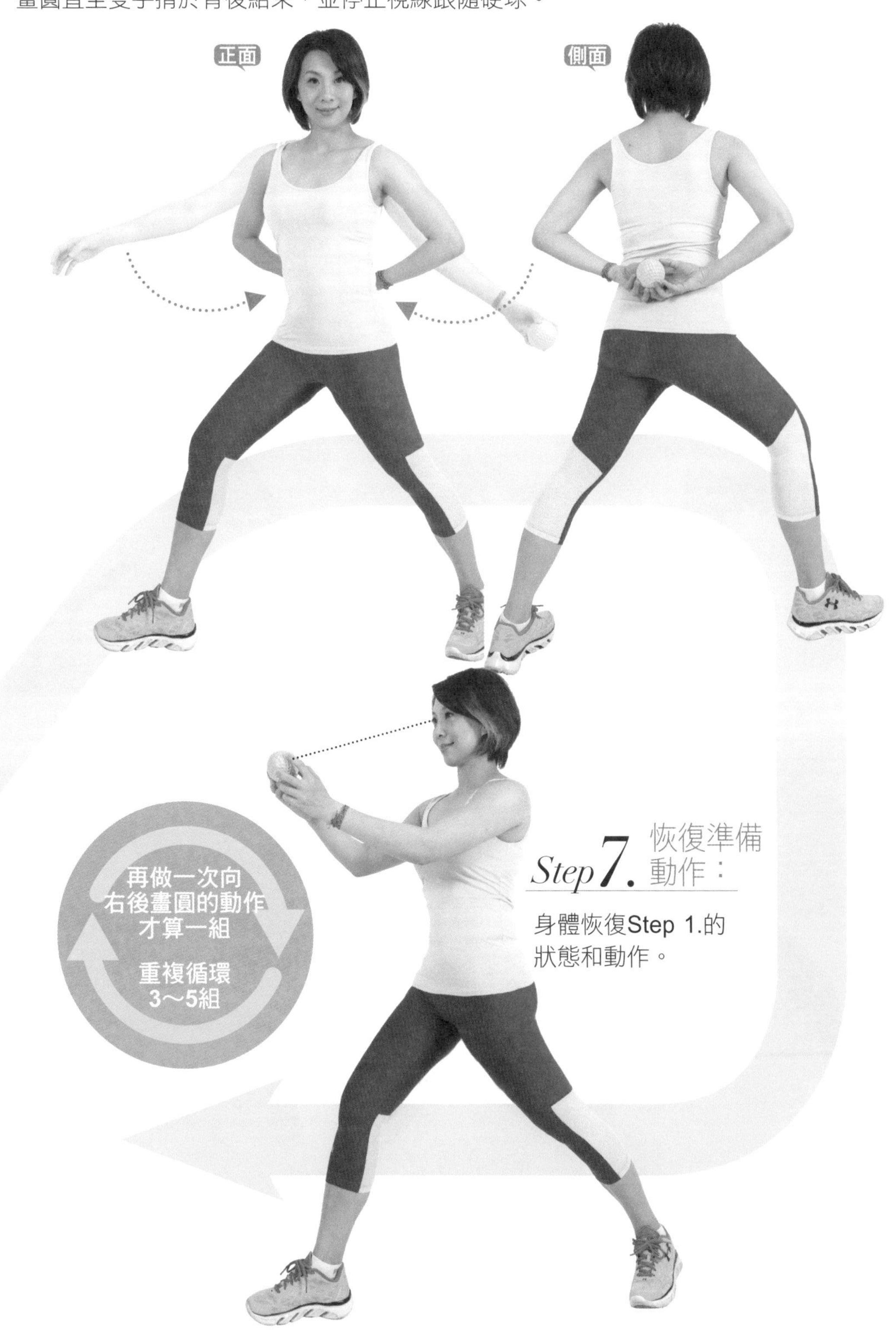

Step 7. 恢復準備動作：

身體恢復Step 1.的狀態和動作。

下半身共同運動——動作7

連續動作

1
2
3
4
5
6
再做一次向
右後畫圓的動作
才算一組
重複循環
3～5組

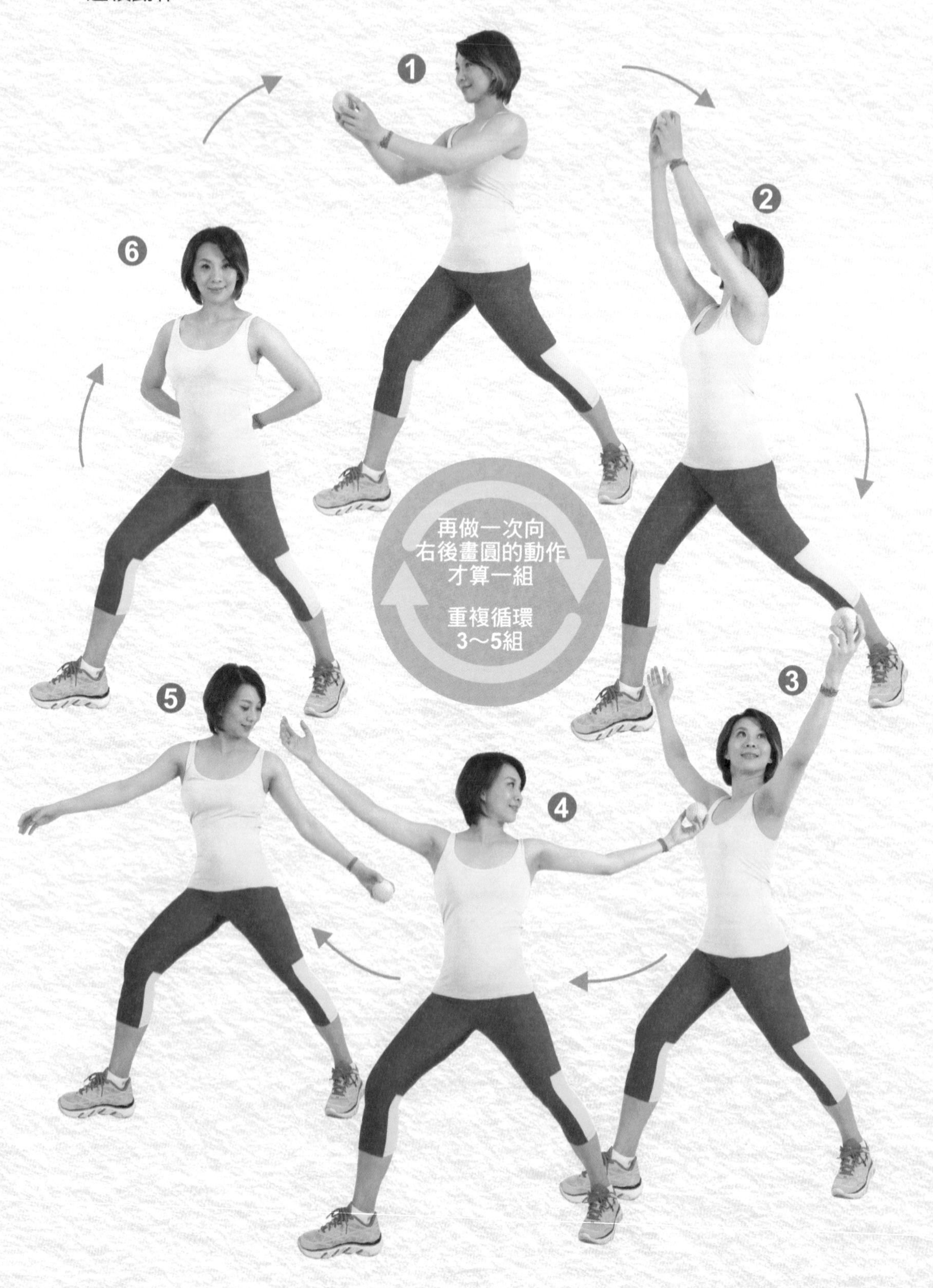

下半身共同運動——動作8

✩注意事項：做動作時，請注意速度應保持和緩，不要過快。
✩需要道具：椅子

Step1. 準備動作：

站立姿勢，雙腳微微張開，與肩膀同寬，用雙手攙扶固定堅固之物品。

Step2. 身體往前傾：

身體微微彎腰往前傾，手肘彎曲，類似上半身的伏地挺身姿勢，身體保持平衡。

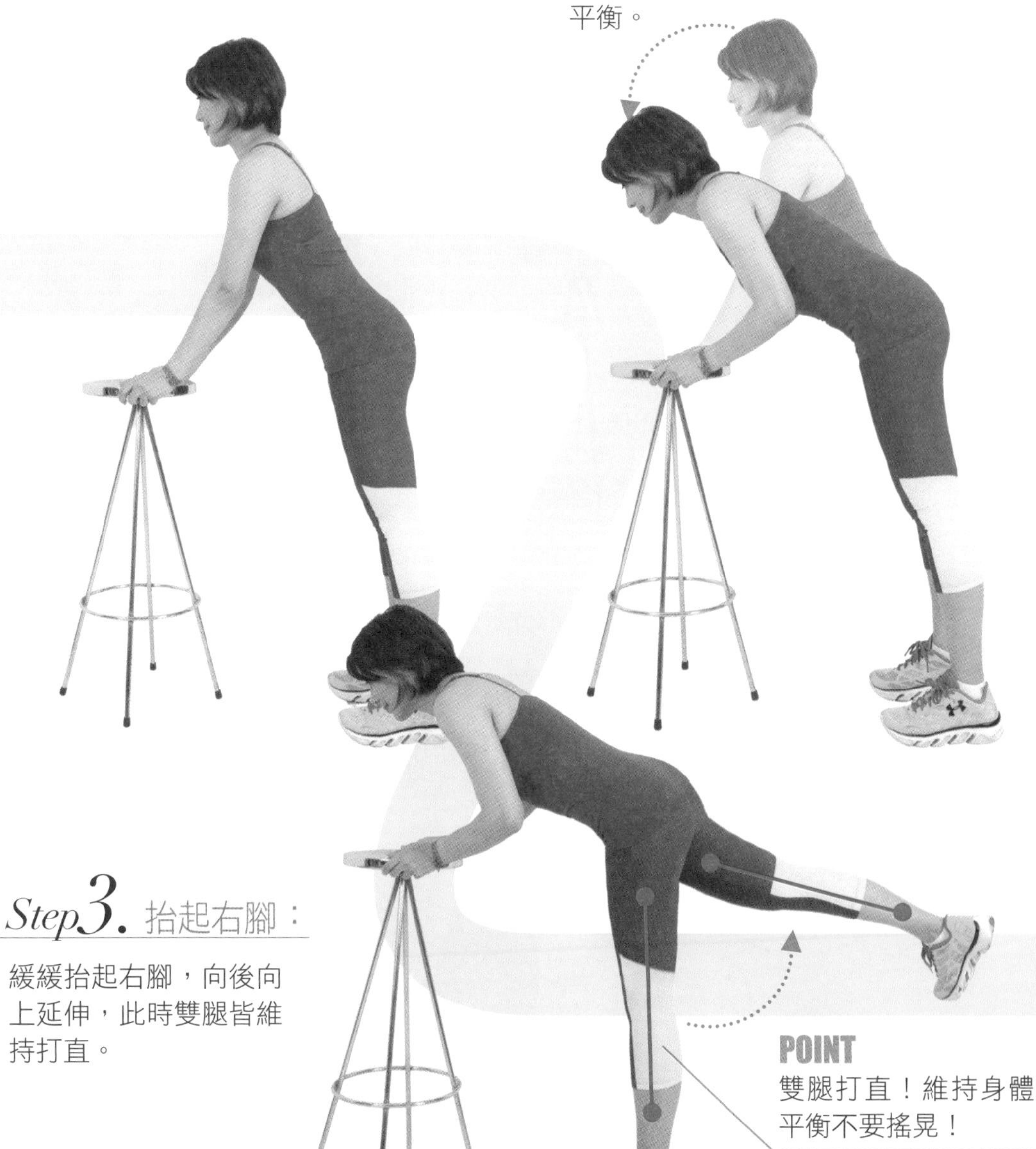

Step3. 抬起右腳：

緩緩抬起右腳，向後向上延伸，此時雙腿皆維持打直。

POINT
雙腿打直！維持身體平衡不要搖晃！

Step 1.～5.
之動作為一組

重複循環
3～5組

Step4. 放下右腳：

緩緩放下右腳，恢復Step 2.手肘彎曲姿勢，維持住伏地挺身姿勢。

Step5. 抬起左腳：

緩緩抬起左腳，向後向上延伸，此時雙腿皆維持打直。

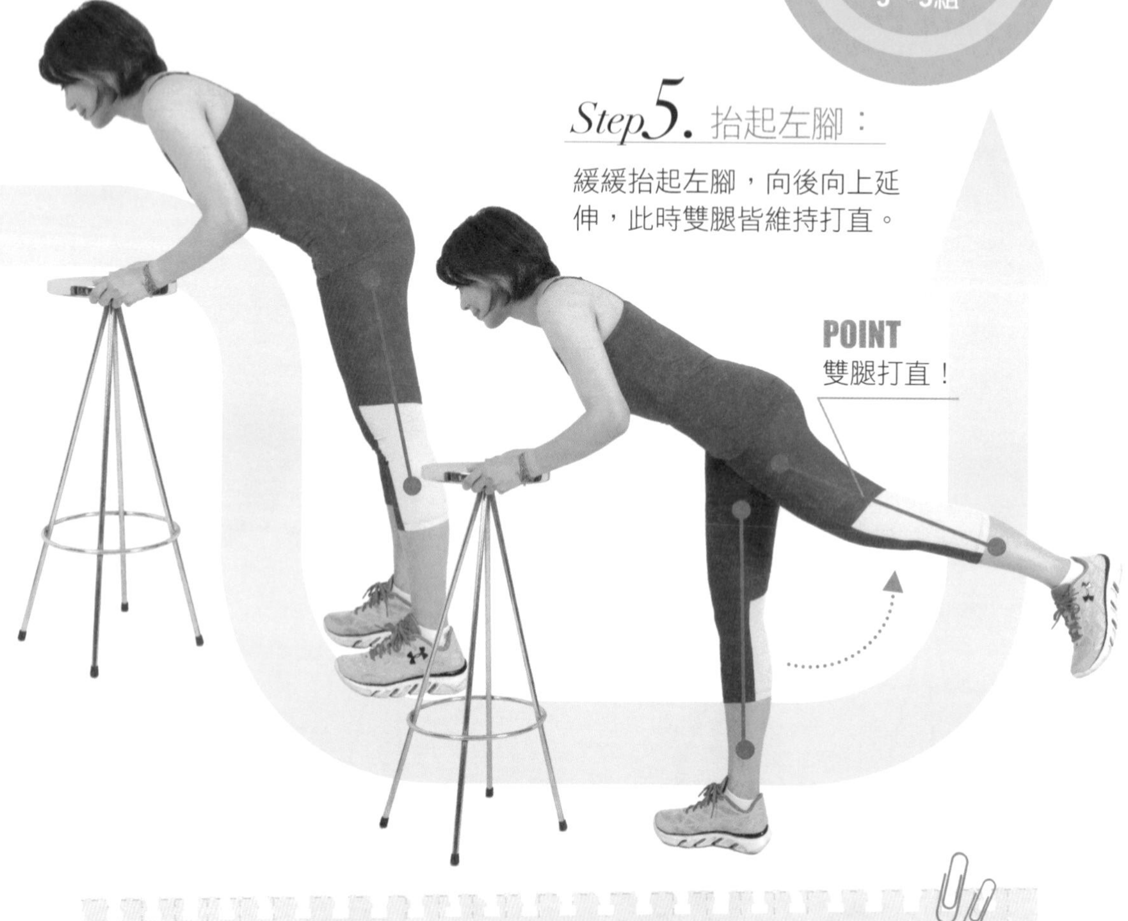

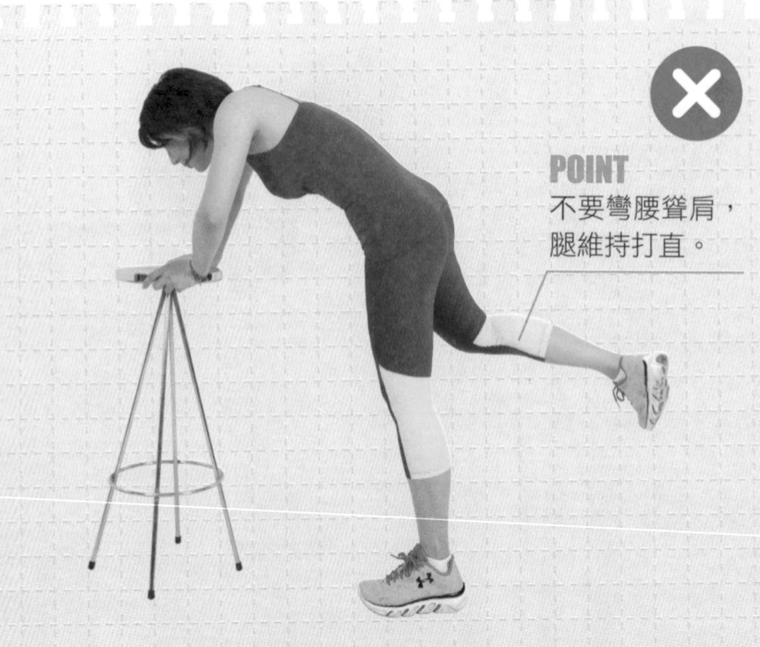

下半身共同運動——動作8
連續動作

1 ～ 5
之動作為一組
重複循環
3～5組
1
2
3
4
5

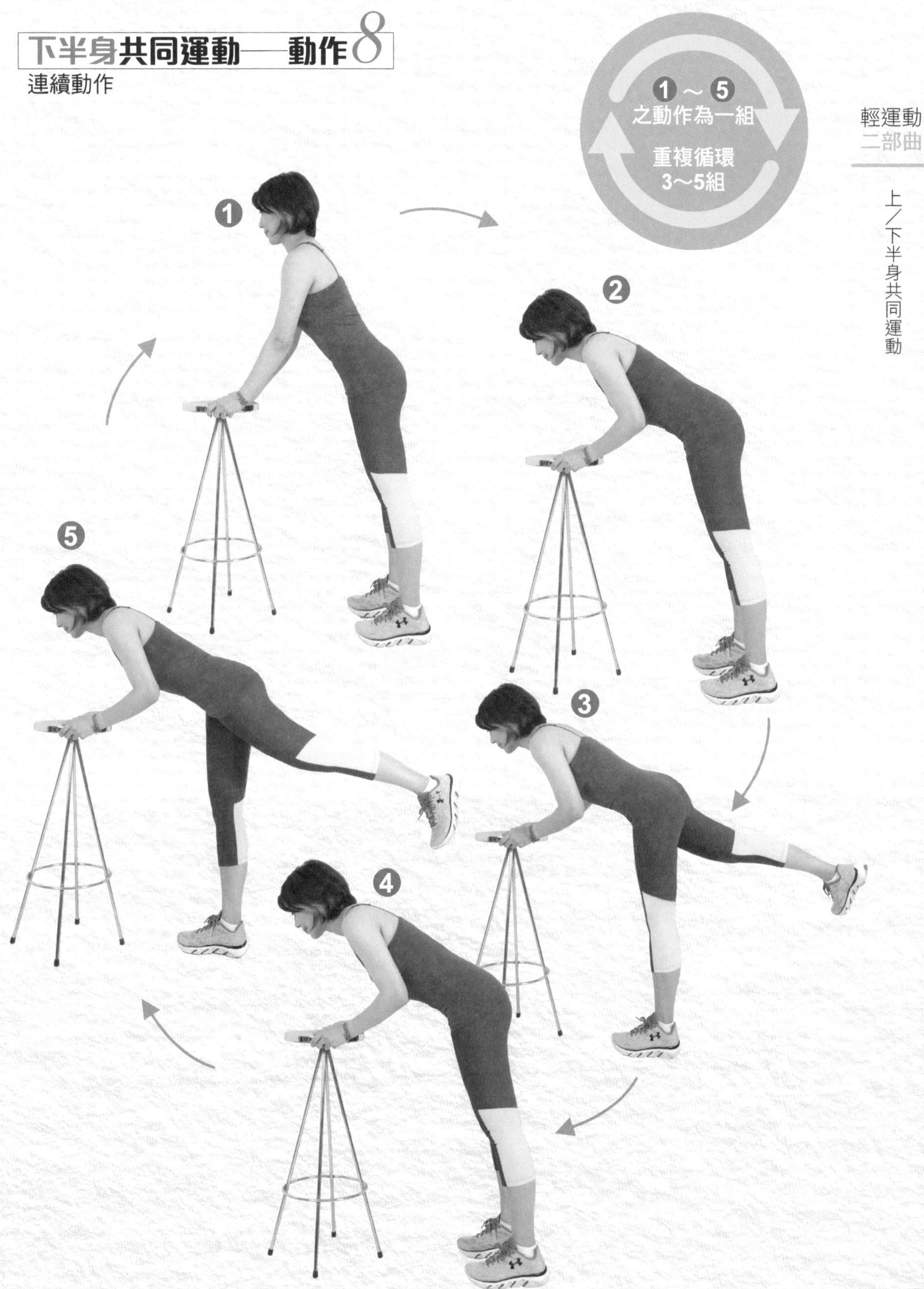

下半身共同運動——動作9

☆注意事項：做動作時，請注意速度應保持和緩，不要過快。
☆需要道具：椅子

Step1. 準備動作：

站立姿勢，雙腳微微張開，與肩膀同寬，用雙手攙扶固定堅固之物品 。

Step2. 身體往前傾：

身體微微彎腰往前傾，手肘彎曲，類似上半身的伏地挺身姿勢，身體保持平衡。

POINT
上半身打直！腰部維持打直，不要彎腰唷！

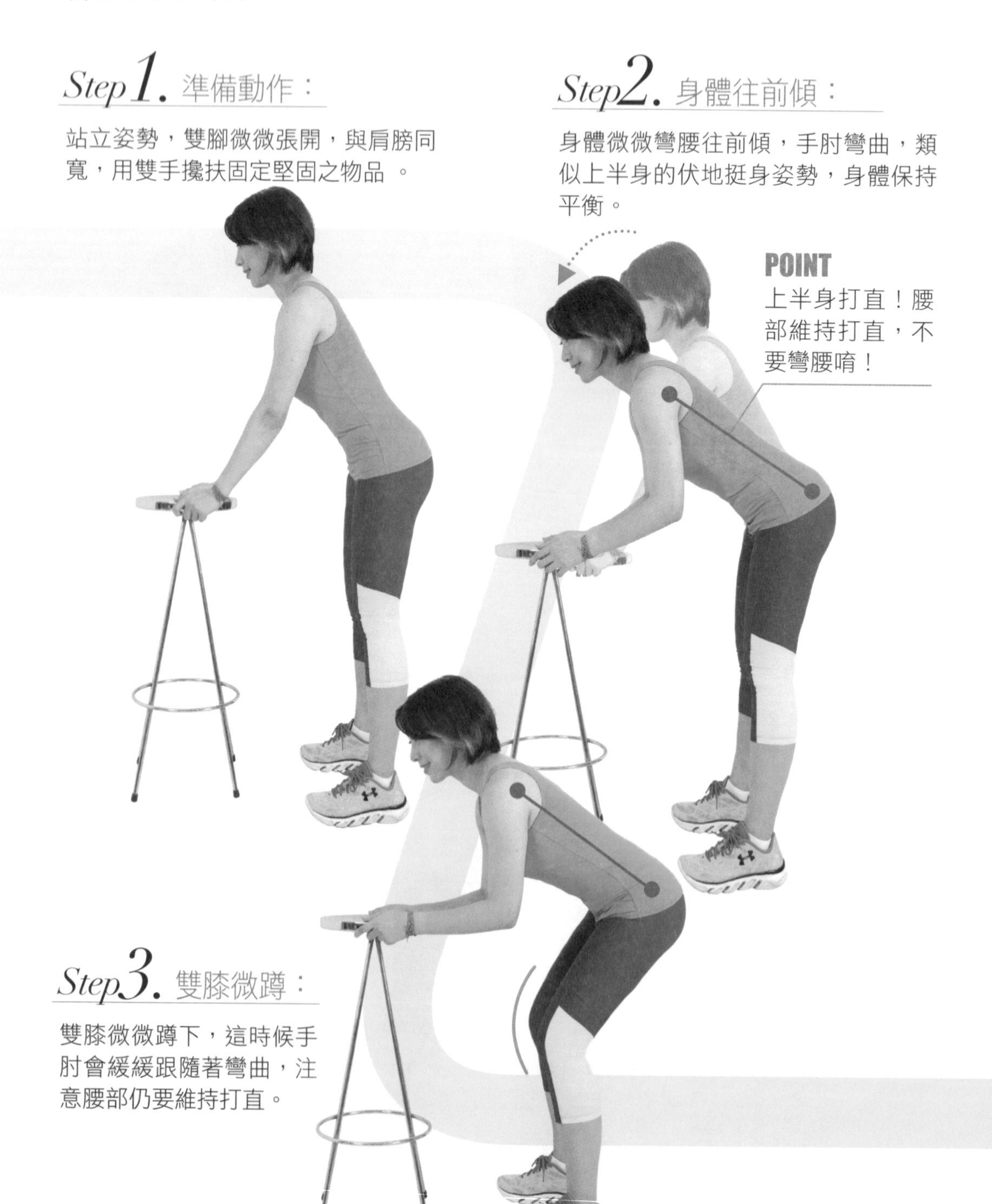

Step3. 雙膝微蹲：

雙膝微微蹲下，這時候手肘會緩緩跟隨著彎曲，注意腰部仍要維持打直。

Step4. 持續下蹲：

手肘持續增加彎曲角度，
臀部緩緩往下蹲。

Step5. 改良式深蹲：

重心往後，放於臀部，想像臀部輕觸座椅，
依靠雙手攙扶以保持平衡。

維持
3～5秒
POINT
蹲下時保持身
體平衡，不要
跌倒囉！

POINT
不要駝背，
腰部維持打直。

POINT
蹲下時重心置於臀
部，膝蓋不要超過腳
掌一半的前半部，小
腿盡量與地面垂直。

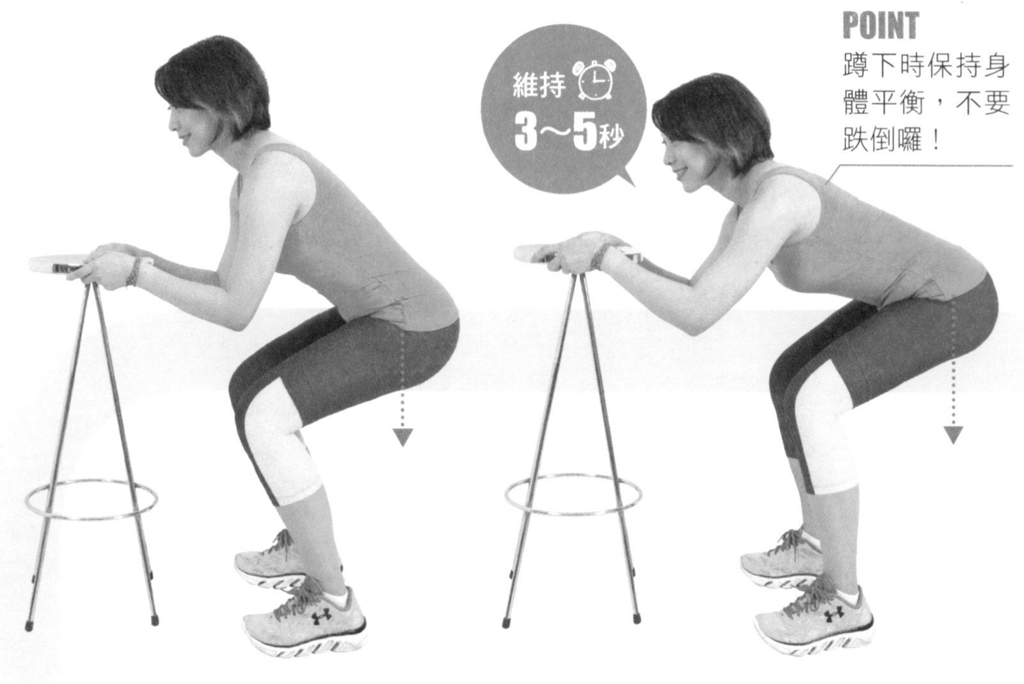

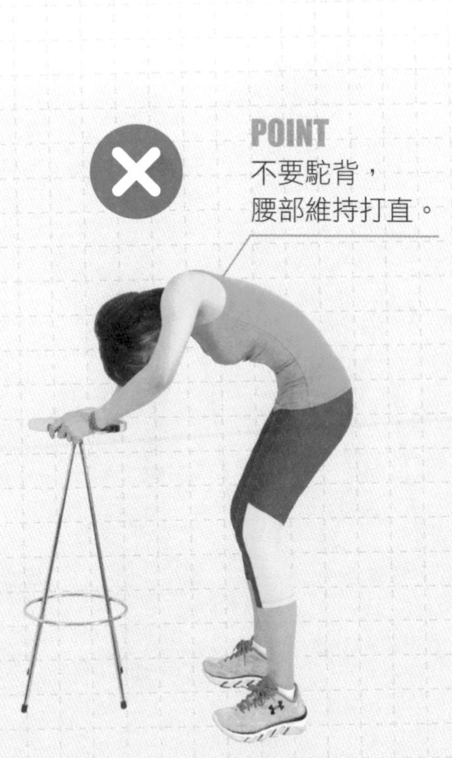

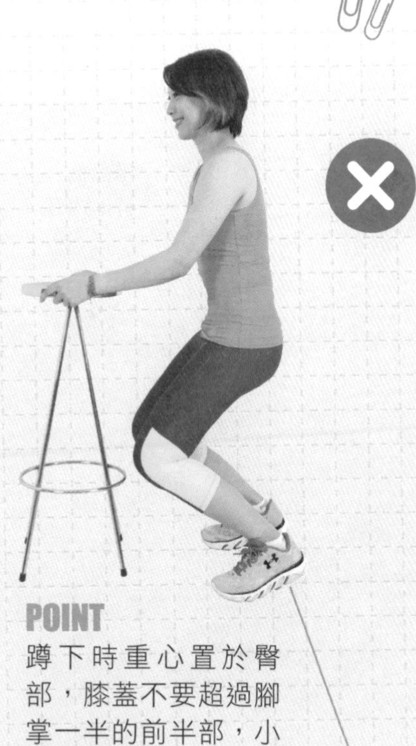

Step6. 雙腿伸直：

此時雙腿緩緩打直，臀部向上頂起，腰部維持打直狀態，髖關節彎曲，上、下半身接近垂直狀態。

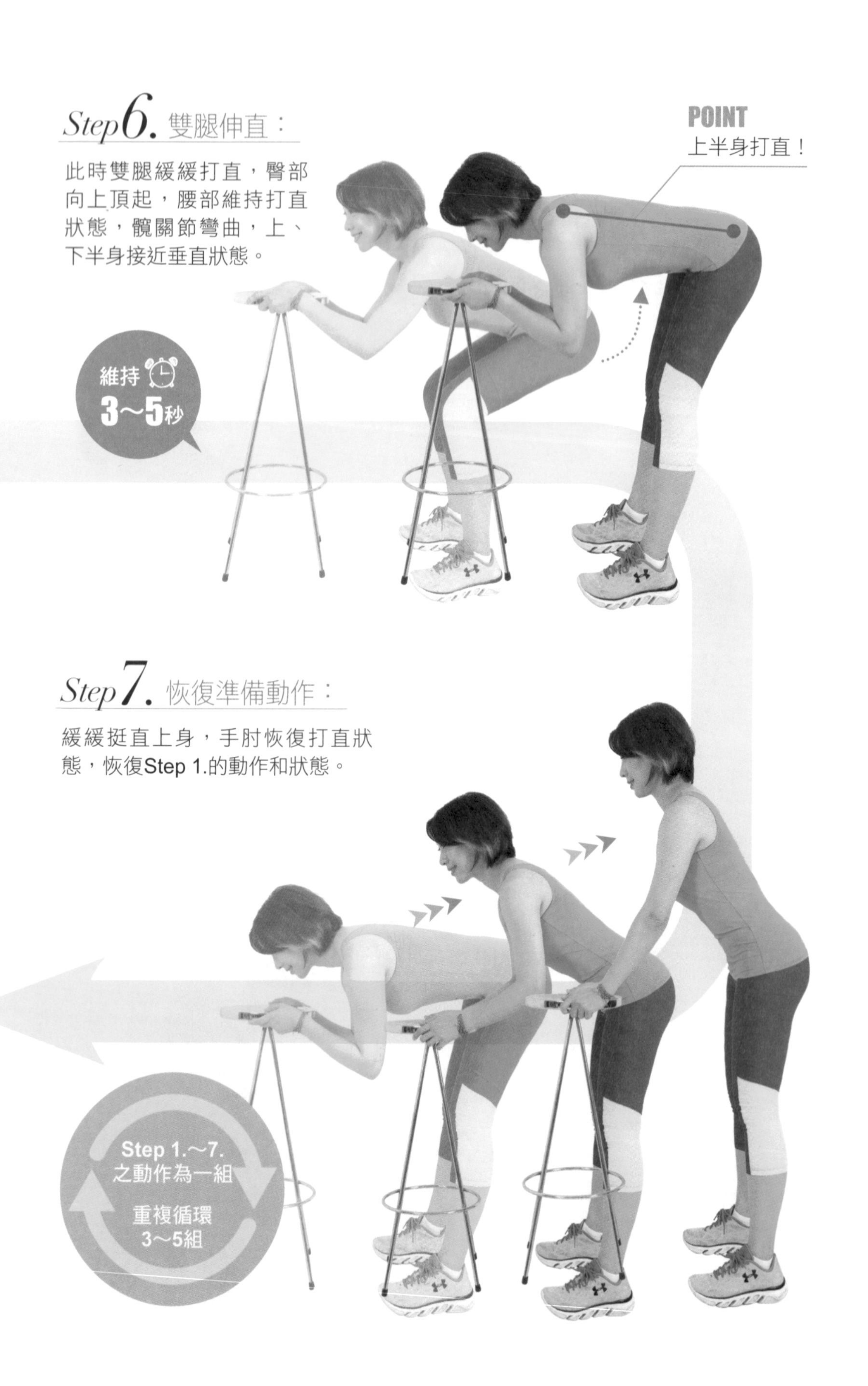

Step7. 恢復準備動作：

緩緩挺直上身，手肘恢復打直狀態，恢復Step 1.的動作和狀態。

下半身共同運動——動作9

連續動作

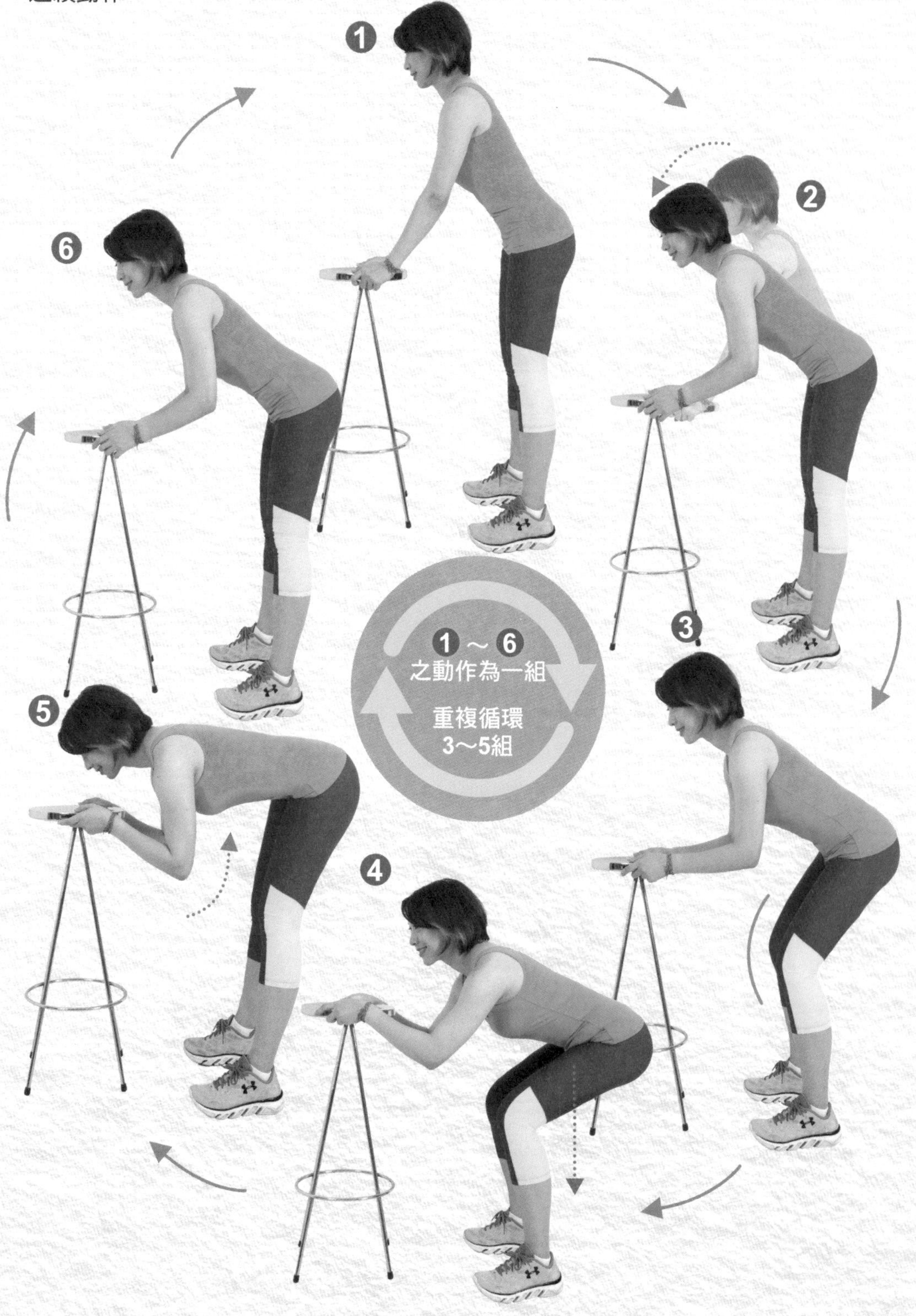

❶

❷

❸

❹

❺

❻

❶～❻
之動作為一組
重複循環
3～5組

下半身共同運動——動作10

注意事項：1. 此處僅示範向右彎腰的動作，完整的動作是左、右皆需做。
2. 做動作時，請注意速度應保持和緩，不要過快。

需要道具：椅子

Step1. 準備動作：

雙腿為弓箭步姿勢，雙手輕扶於固定且堅固之物。

Step2. 平舉左手：

緩緩將左手舉起來，成為平舉姿勢，右手輕扶固定物以維持平衡。

Step3. 向上畫圈：

左手緩緩由側邊向上擺動，就像是在空中畫圈，直至頭頂為止。

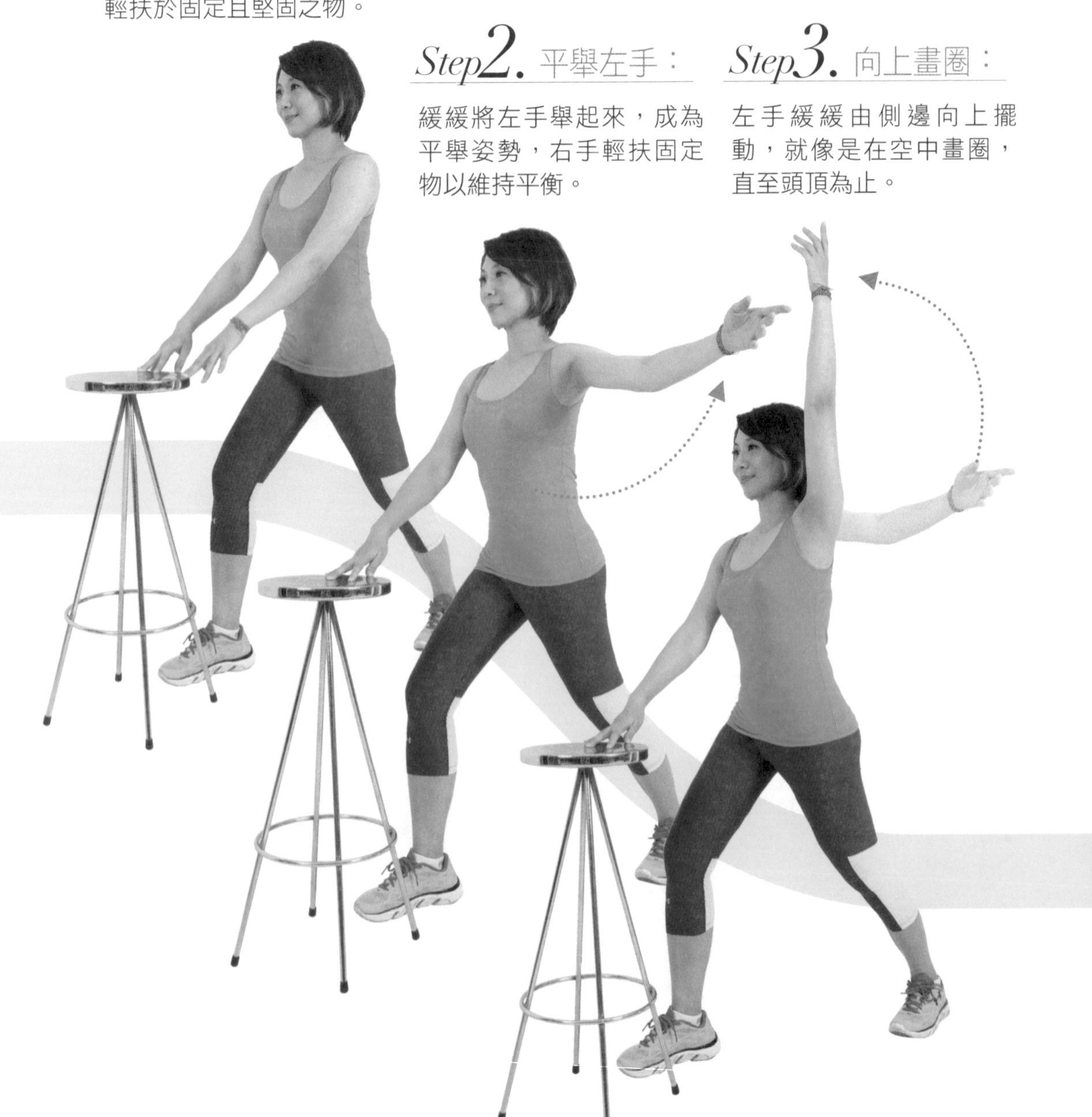

維持
3～5秒
再做一次
向左彎腰的動作
才算一組
重複循環
3～5組

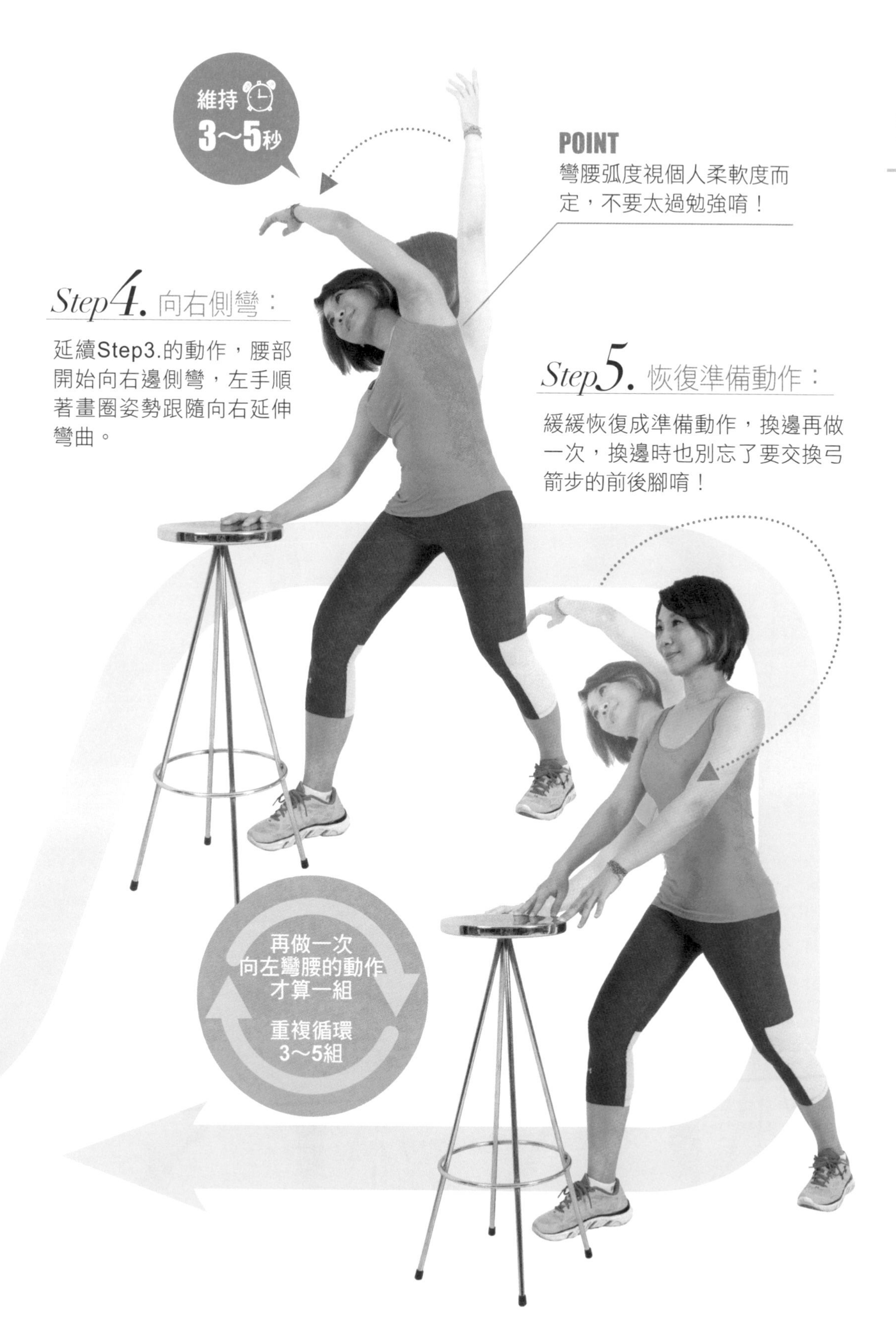

POINT

彎腰弧度視個人柔軟度而定，不要太過勉強唷！

Step4. 向右側彎：

延續Step3.的動作，腰部開始向右邊側彎，左手順著畫圈姿勢跟隨向右延伸彎曲。

Step5. 恢復準備動作：

緩緩恢復成準備動作，換邊再做一次，換邊時也別忘了要交換弓箭步的前後腳唷！

下半身共同運動——動作10

連續動作

1
2
3
4
5
再做一次
向左彎腰的動作
才算一組
重複循環
3～5組

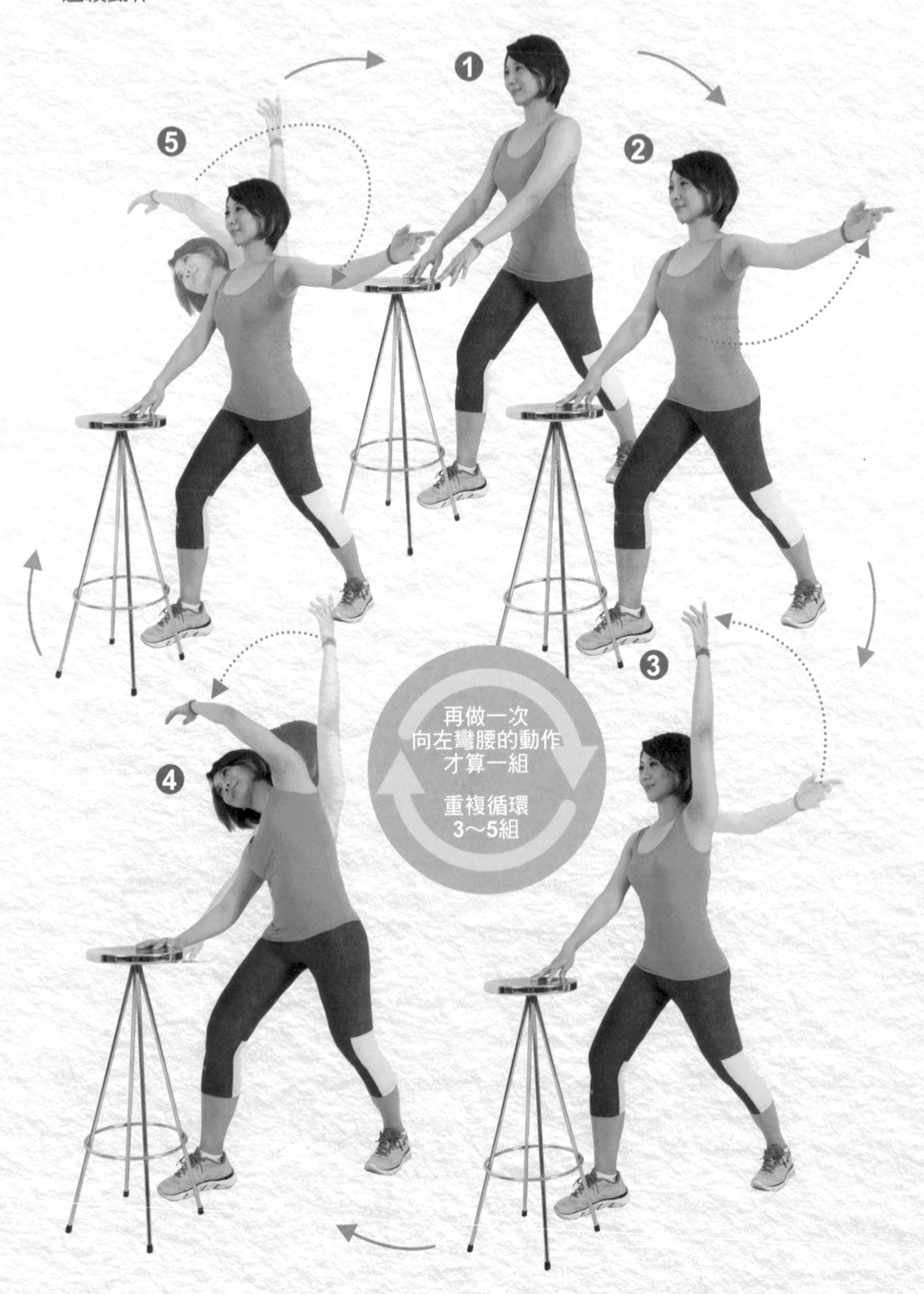

下半身共同運動——動作11

☆注意事項：做動作時，請注意速度應保持和緩，不要過快。

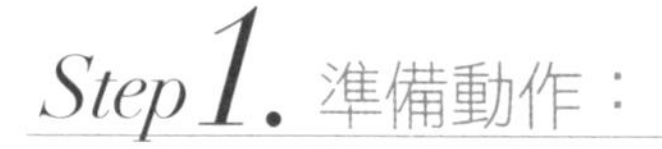

站立姿勢，雙腳張開略比肩寬一些；雙手平舉，手臂伸直，與地面平行，使身體成大字型。

Step2. 左手碰腳：

向左側邊側向彎腰，並且以左手碰觸左小腿側，可以感受到腹部右側肌肉微微變緊。

Step3. 右手伸展：

隨著Step 2.的動作，右手跟隨彎腰的弧度，向左伸展至極限，可以更明顯的感受到右側肌肉更為緊繃。

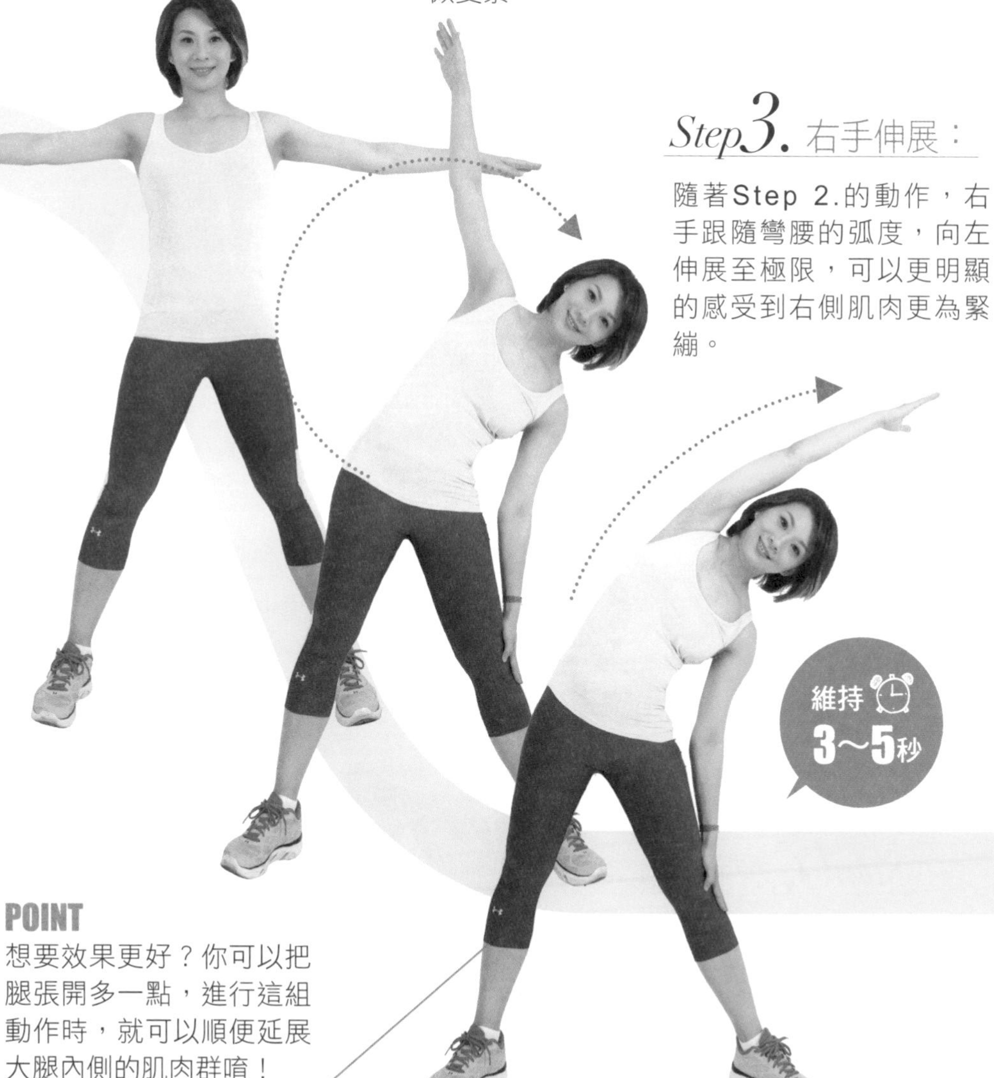

POINT

想要效果更好？你可以把腿張開多一點，進行這組動作時，就可以順便延展大腿內側的肌肉群唷！

Step4. 恢復準備動作：

這時緩緩收回右手，並打直腰部，恢復成站立準備動作。

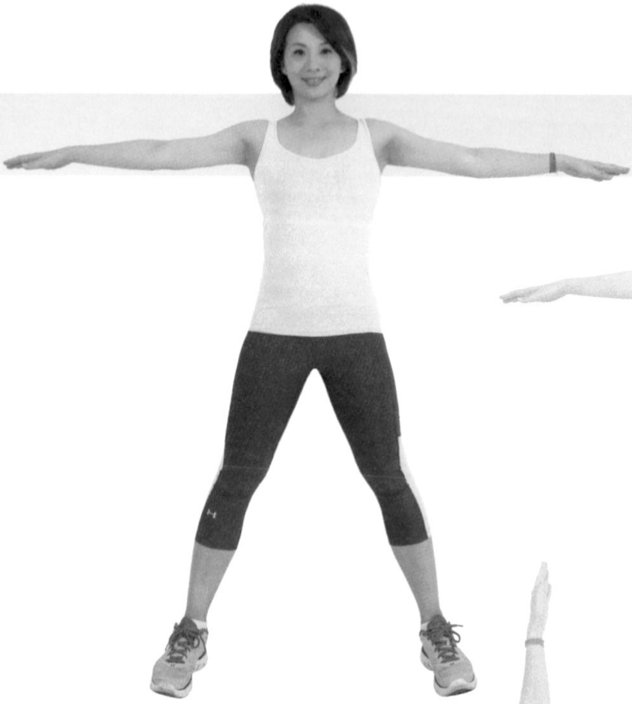

Step5. 右手碰腳：

向右側邊側向彎腰，並且以右手碰觸右小腿側，可以感受到腹部左側肌肉微微變緊。

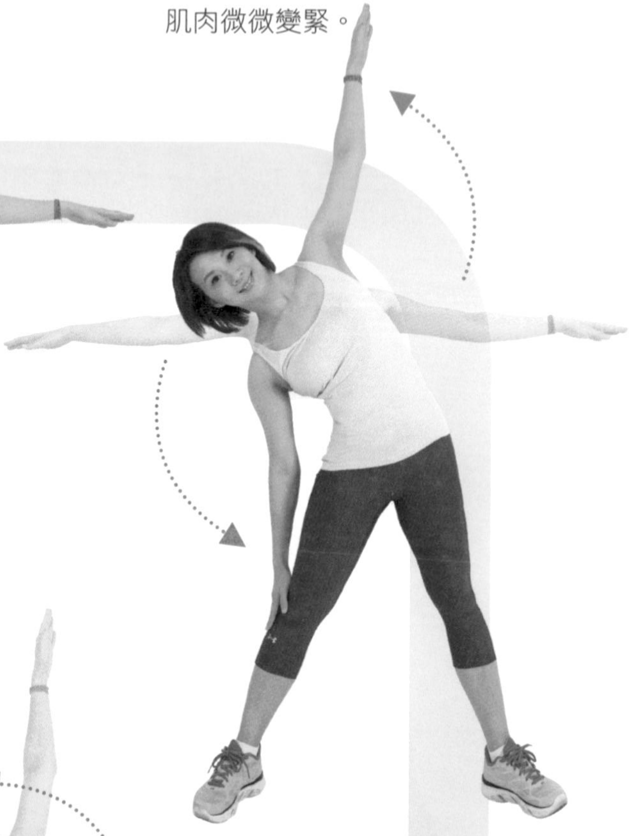

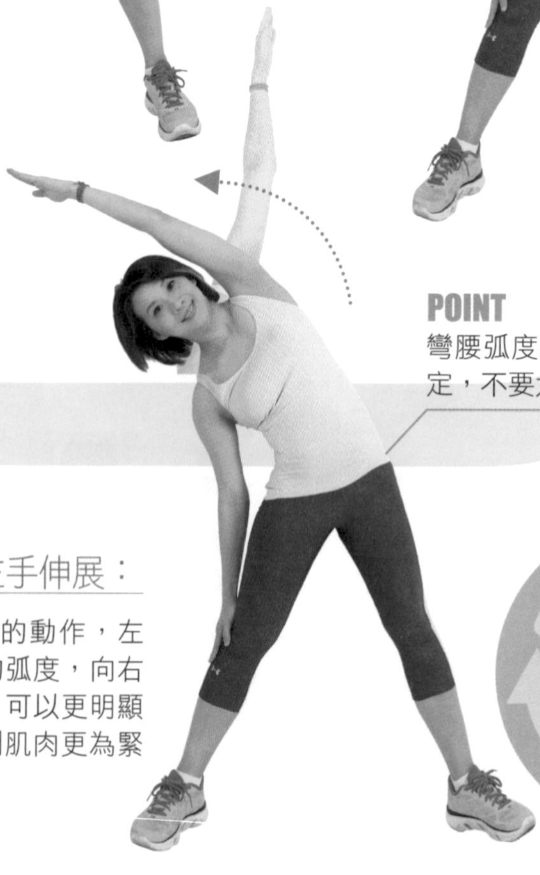

POINT

彎腰弧度視個人柔軟度而定，不要太過勉強唷！

Step6. 左手伸展：

隨著Step 5.的動作，左手跟隨彎腰的弧度，向右伸展至極限，可以更明顯的感受到左側肌肉更為緊繃。

Step 1.～6.
之動作為一組

重複循環
3～5組

下半身共同運動——動作 11

連續動作

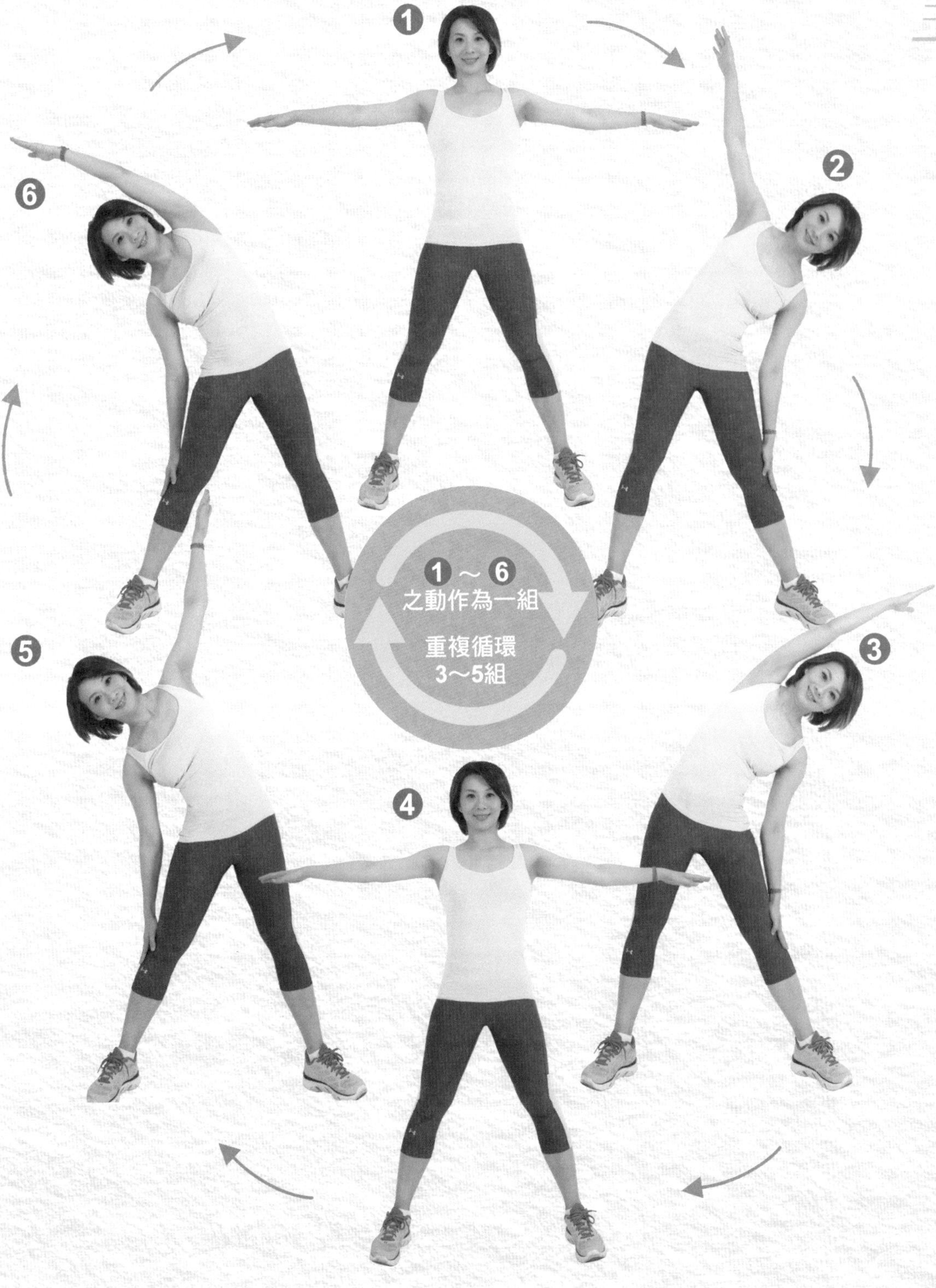

❶ ❷ ❸ ❹ ❺ ❻

❶～❻之動作為一組

重複循環
3～5組

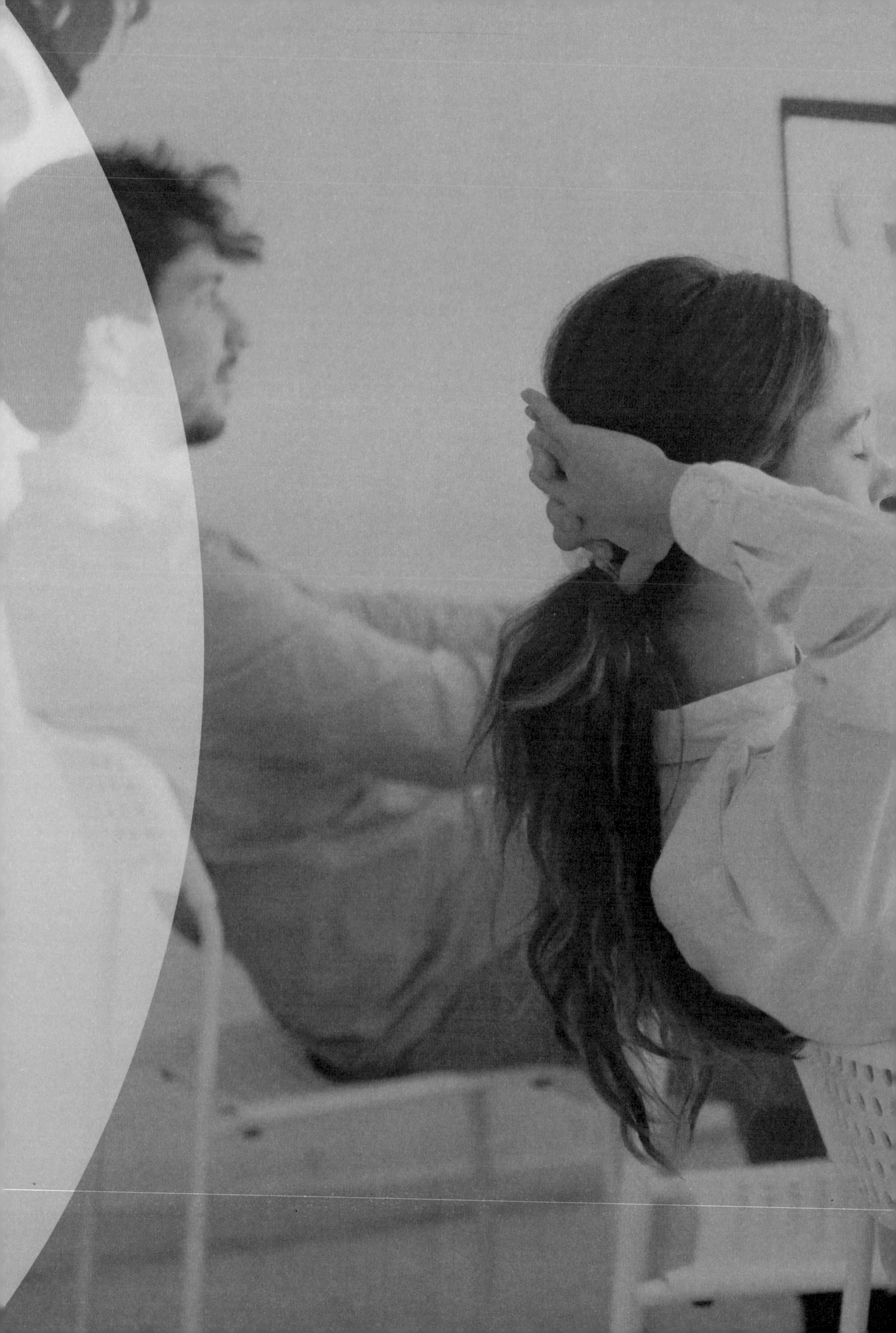

輕運動三部曲之

身體區塊一：肩頸不適？就做「肩頸局部肌群舒緩運動」吧！

輕運動三部曲之

身體區塊一：肩頸不適？就做「肩頸局部肌群舒緩運動」吧！

肩頸自我小評估，找找問題出在哪？

☑ 肩關節疼痛、僵硬；夜裡甚至會痛醒。

☑ 肩關節活動度受限，無法梳頭或穿脫衣服，甚至無法用另一手協助抬到最高。

☑ 肩膀疼痛一陣子之後雖然舒緩，肩關節的活動角度卻受限更大，肌肉甚至萎縮無力。

☑ 肩膀外側往往沒有明顯壓痛點。

★若有上述這些問題，那很有可能就是「**五十肩**」在作怪。快翻到P.108徹底了解五十肩，並在恢復期，開始做一下針對五十肩的局部舒緩操吧！

☑ 頸部僵硬、上背緊繃，休息一晚症狀也未必減輕，甚至合併頭痛。

☑ 手臂、手肘、甚至延伸到手指處有痠、痛、麻的感覺，頸部過度後仰時，更容易有此症狀。

☑ 肩胛、手臂甚至手指肌肉無力、萎縮。

★若有上述這些問題，那很有可能就是「**頸椎退化**」在作怪。快翻到P.111徹底了解頸椎退化，並在恢復期，開始做一下針對頸椎退化的局部舒緩操吧！

☑ 上背和肩胛處疼痛，尤其是重複提重物或受力之後。

☑ 通常充分休息後，疼痛可稍緩解，但容易復發。

☑ 疼痛、痠麻延伸至上臂、手肘、甚至手指。

☑ 按壓肩胛、上背疼痛處，可引發轉移痛（refer pain），往上、往下、往前轉移都有可能。

★ 若有上述這些問題，那很有可能就是「**上背肌膜炎**」在作怪。快翻到P.116徹底了解上背肌膜炎，並在恢復期，開始做一下針對上背肌膜炎的局部舒緩操吧！

☑ 肩膀突然疼痛，甚至影響夜間睡眠。

☑ 肩膀疼痛無力，甚至無法抬高。

☑ 手臂外側、前側也會疼痛、不舒服。

☑ 肩關節的活動度在一開始時往往是好的（可以用另一手協助抬到最高）。

☑ 肩膀外側、前側常有明顯壓痛點。

★ 若有上述這些問題，那很有可能就是「**肩膀肌腱受傷**」在作怪。快翻到P.120徹底了解肩膀肌腱受傷，並在恢復期，開始做一下針對肩膀肌腱受傷的局部舒緩操吧！

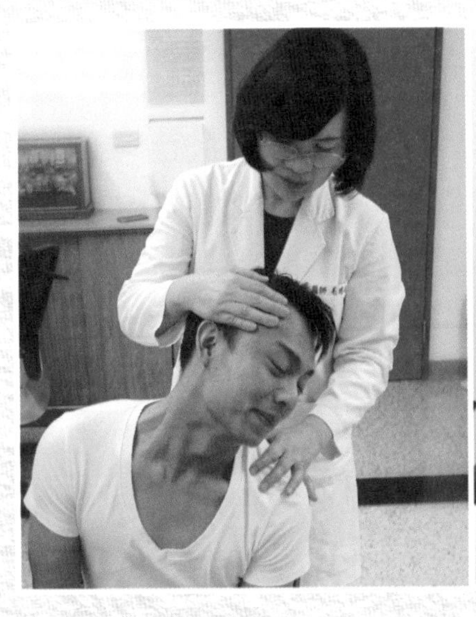

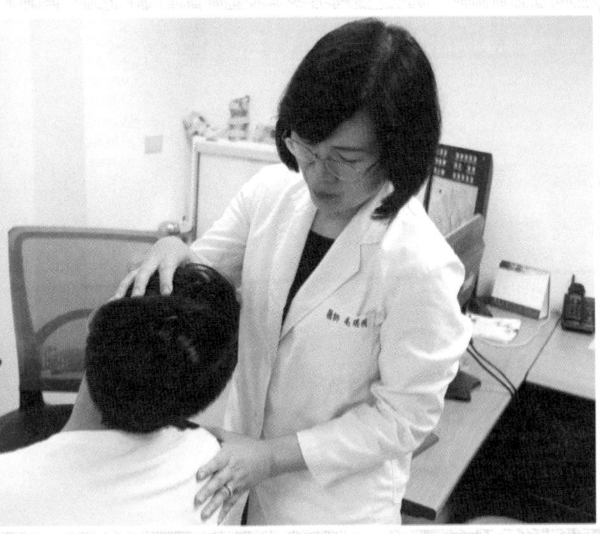

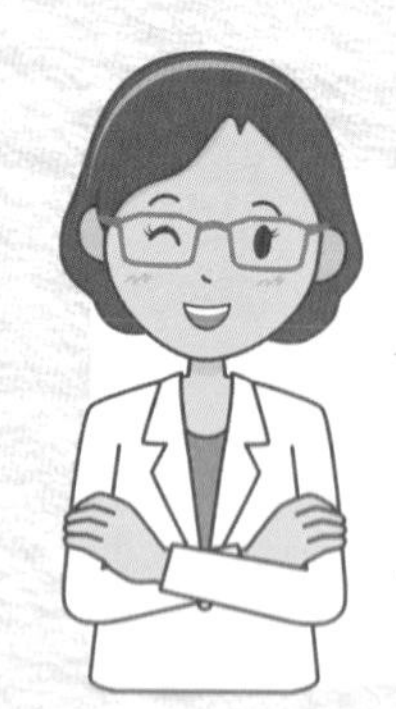

原來問題在這裡！常見症狀❶

五十肩 Frozen shoulder

→對抗五十肩的局部肌群舒緩操

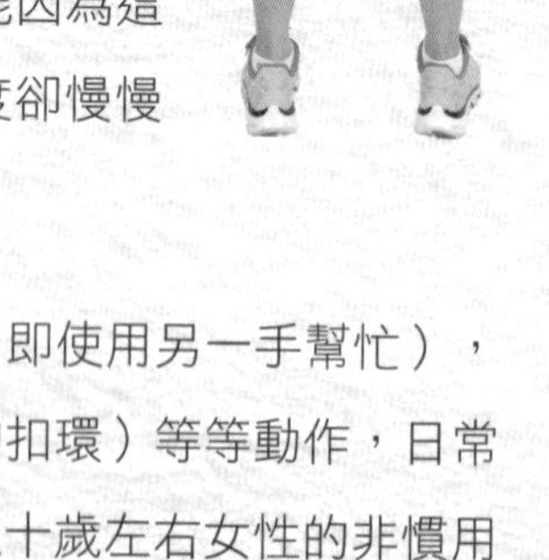

POINT
這個動作可以舒緩你的五十肩唷！

什麼是「五十肩」呢？

五十肩，又稱冰凍肩（Frozen shoulder），泛指以肩部關節疼痛、僵硬，且合併關節活動受限為症狀的病患，好發於五十歲左右，故稱為「五十肩」，當然它不見得僅僅發生於五十歲，任何年齡都有可能發生。患有五十肩的病人，初期會有明顯的肩痛，更可能因為這種疼痛無法入眠。兩三個月過後，疼痛減緩，但肩關節活動度卻慢慢變差，導致肌肉無力，嚴重一些還可能產生肌肉萎縮的問題。

五十肩的病人常常形容自己的症狀有：手無法完全抬高（即使用另一手幫忙），沒辦法順利進行梳頭、脫穿衣服（尤其是女性內衣位於背後的扣環）等等動作，日常生活明顯受影響。目前尚未釐清發生五十肩的確切因素，以五十歲左右女性的非慣用手機率最高，不過當年齡漸長，受五十肩困擾的其他患者也會增多！

我們的身體為什麼會發生五十肩的問題？

人類的「肩關節」為全身活動度最大、穩定度卻最差的關節，由肩胛骨跟肱骨構成，兩者間需依靠周遭肌肉及其延伸的肌腱固定，這些肌腱就如懸吊帶一般，將肱骨往肩胛骨拉，並提供足夠的穩定度、良好的活動度。肩胛骨跟肱骨交界處有個關節囊，其功能是分泌關節囊液，提供關節的潤滑。健康的關節囊，能幫助關節活動順暢，若是關節囊液潤滑出現問題，導致關節囊粘連，就容易產生五十肩。

五十肩有兩種類型。「原發性五十肩」指的是不明原因而導致關節囊發炎、粘連，肩關節活動度因而受限。另外一種為「次發性五十肩」，常見於中風、頭部外傷、骨折、肩關節肌腱斷裂的患者，因患部長期無法正常活動導致關節囊發炎、粘連。

一起來做對抗「五十肩」的局部肌群舒緩操

毛醫師溫馨提醒：

1. 在開始做局部舒緩操以前，請先依序完成上半身共同動作1（P.060）→動作2（P.063）→動作4（P.066）→動作5（P.069），對於局部治療會更有效果！
2. 此處僅示範左手在上的動作，完整的動作是左、右皆需做。
3. 做動作時，請注意速度應保持和緩，不要過快。

需要道具：長度適中的棍棒

Step1. 準備動作：

雙手於背後分別握在棍棒兩端，左手在上，右手在下。

POINT
請盡量挑選長度適中、重量平均的棍棒，可用雨傘、自拍桿、不求人等。

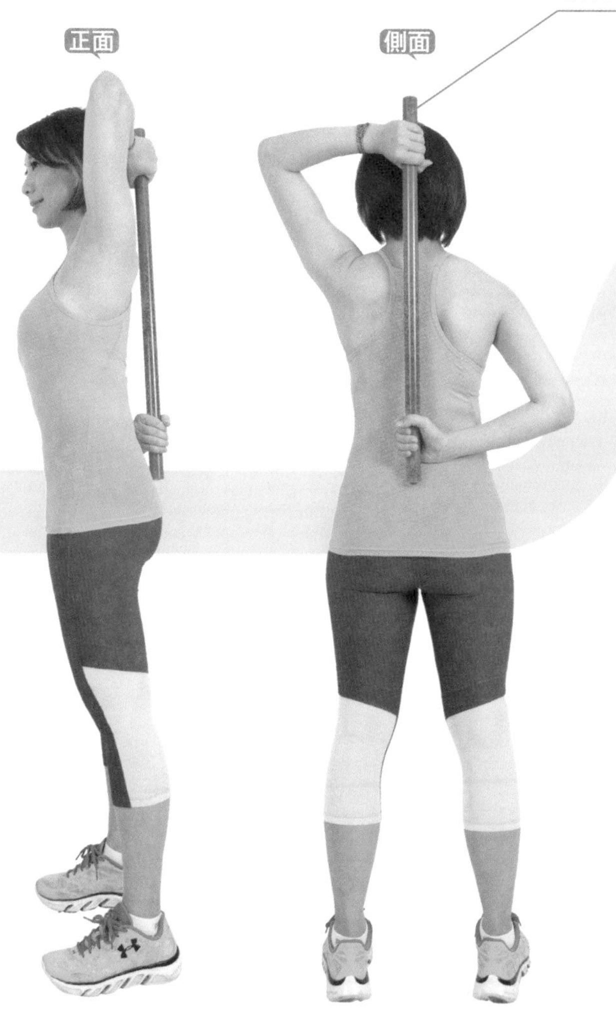

POINT
千萬別彎腰駝背，記得把腰桿挺直。

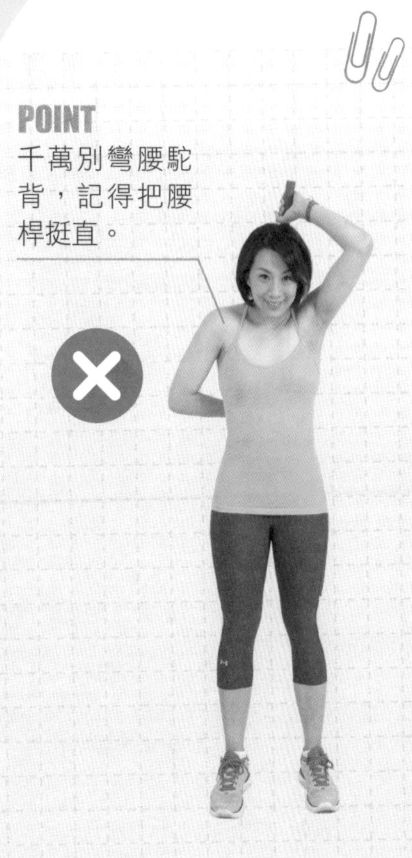

Step2. 將手上舉：

雙手緩緩舉起向上延伸，直到自己無法再抬高的極限。

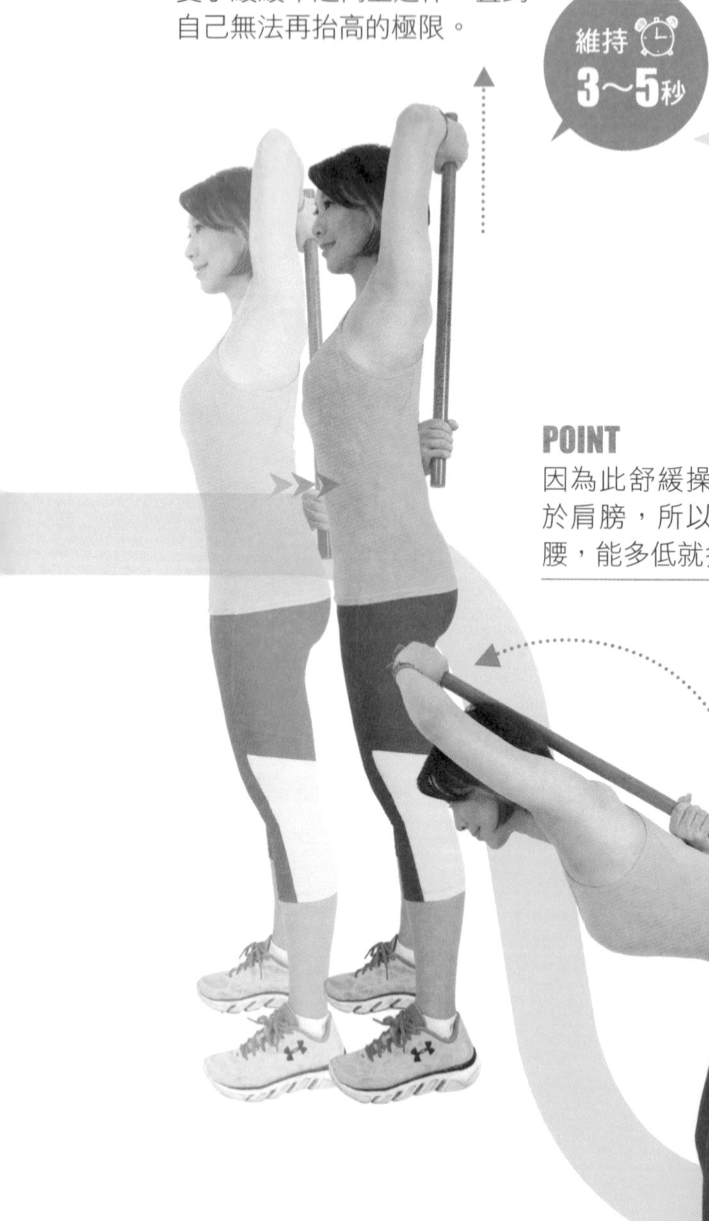

維持 3～5秒

再做一次右手在上的動作才算一組

重複循環3～5組

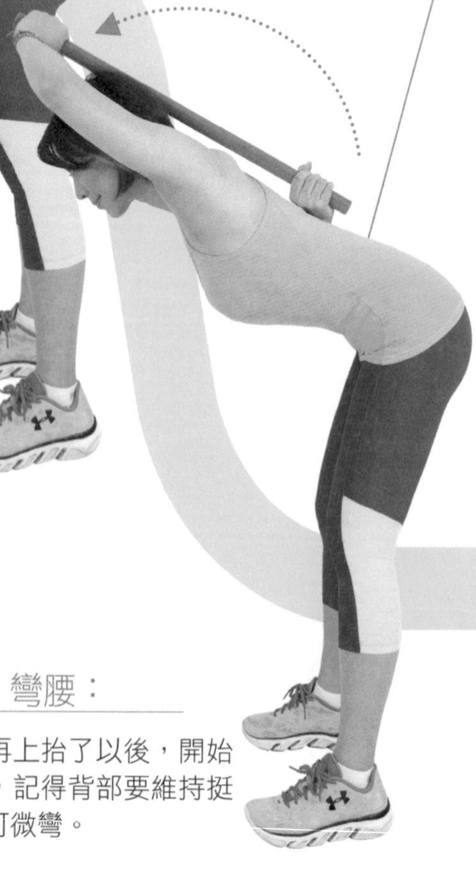

Step4. 恢復準備動作：

慢慢地站直，雙手往下，身體恢復成Step 1.的狀態和動作。

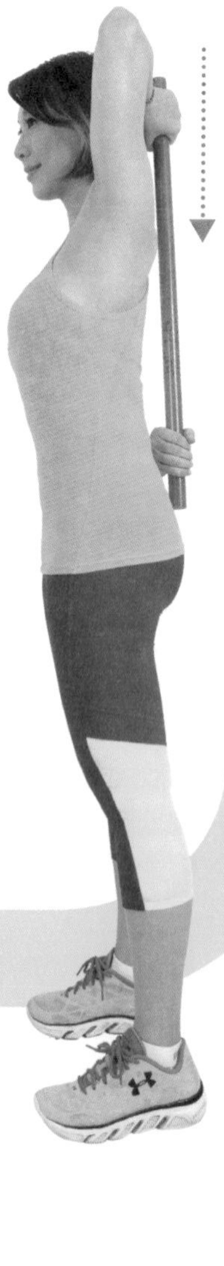

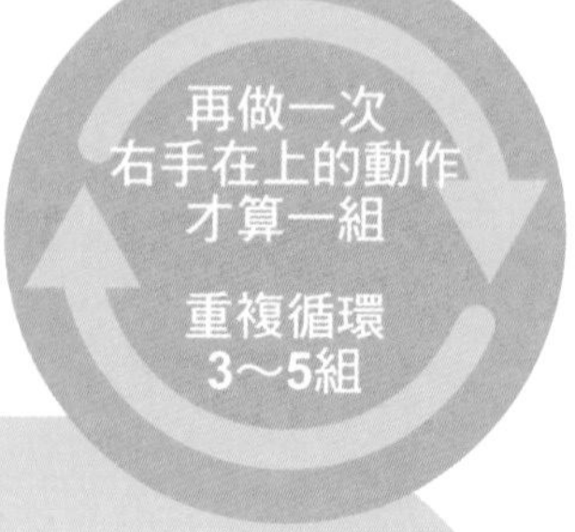

POINT
因為此舒緩操的重點在於肩膀，所以不勉強彎腰，能多低就多低！

Step3. 彎腰：

手臂無法再上抬了以後，開始向前彎腰，記得背部要維持挺直，膝蓋可微彎。

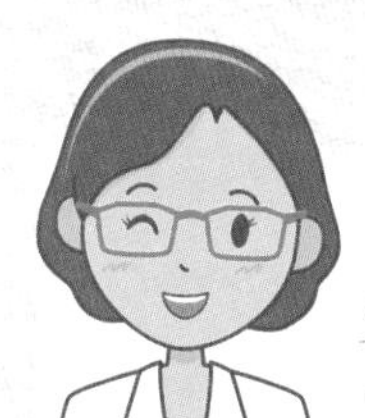

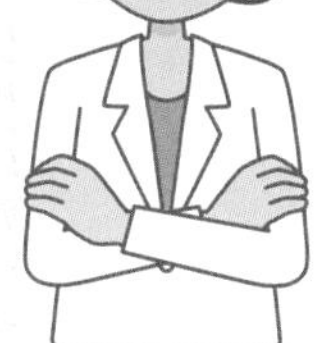

原來問題在這裡！常見症狀❷

頸椎退化 Cervical spondylosis

→對抗頸椎退化的局部肌群舒緩操

什麼是「頸椎退化」呢？

頸椎退化的好發族群多為五、六十歲以上、或者長期注視電腦，坐姿不良、彎腰駝背，導致頸椎長期的不當受力的上班族。

患有頸椎退化的病人，通常都會形容自己的頸部跟上背不舒服，像是頸部僵硬、上背緊繃，甚至有時候會有引起頭痛的情況，且因為人類身體上肢的神經連結都來自頸椎，所以當頸椎退化太過嚴重，某些患者頸椎的神經孔狹窄，當產生急性發炎的情況時，神經受到刺激，間接也會導致手臂、手肘、甚至延伸至手指的痠、痛、麻等症狀，往往睡覺也無法舒緩，嚴重時甚至造成肩胛、手臂或手指的肌肉無力、萎縮。另外，頸椎退化也可能會造成骨刺的產生，這點我們將在下面再作解釋。

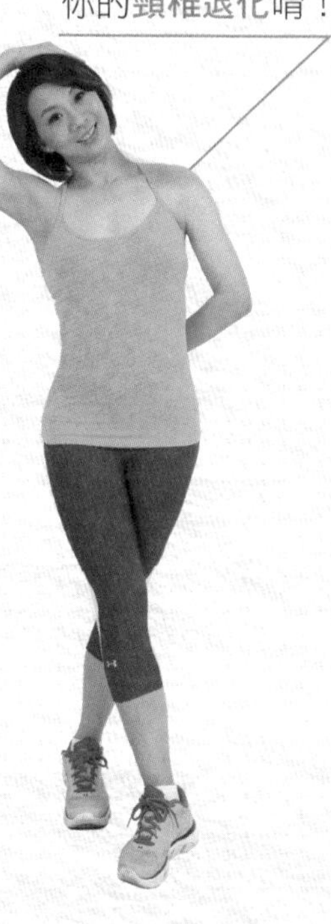

POINT
這個動作可以舒緩你的頸椎退化唷！

我們的身體為什麼會發生頸椎退化的問題？

正常的頸椎，是由一節一節的椎骨連接而成，每兩個椎骨中間則有軟骨。軟骨就像是個水球，經過擠壓之後可以反彈回來，其功能就類似車子的避震器般，可以吸收掉很多對於脊椎有傷害的受力。

當這些軟骨因為不當的姿勢，而被擺在不當的位置，或是當它長期過度受力的時候，就會漸漸磨損，而其中原本含水量多、具彈性的組織，慢慢含水量就變少，因而提供避震的能力就會越來越差。

頸椎的退化其實就是從這些軟骨磨損開始的。而當軟骨彈性不足、椎骨間的間距變窄時，椎骨彼此就容易磨擦，增生骨質，這就是骨刺。所以當醫生告訴你「你患有骨刺」時，其實你也已經成為廣大「頸椎退化」的病患之一了。

毛醫師小叮嚀

• 若你有運動習慣，你應該要知道

早上去公園運動時，常常會看到有人扭動脖子繞圈，扭動的速度還相當快，幅度也很大，看似是運動前的暖身，其實這個動作對頸椎的傷害性卻很大，諸如此類的動作應該要避免才對。

• 若你有長時間使用電腦的習慣，你應該要知道

正確的頸椎姿勢，從側面來看，耳朵會落在肩膀的上方才對。因此當我們使用電腦的時候，下巴應微微內收，肩膀放鬆下垂，手肘維持在90度的位置，螢幕中央則必須落在眼睛平視時俯角15度角為佳。

若是側面看來耳朵落到肩膀的前方，下巴往前傾、肩膀聳起，駝背，這樣的不良姿勢對頸椎的壓迫，其實是非常大的，應該要盡量避免。

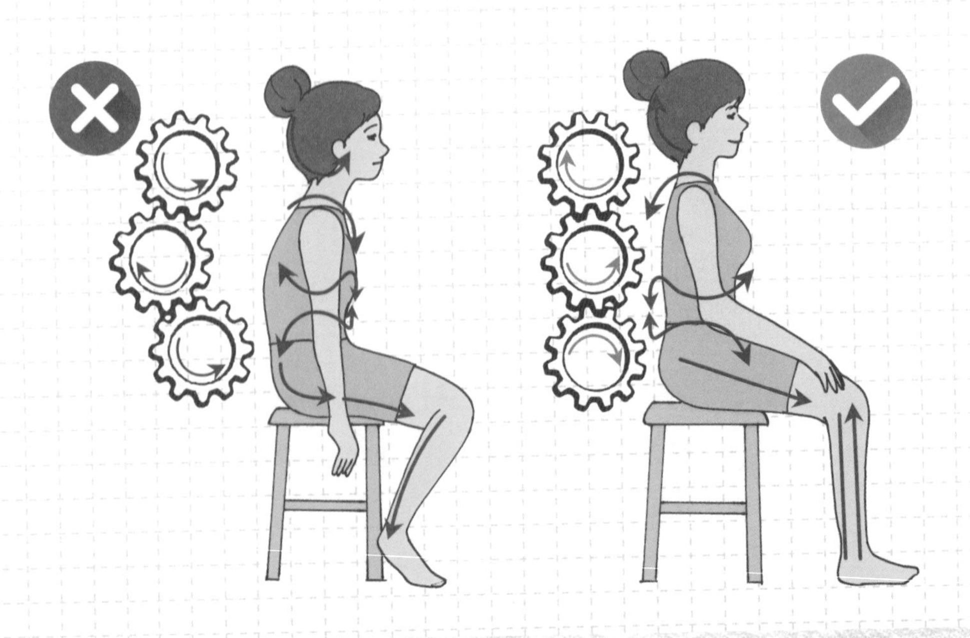

一起來做對抗「頸椎退化」的局部肌群舒緩操

毛醫師溫馨提醒：

1. 在開始做局部舒緩操以前，請先依序完成上半身共同動作1（P.060）→動作2（P.063）→動作4（P.066）→動作6（P.072），對於局部治療會更有效果！
2. 此處僅示範左側延展的動作，完整的動作是左、右皆需做。
3. 做動作時，請注意速度應保持和緩，不要過快。

Step 1. 準備動作：

雙腳微微張開，與肩膀同寬，呈站立姿勢；右手自然垂放，左手置於身後，兩眼注視前方。

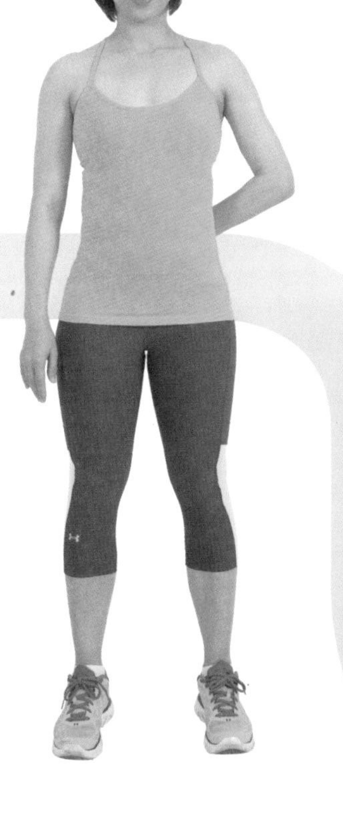

Step 2. 右手扶頭：

舉起右手，繞過頭頂，輕輕扶住頭部的左側，大約在左耳上方的位置。

Step 3. 側彎頸椎：

這時候，輕輕把頭向右邊扳動，記得頸椎是很脆弱的，力道不可太大，脖子側邊有微微緊緊的感覺即可。

POINT
頸椎較為脆弱，力道切勿過大！

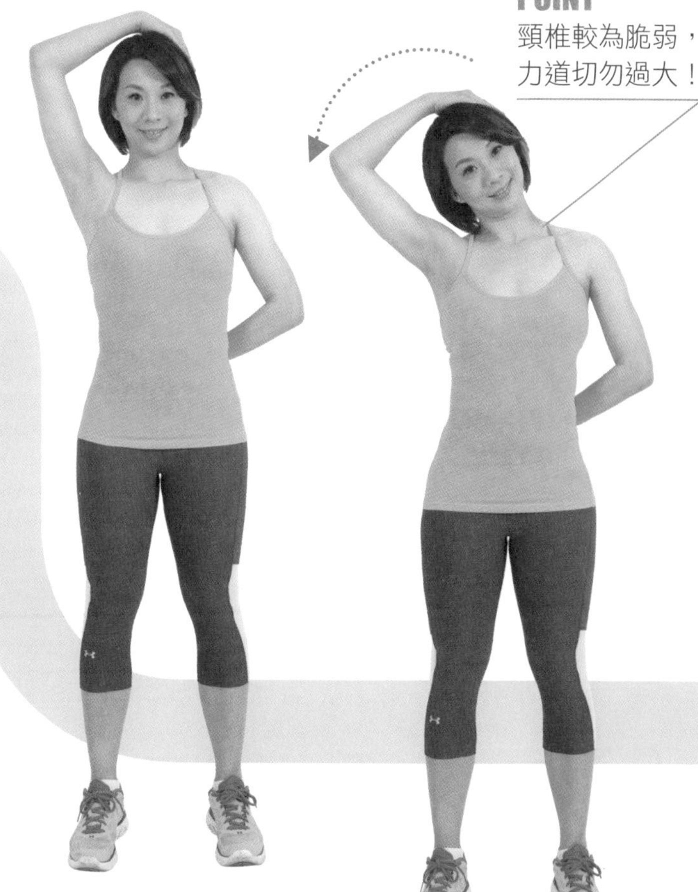

Step4. 左腳交叉至右腳後：

配合手扳動的方向，交叉雙腳；向右扳動時，左腳交叉於右腳後。

Step5. 向右彎腰：

身體向右側彎腰至極限，感受到身體左側的肌肉被伸展即可。

維持
3～5秒
再做一次
右側延展的動作
才算一組
重複循環
3～5組

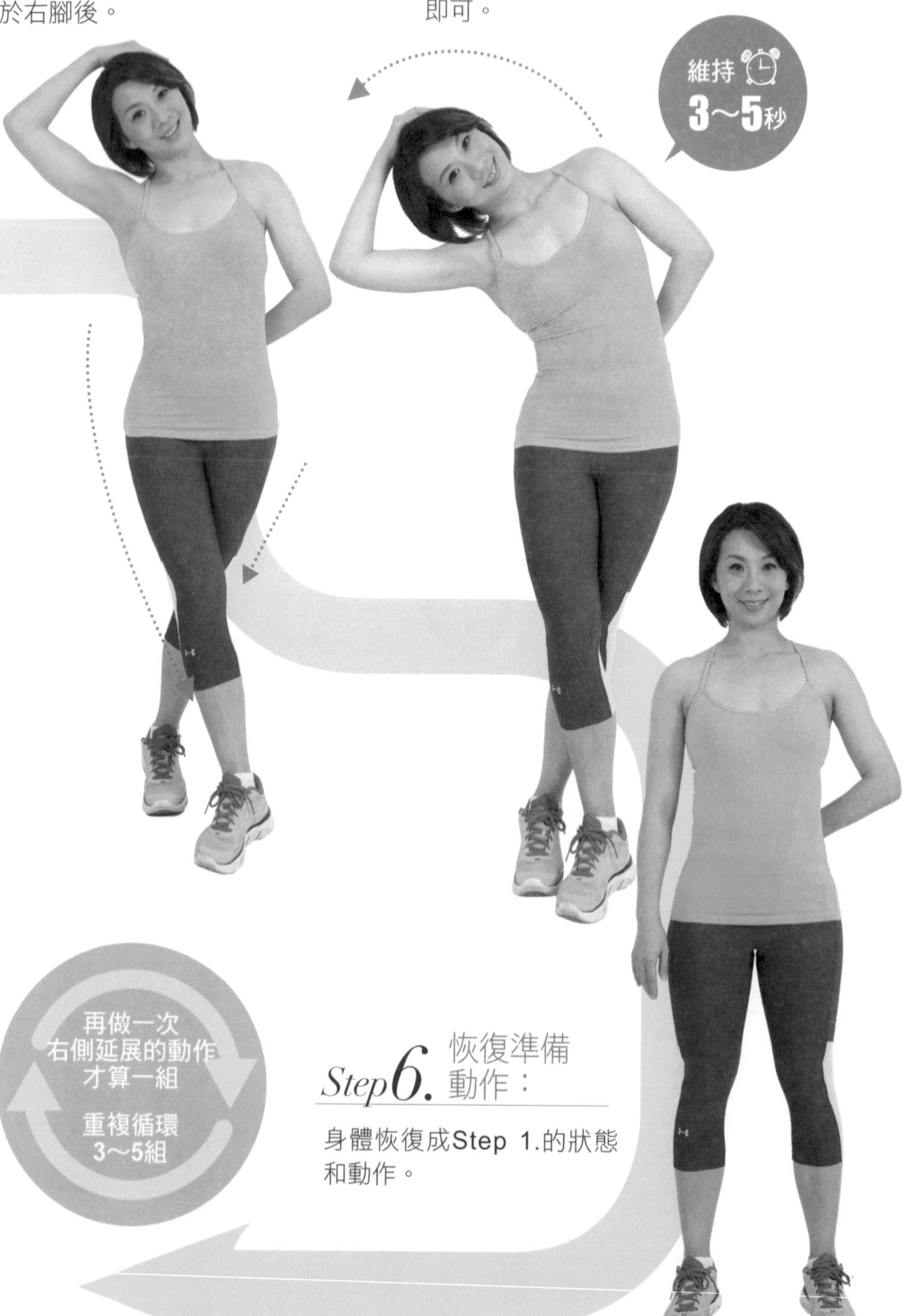

Step6. 恢復準備動作：

身體恢復成Step 1.的狀態和動作。

頸椎退化局部肌群舒緩操

連續動作

1
2
3
4
5
再做一次
右側延展的動作
才算一組
重複循環
3～5組

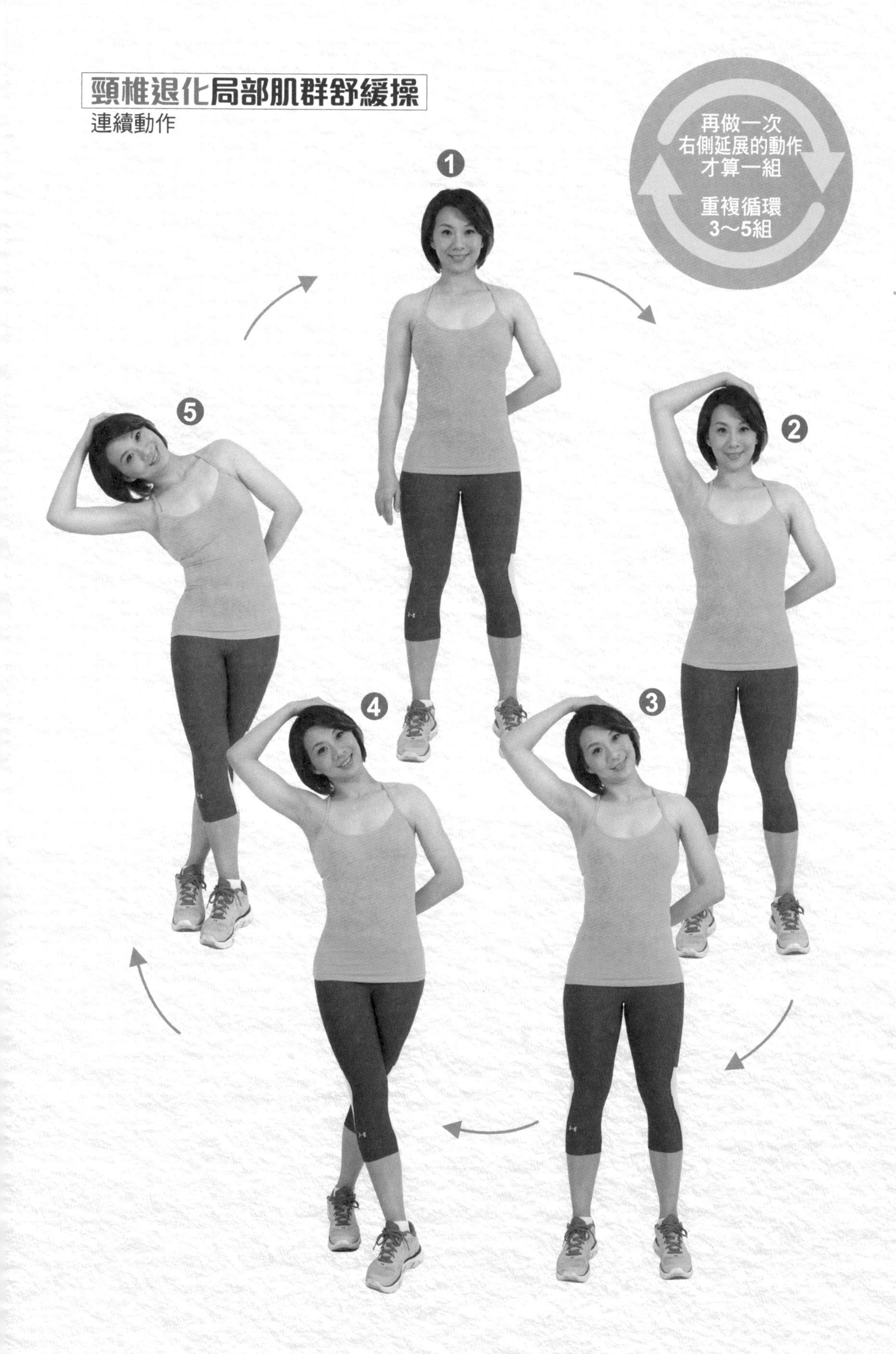

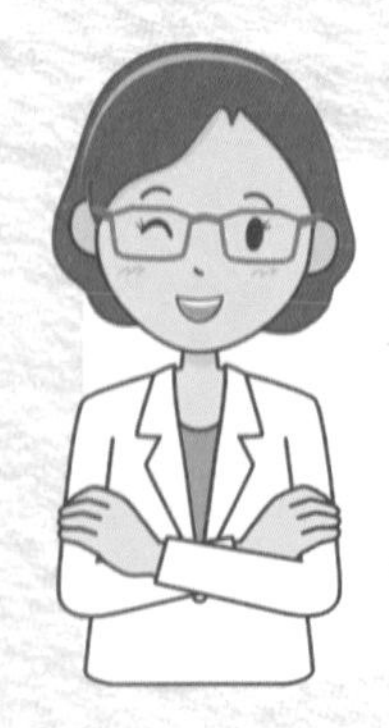

原來問題在這裡！常見症狀❸

上背肌膜炎 Myofascial pain syndrome

→對抗上背肌膜炎的局部肌群舒緩操

POINT
點狀部分是上背肌膜炎常感受到疼痛的區塊（點狀密集處為主要疼痛區）

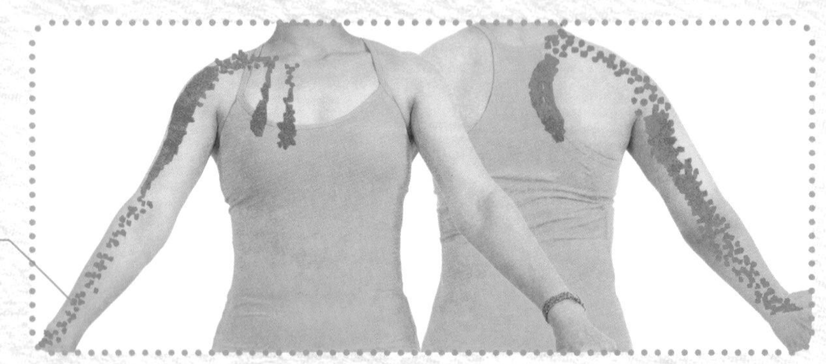

什麼是「上背肌膜炎」呢？

常發生於需要上肢持續使力的行業，例如：每天搬重物的貨運司機、替客人做臉護膚的專櫃小姐，餐館炒菜的廚師、端盤子的服務生、長期使用電腦的文書工作者和設計師等，別忘了，還有辛勞的家庭主婦們！

上背肌膜炎主要的疼痛部位在上背和肩胛處，其症狀其實和頸椎退化有點類似，一樣會在手臂甚至手肘、手指處產生痠麻感，另外還容易併發頭痛，比較不同的是，上背肌膜炎患者頸椎的動作並不會導致症狀加劇。另外，上背肌膜炎患者還可能會合併胸痛。這類患者甚至會因胸痛的關係去看內科，但心臟、肺部卻不見任何異常，最後發現是因為肩胛內側的肌膜炎引起轉移性疼痛，此類例子屢見不鮮。上背肌膜炎的特性就是還可能會由一群或是單一肌肉，由此處開始擴散，引起更遠處的轉移疼痛。疼痛轉移的方向不定，往下、往前、往上都有可能。

我們的身體為什麼會發生上背肌膜炎的問題？

上背肌膜炎，雖然與上一節所談的頸椎退化症狀上有些類似，但其兩者間最大的差異，在於有無頸椎神經的壓迫（上背肌膜炎是肌膜問題而非神經問題）。例如：

同樣的手部痠麻症狀，頸椎退化是源於神經受到壓迫，而上背肌膜炎則是因為肌肉長期不當使力、錯誤的姿勢擺位等，肌肉變得越來越緊繃，致使局部的循環不好或纖維化，變成所謂的「肌痛點（trigger point）」，當這個肌痛點被按壓下去時，會牽連整隻手臂痠麻不已，就是所謂的「轉移性疼痛（refer pain）」。有時候病人會太過痠麻不適而發出「啊」的叫聲，所以在中醫針灸上會稱它「阿是穴」。

一起來做對抗「上背肌膜炎」的局部肌群舒緩操

毛醫師溫馨提醒：

1. 在開始做局部舒緩操以前，請先依序完成上半身共同動作1（P.060）→動作2（P.063）→動作6（P.072）→動作7（P.076），對於局部治療會更有效果！
2. 此處僅示範右手在前的動作，完整的動作是左、右皆需做。
3. 做動作時，請注意速度應保持和緩，不要過快。

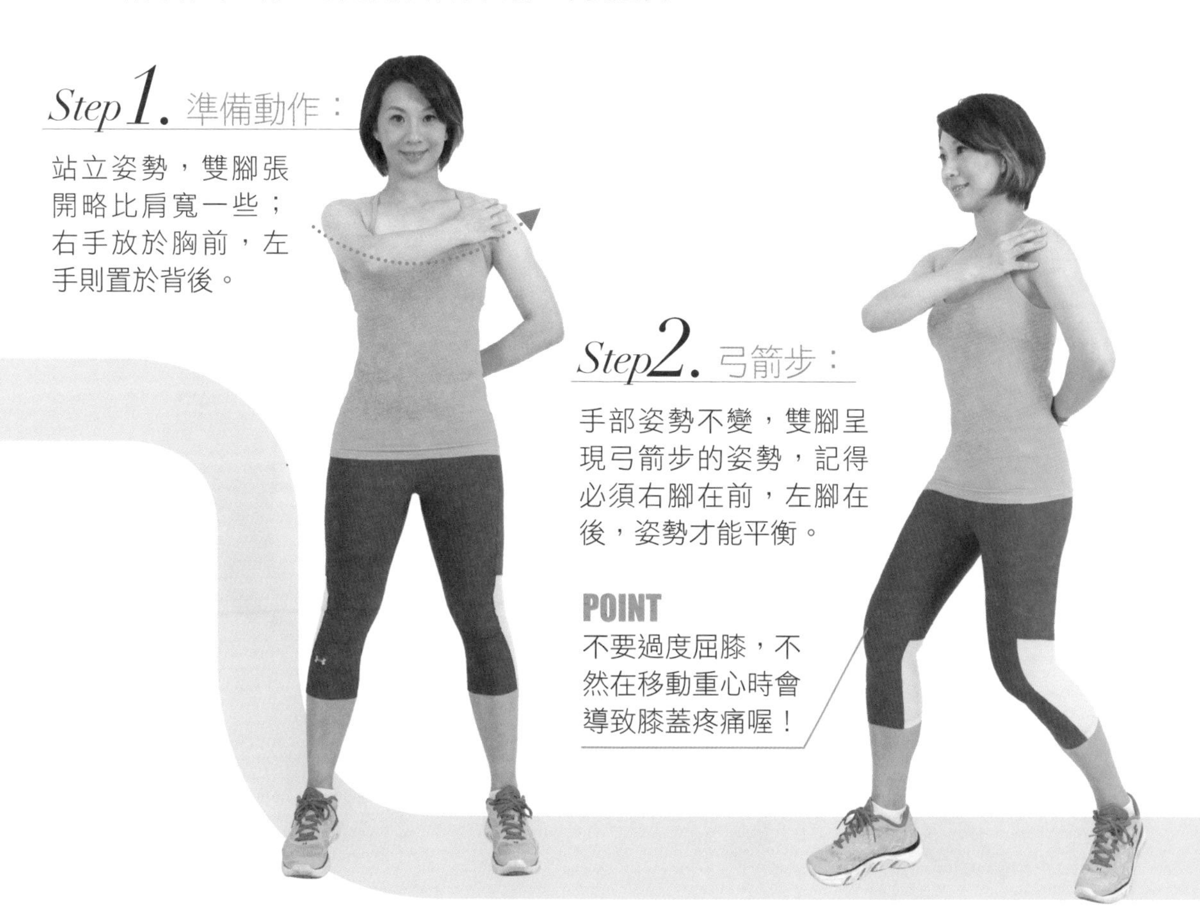

Step 1. 準備動作：

站立姿勢，雙腳張開略比肩寬一些；右手放於胸前，左手則置於背後。

Step 2. 弓箭步：

手部姿勢不變，雙腳呈現弓箭步的姿勢，記得必須右腳在前，左腳在後，姿勢才能平衡。

POINT

不要過度屈膝，不然在移動重心時會導致膝蓋疼痛喔！

Step3. 右手展開：

右手緩緩的從胸前，往外側打開伸展，身體依然要保持挺直，雙眼注視前方。

Step4. 向後伸展：

順著Step 3.的動作，持續將右手臂延伸，直到右手臂向後擺動延伸至極限，不能往後為止。

POINT
不要過度屈膝，不然在移動重心時會導致膝蓋疼痛喔！

維持 3～5秒

再做一次左手在前的動作才算一組

重複循環 3～5組

Step5. 變換方向：

這時候右手臂就可以改變擺動延伸方向，沿著原本的路徑，慢慢地把擺回原本的姿勢。

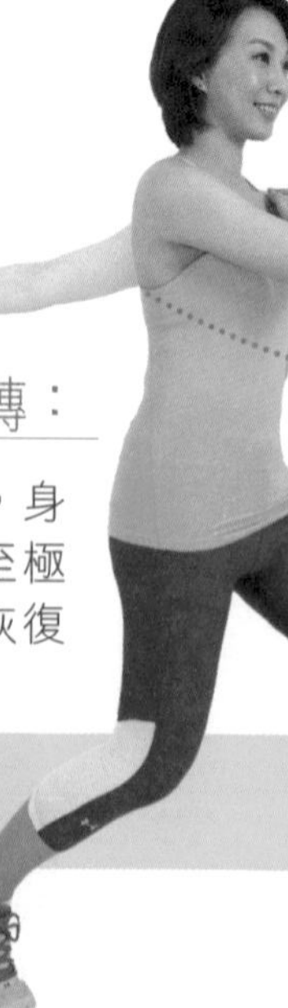

Step6. 向左旋轉：

順著Step 5.的動作，身體跟隨著向左旋轉至極限，手部跟隨擺動恢復至左胸前。

維持 3～5秒

上背肌膜炎局部肌群舒緩操

連續動作

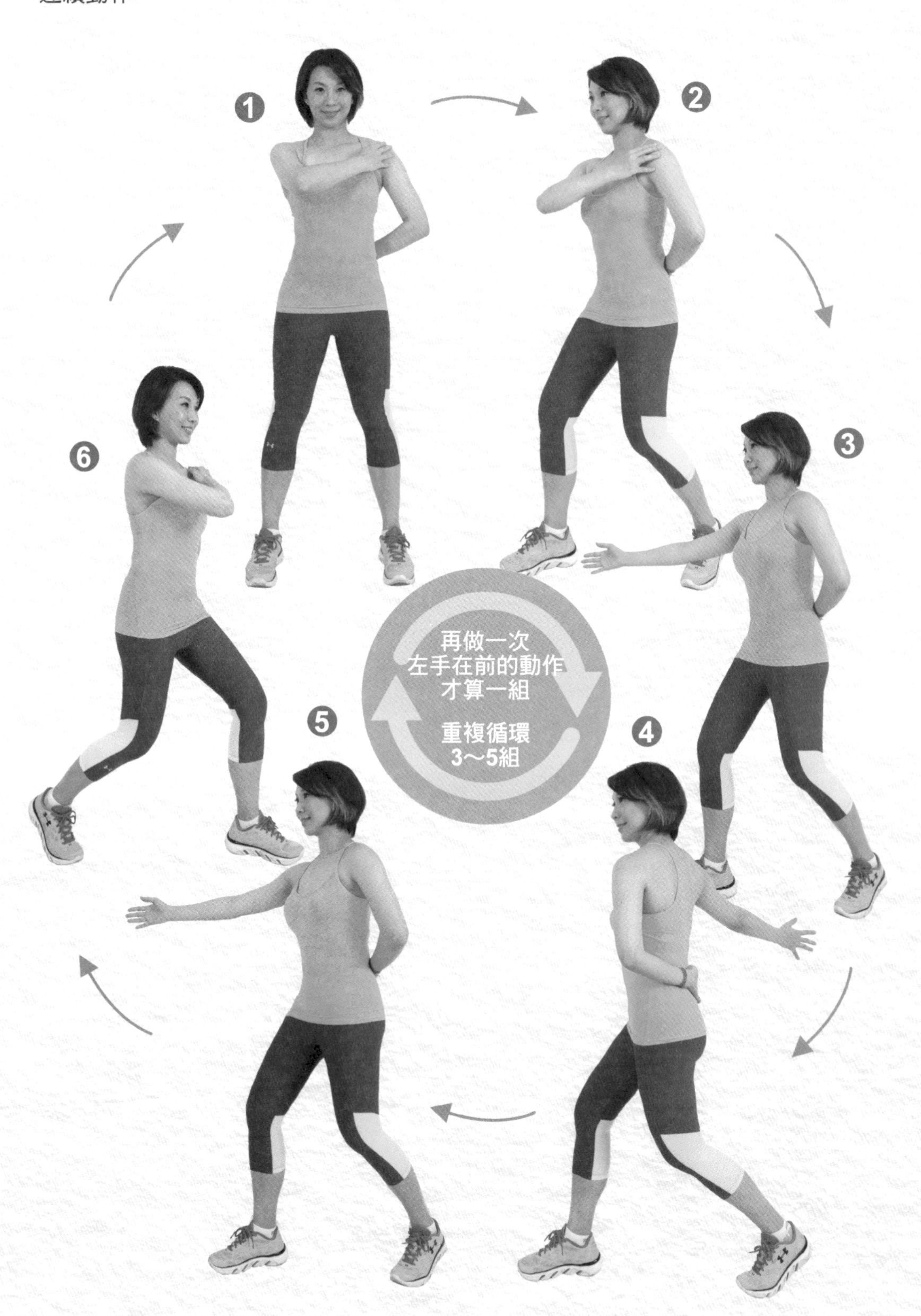

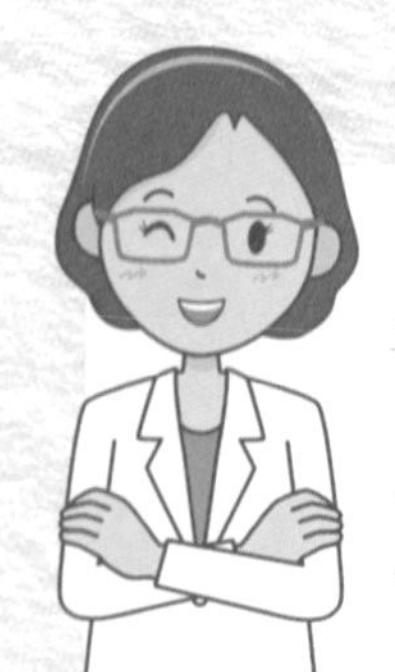

原來問題在這裡！常見症狀❹

肩膀肌腱受傷 Shoulder tendinitis

→對抗肩膀肌腱受傷的局部肌群舒緩操

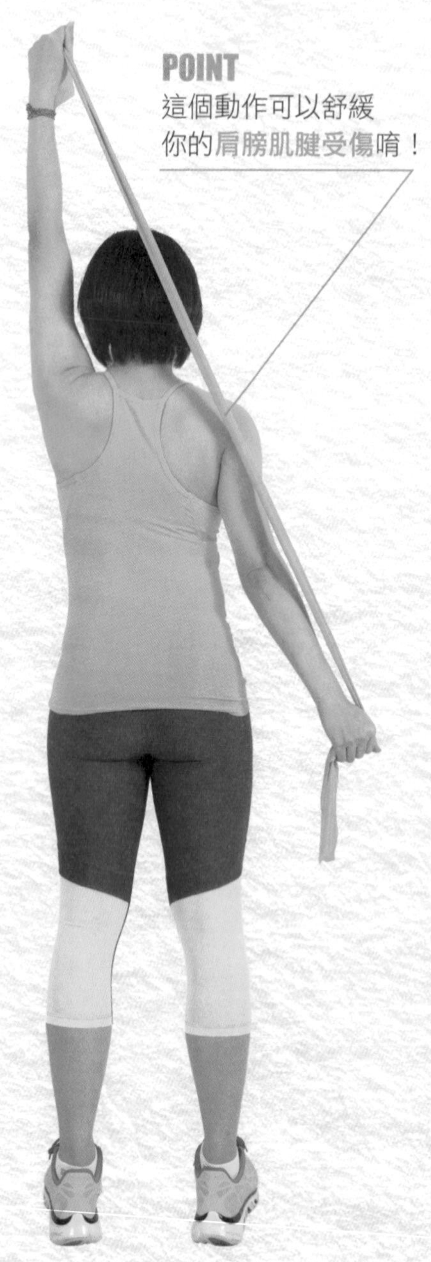

POINT
這個動作可以舒緩
你的肩膀肌腱受傷唷！

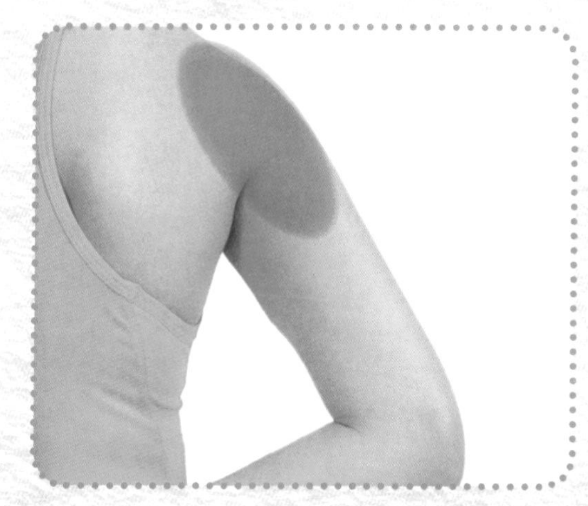

什麼是「肩膀肌腱受傷」呢？

肩膀肌腱受傷分為「急性」與「慢性」兩類。急性的肌腱炎較容易發生在一些運動員身上，如棒球、壘球、籃球、羽毛球等等，都是容易引發肩膀肌腱受傷的運動。慢性的肌腱炎則較常發生在家庭主婦，需要長期受力搬運東西的勞工，或是姿勢不良的電腦族身上。當然，後者病人也可以因為一次過度負重或使力而引發急性肌腱炎的問題！

急性肩膀肌腱受傷的病人，症狀較為單純，通常是在手臂活動時，引發明顯疼痛，甚至無法受力。在急性發炎期，晚上睡覺時無法側睡，甚至痛醒，也是常有的症狀。手無法正常抬高，甚至夾菜、拉被子都有困難。若是慢性肩膀肌腱受傷，因為初期感受不明顯，所以易被忽略，直到已經出現明顯的疼痛以後，才會找醫師看診，用超音波診斷，始發現肌腱已有纖維化，甚至鈣化的問題。

另外，慢性肩膀肌腱受傷的病人會因為長時間過度使用累積傷害，所以連帶也可能會有肌腱斷裂的狀況，而病人往往並不自知，常常需要透過超音波或核磁共振（MRI）檢查來確認診斷。

我們的身體為什麼會發生肩膀肌腱受傷的問題？

肩膀肌腱受傷的問題，在臨床上非常常見。前面五十肩的部分已經提過（P.108），肩膀是身上活動度最大、穩定度最差關節，需要依靠很多肌腱懸吊。因此當肩膀受力過大、或者使用過度頻繁時，就會導致肌腱受傷。

運動員較容易出現急性肩膀肌腱受傷的症狀。舉例來說，棒球投手一天下來投了幾百球，肌肉過度疲勞，此時若沒有做緩和運動，晚上就容易因疼痛不適而無法放鬆、確實得到休息。經過日積月累後，若肩膀突然承受了較大受力時，就有可能引起肌腱發炎、疼痛或急性斷裂。許多接觸性的運動也會因劇烈撞擊而產生急性肌腱受傷，甚至斷裂的症狀，像美式足球、橄欖球等。

至於大多數人容易罹患的慢性肩膀肌腱受傷，主要都是因為一些反覆動作過度頻繁造成，例如每天搬東西的貨運員，因為肩膀常常要提重受力；或是一些家庭主婦，天天做家事，雖然常常自覺沒有使用很大的力氣，但俗話說「積沙成塔」，其實他們的肌腱已經在不知不覺中慢慢耗損，受到傷害。

一起來做對抗「肩膀肌腱受傷」的局部肌群舒緩操

毛醫師溫馨提醒：

1. 此運動須在急性疼痛改善之後才開始，患側可先做為固定邊（如圖中右手），更好之後再成為強化邊（如圖中左手）。
2. 在開始做局部舒緩操以前，請先依序完成上半身共同動作1（P.060）→動作2（P.063）→動作4（P.066）→動作7（P.076），對於局部治療會更有效果！
3. 此處僅示範左手在上的動作，完整的動作是左、右皆需做。
4. 做動作時，請注意速度應保持和緩，不要過快。

需要道具：彈力帶

Step 1. 準備動作：

雙腳微微張開，與肩膀同寬，呈站立姿勢；雙手於背後握住彈力帶，左手往天花板延伸，右手往地面延伸。

Step 2. 拉緊彈力帶：

慢慢將雙手手臂伸直，感受彈力帶的彈力越來越緊繃。

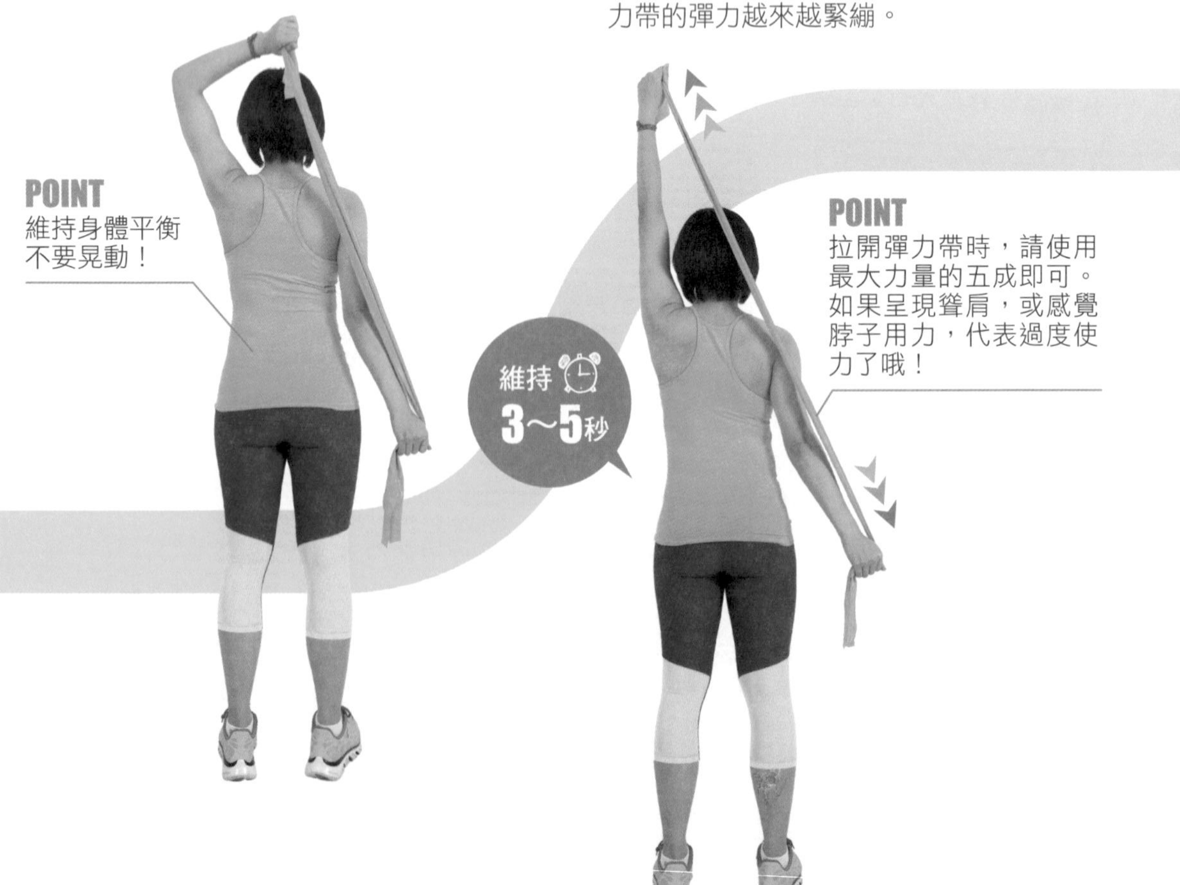

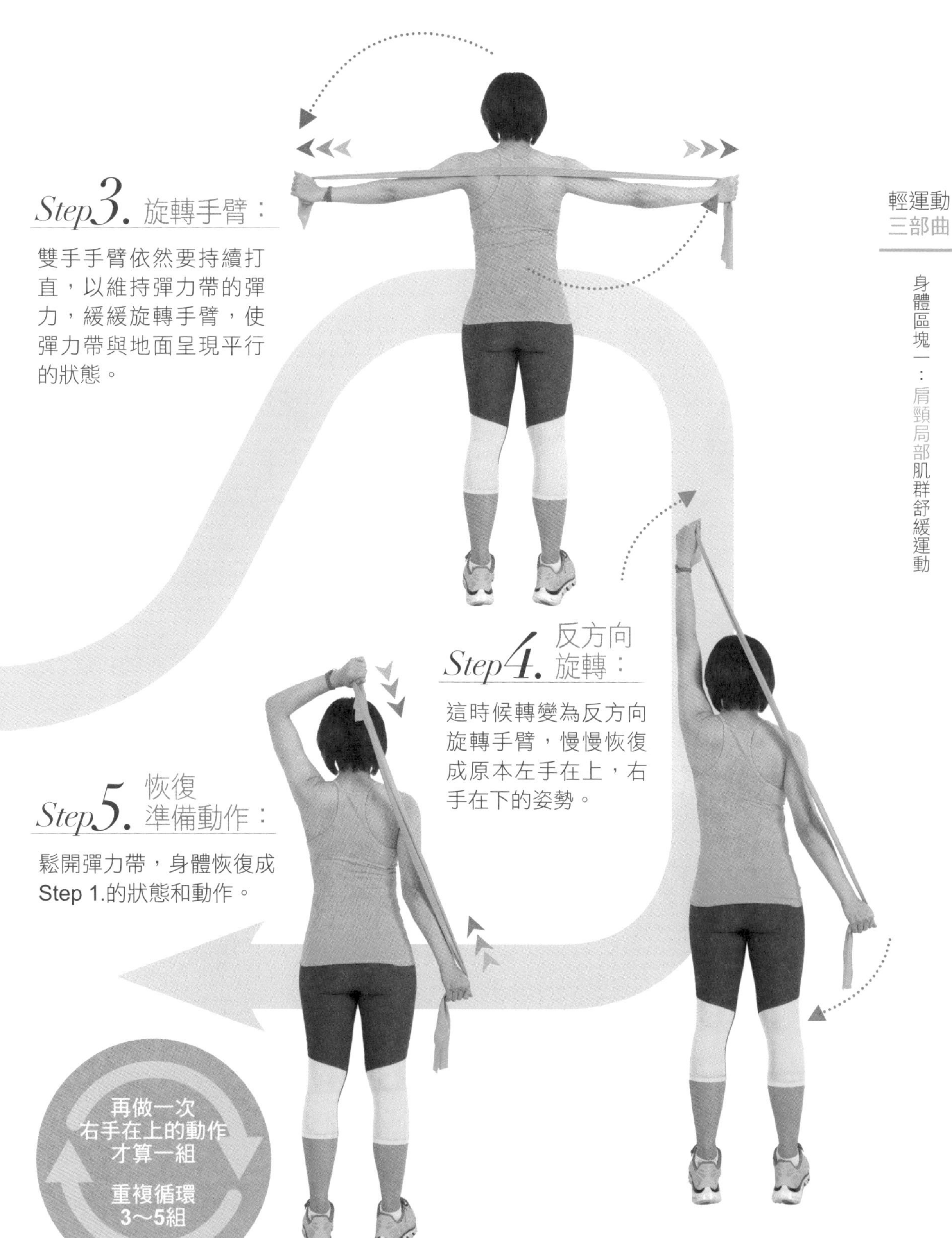

Step3. 旋轉手臂：

雙手手臂依然要持續打直，以維持彈力帶的彈力，緩緩旋轉手臂，使彈力帶與地面呈現平行的狀態。

Step4. 反方向旋轉：

這時候轉變為反方向旋轉手臂，慢慢恢復成原本左手在上，右手在下的姿勢。

Step5. 恢復準備動作：

鬆開彈力帶，身體恢復成Step 1.的狀態和動作。

再做一次
右手在上的動作
才算一組

重複循環
3～5組

肩膀肌腱受傷局部肌群舒緩操

連續動作

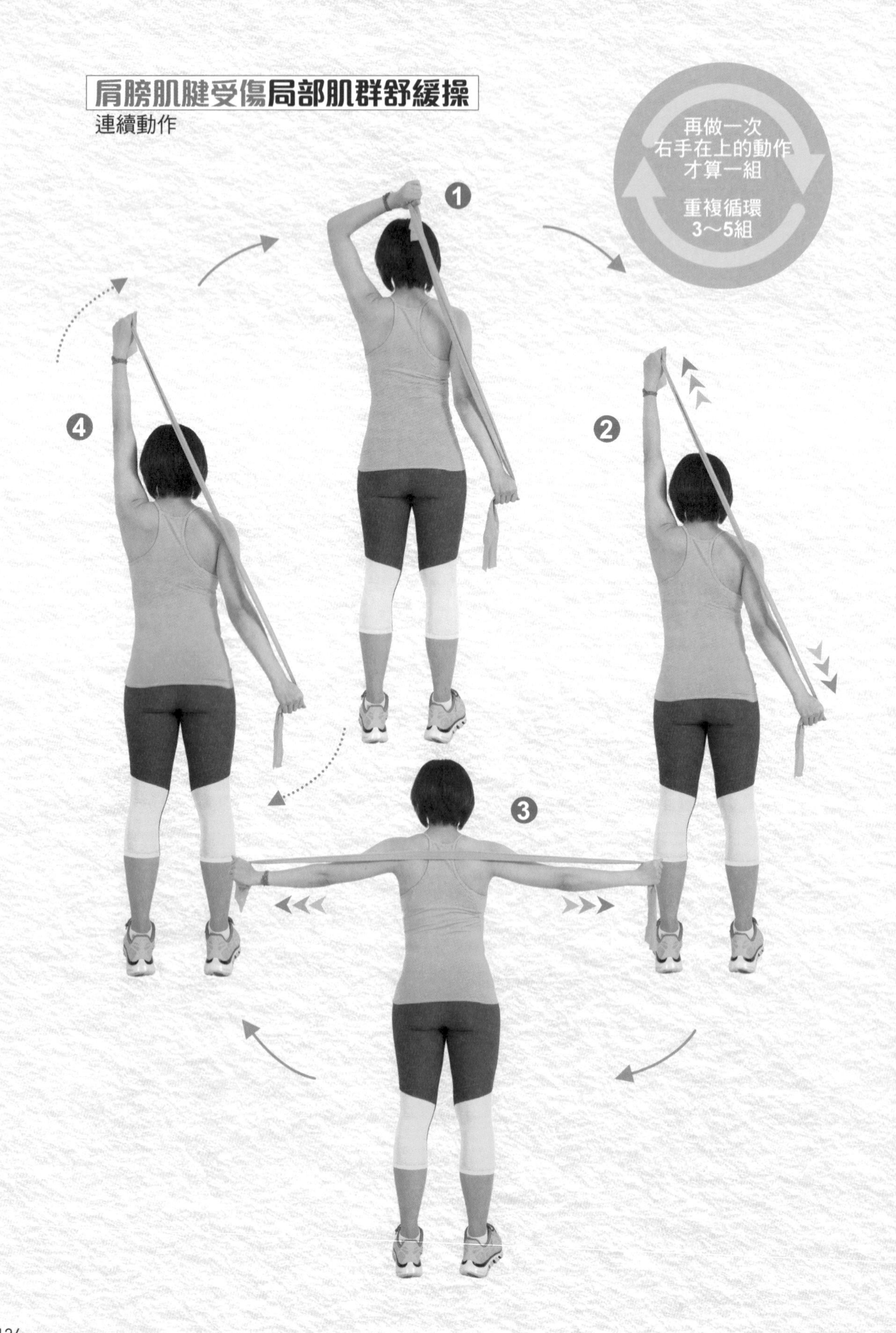

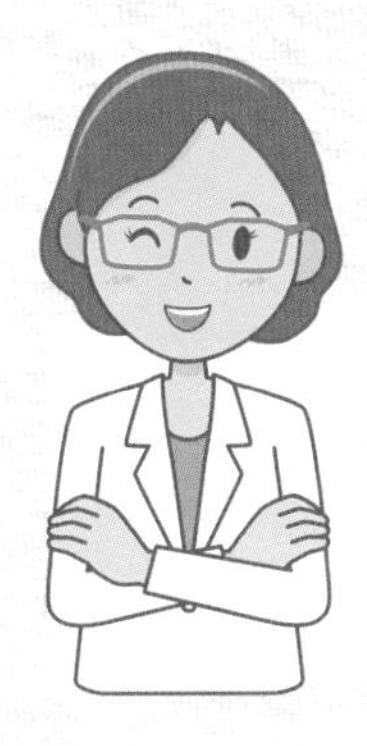

什麼！原來我不是**肩頸問題**？那到底是身體哪邊出狀況了呢？

有些人會突然地感覺到左邊肩膀疼痛（右邊則無），以為自己應該是肩膀肌腱受傷、或是其他肩頸的問題，但，真的是這樣嗎？

近年來，代謝疾病發生於年輕族群的案例越來越多，現代的年輕人因為工作壓力大，常常靠大快朵頤來減壓，又疏於運動，造成肥胖、營養攝取不均衡，因而產生糖尿病、高血壓、高血脂（就是所謂的「三高」！）的狀況，這些疾病對腦血管、心臟血管都會造成嚴重的損傷，其中有些心臟缺氧，甚至急性心肌梗塞的病人，除了會出現一般常見症狀如：胸痛、胸悶外，也會出現左邊肩膀疼痛的症狀。所以，如果有如上述「單單左側肩膀產生疼痛」的症狀，而沒有局部壓痛點、沒有肩關節活動度的受限，病人就該特別留意，趕快就醫檢查到底成因為何。

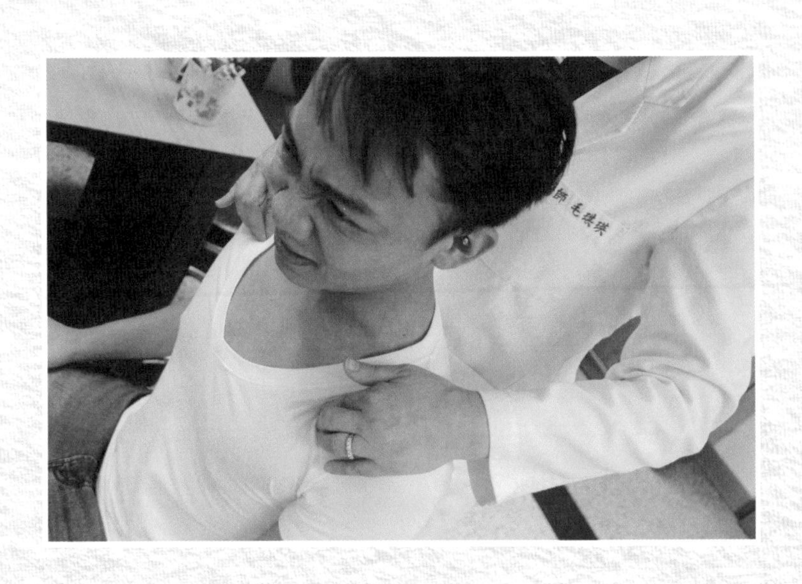

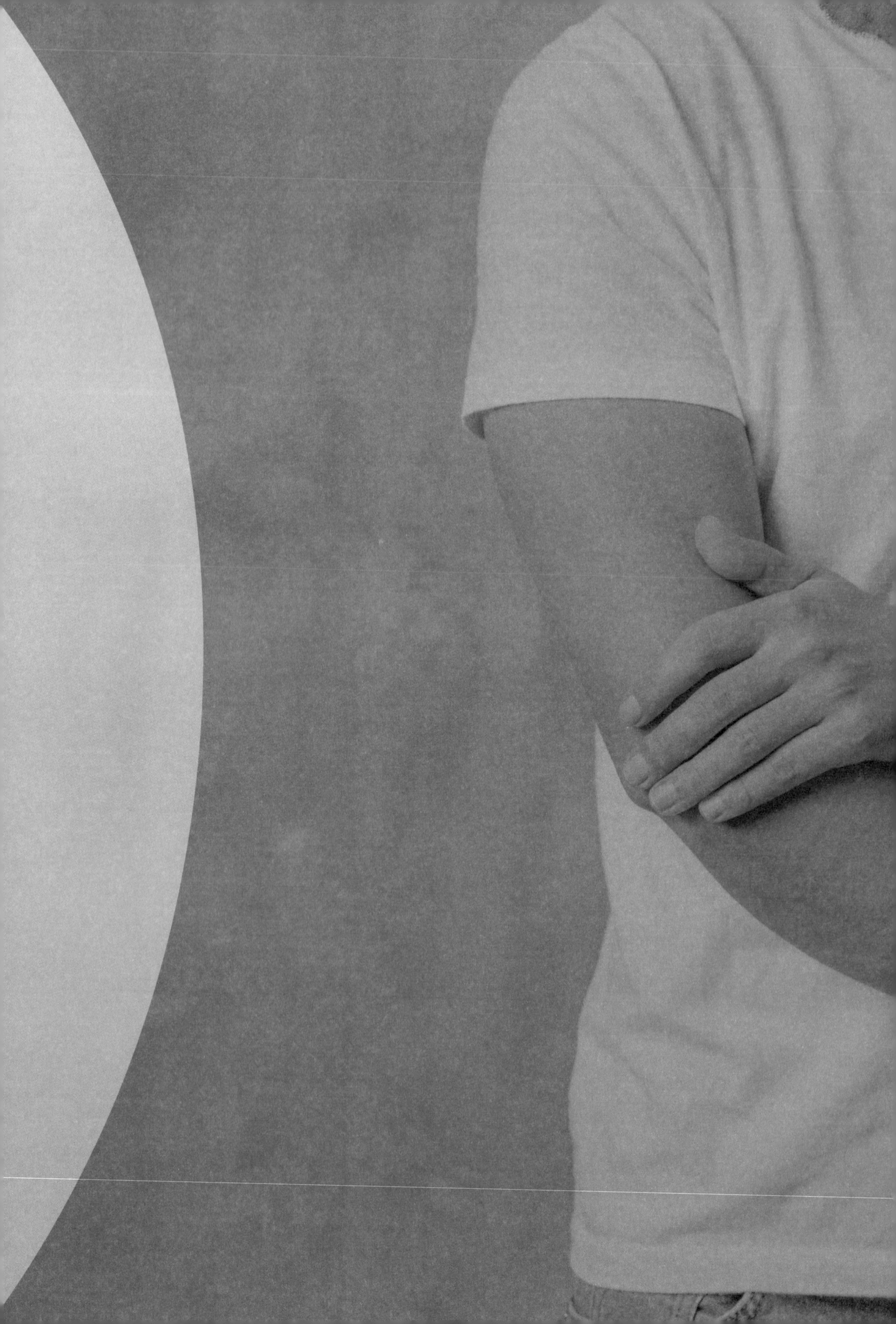

輕運動三部曲之

身體區塊二：手臂、手指不適？就做「**手部局部肌群舒緩運動**」吧！

輕運動三部曲之

身體區塊二：手臂、手指不適？就做「手部局部肌群舒緩運動」吧！

手部自我小評估，找找問題出在哪？

☑ 手肘內側或外側疼痛。

☑ 手腕上抬或是手腕內彎引發疼痛。

☑ 前手臂（手腕與手肘之間）的肌肉緊繃。

★若有上述這些問題，那很有可能就是「**網球肘或高爾夫球肘**」在作怪。快翻到P.130徹底了解網球肘、高爾夫球肘，並在恢復期，開始做一下針對網球肘、高爾夫球肘的局部舒緩操吧！

☑ 大拇指與手腕交界處疼痛。

☑ 扭擰毛巾會疼痛不適。

☑ 拇指伸直及彎曲會劇烈疼痛。

★若有上述這些問題，那很有可能就是「**媽媽手**」在作怪。快翻到P.137徹底了解媽媽手，並在恢復期，開始做一下針對媽媽手的局部舒緩操吧！

☑ 手指彎曲活動時不順暢。

☑ 手指與手掌交接處的關節按壓會痛。

☑ 手指與手掌交接處的關節有突起物。

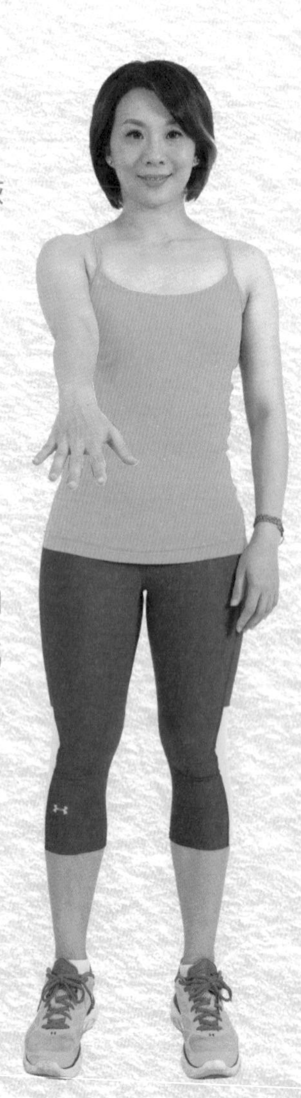

☑ 手指彎曲後無法恢復打直狀態，或是打直時，會「卡」一下。

★若有上述這些問題，那很有可能就是「**扳機指**」在作怪。快翻到P.144徹底了解扳機指，並在恢復期，開始做一下針對扳機指的局部舒緩操吧！

☑ 手掌心及手指麻木。

☑ 長時間使用電腦打字、做家事、騎摩托車時手麻。

☑ 晚上睡覺時，更容易麻木。

★若有上述這些問題，那很有可能就是「**腕隧道症候群**」在作怪。快翻到P.149徹底了解腕隧道症候群，並在恢復期，開始做一下針對腕隧道症候群的局部舒緩操吧！

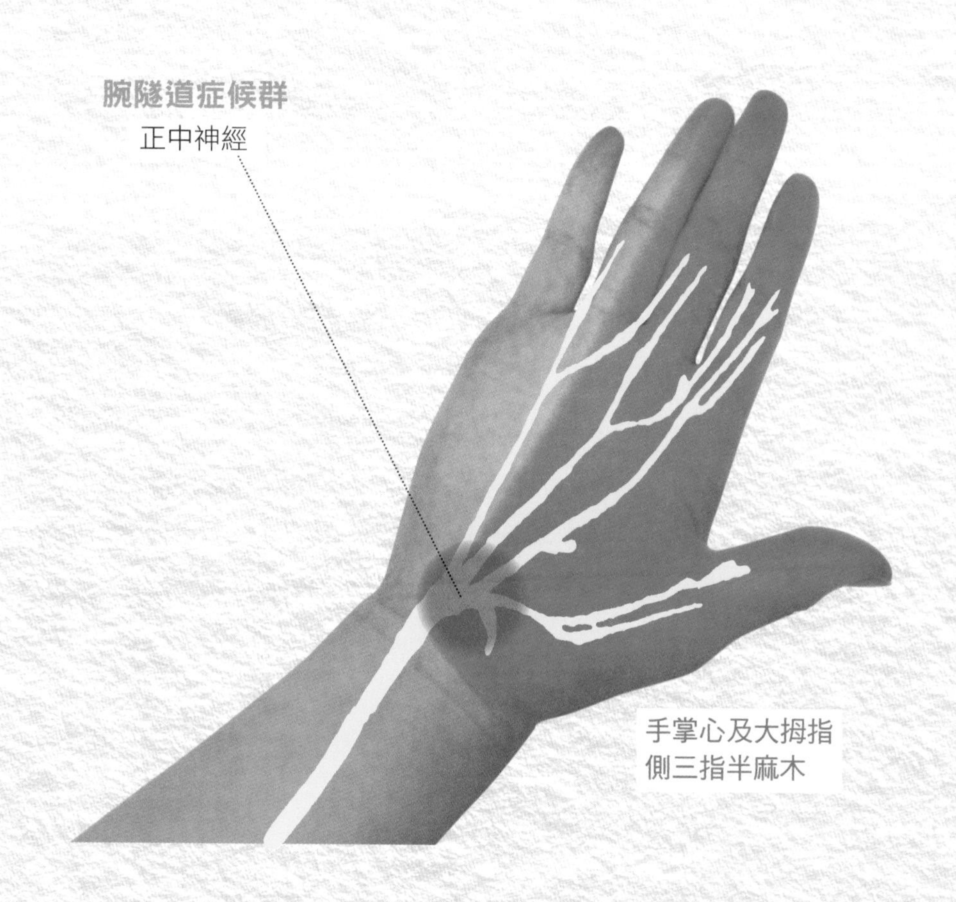

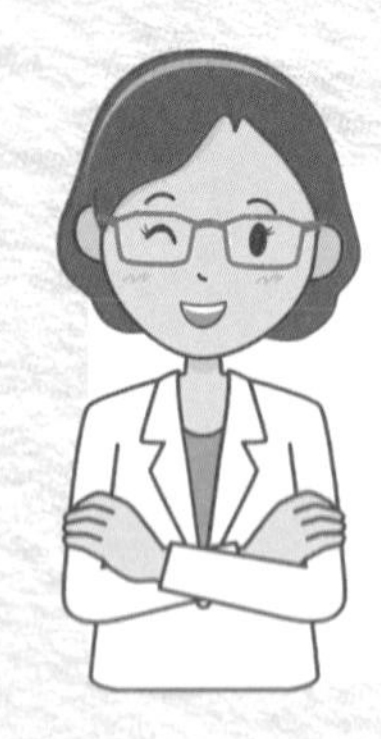

原來問題在這裡！常見症狀❺

網球肘、高爾夫球肘 Tennis / Golf elbow

→對抗網球肘、高爾夫球肘的局部肌群舒緩操

什麼是「網球肘、高爾夫球肘」呢？

手腕施力不當或過度使用的人都可能會有網球肘及高爾夫球肘，常見於家庭主婦、長期使用電腦的上班族、網球和高爾夫球愛好者、以及長時間「滑手機」的手機族……這些需要反覆使用手腕及手指施力的動作，都很容易導致網球肘及高爾夫球肘。

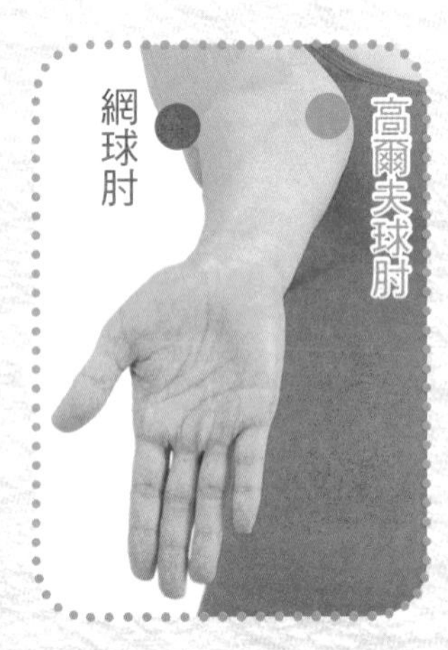

患有網球肘及高爾夫球肘的病人，通常都會形容自己的症狀：把手腕上抬的時候，手肘外側很痛（即是網球肘）、向內彎曲手腕的時候手肘內側疼痛（即是高爾夫球肘）。通常有這方面困擾的病人因為過度使用手肘下方前手臂的肌肉，因而這些肌肉群都相當緊繃；手腕的動作又反覆牽動這些緊繃的肌群，導致這些肌肉與手肘交接處的外上髁一直反覆被拉扯，使得手肘出現明顯地疼痛。

POINT
這個動作可以舒緩
你的網球肘、
高爾夫球肘唷！
高爾夫球肘（手肘內側）
網球肘（手肘外側）

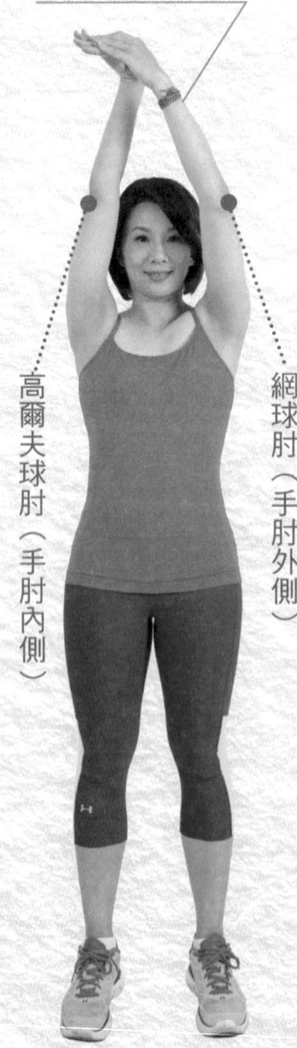

我們的身體為什麼會發生網球肘、高爾夫球肘的問題？

當我們做網球反拍回擊的動作時，如果使用過多手腕（而非肩關節與軀幹旋轉）動作時，會使手肘背側的

肌肉過度或不當使用，而引發的疼痛就是「網球肘」。生活中有許多重複使用手腕的動作，例如：鍵盤打字、煮菜拿鍋子、洗衣服、扭拖把、騎腳踏車下坡重複剎車時，如果長期保持手腕使力，也會引發網球肘。相反過來，當我們做高爾夫球揮竿的動作時，會使用到手肘內側的肌肉，這裡的肌肉過度或不當使用，而引發的疼痛就是「高爾夫球肘」。例如：手搖杯的店員，因為搖飲料，不停重複手腕曲側的動作，導致手肘內側不斷受到拉扯，就可能引發高爾夫球肘，也常見於長期家事操作的家庭主婦。

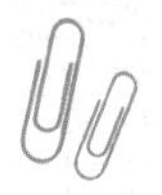

毛醫師小叮嚀

打字的時候，可以將手腕墊高，讓手腕與鍵盤呈現平行，就可以避免重複手腕往上抬的動作，手指伸展肌肉群也不會因此過度受力，就能降低罹患網球肘的風險。也應盡量避免長時間滑手機的動作！看似微不足道小肌肉的動作，卻可以引發大大的疼痛喔！

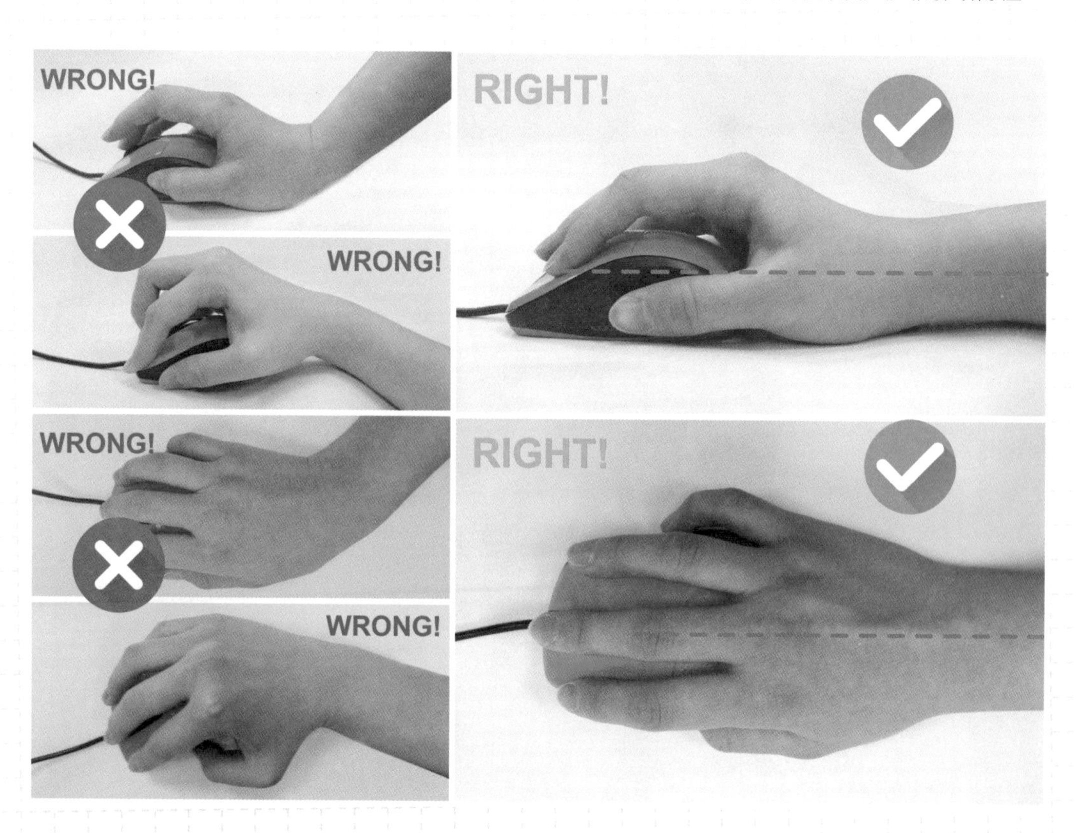

一起來做對抗「網球肘、高爾夫球肘」的局部肌群舒緩操

毛醫師溫馨提醒：

1. 在開始做局部舒緩操以前，請先依序完成上半身共同動作1（P.060）→動作3（P.064）→動作4（P.066）→動作7（P.076），對於局部治療會更有效果！
2. 此處僅示範右手的動作。
3. 做動作時，請注意速度應保持和緩，不要過快。

Step 1. 準備動作：

雙腳微微張開，與肩膀同寬，呈站立姿勢；右手臂向前舉起並伸直，掌心向下，指尖朝前；左手自然垂放，兩眼注視前方。

Step 2. 輕壓手背：

用左手將右手背輕輕往下壓至極限為止。

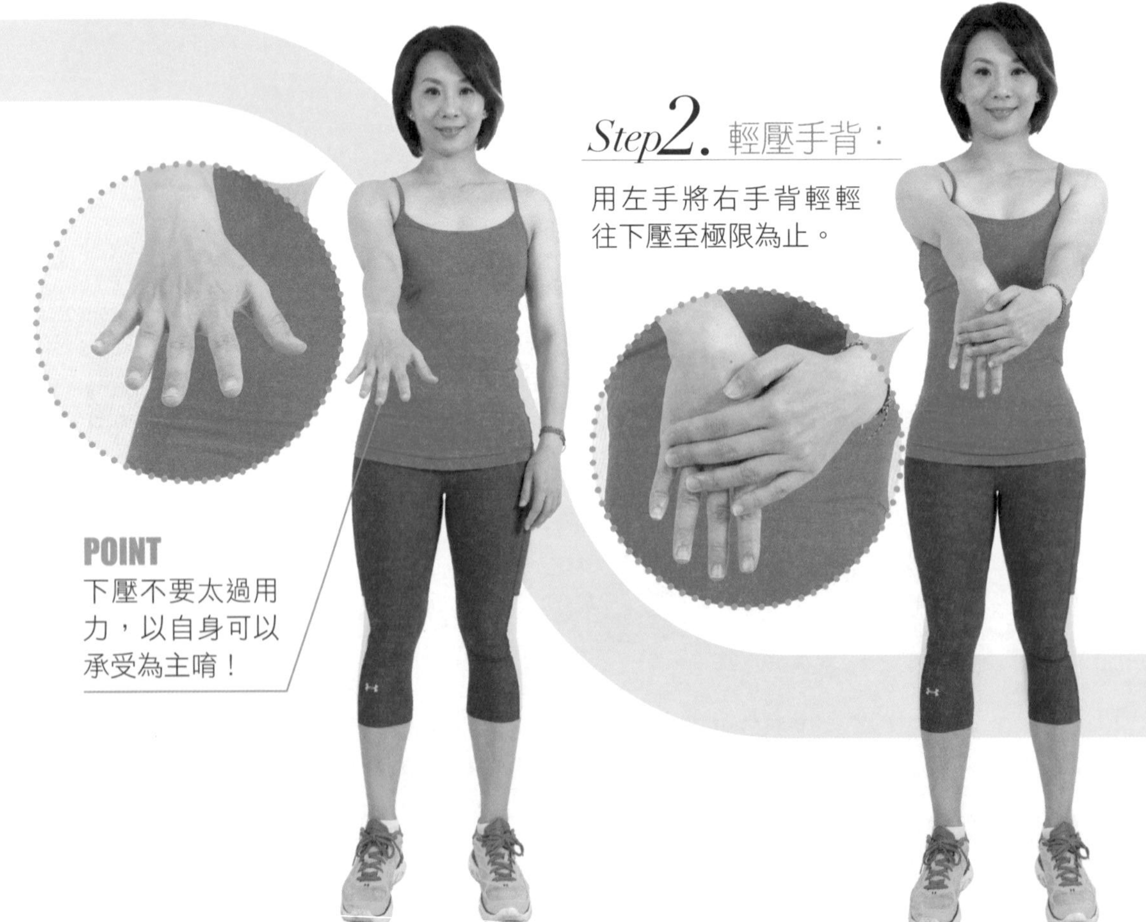

POINT
下壓不要太過用力，以自身可以承受為主唷！

POINT
盡量壓到極限，
但是不舒服就不
要勉強！

Step3. 往外扳動：

左手緩緩地將右手輕輕往身體外側的方向扳動。壓緊之後，以肩膀為軸心，順、逆時針畫圓各5次。

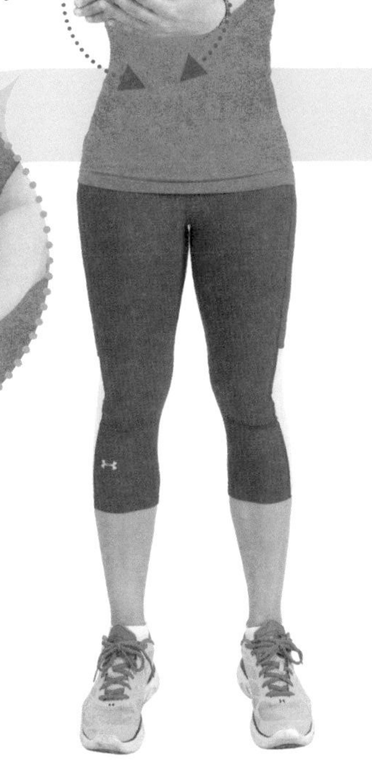

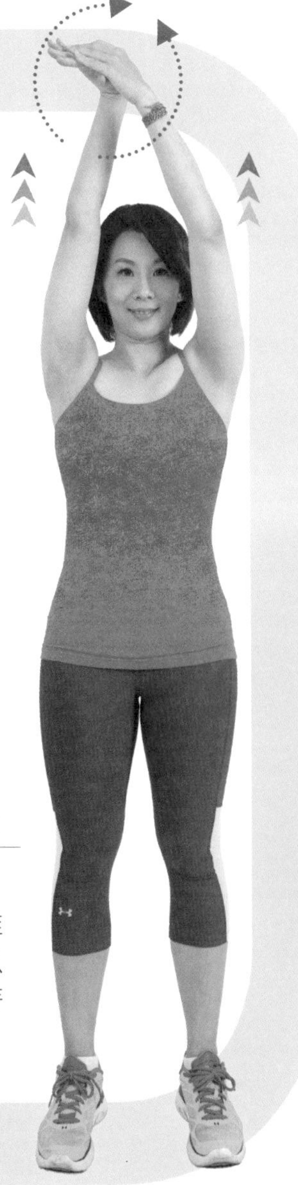

Step 1.～4.
之動作為一組
重複循環
3～5組

Step4. 舉高雙手：

雙手緩緩舉起至頭頂，右手維持向外，手臂維持打直。壓緊之後，以肩膀為軸心，順、逆時針畫圓各5次。

Step 1. 準備動作：

雙腳微微張開，與肩膀同寬，呈站立姿勢；右手臂向前舉起並伸直，掌心朝外，指尖向下；左手自然垂放，兩眼注視前方。

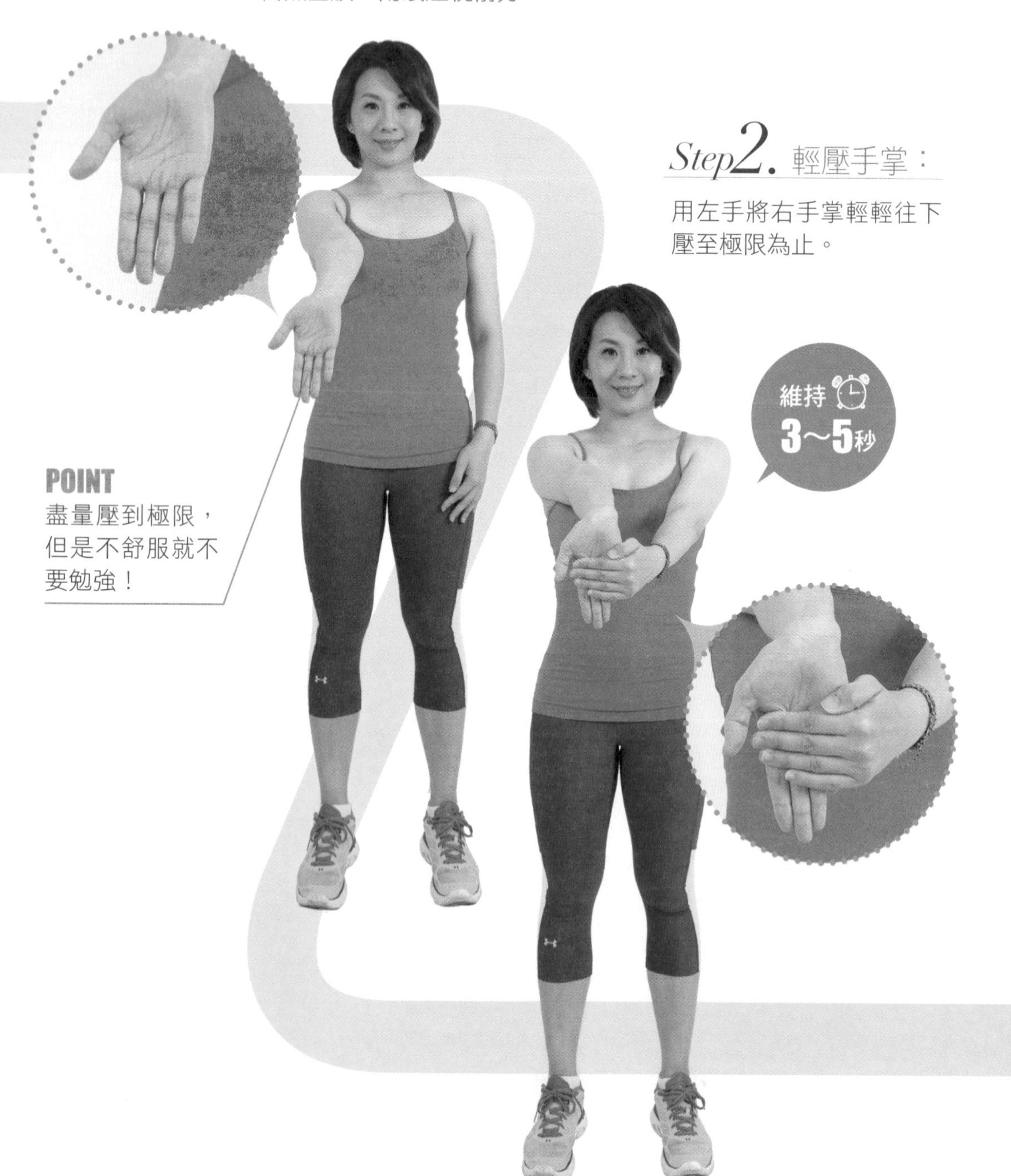

Step 2. 輕壓手掌：

用左手將右手掌輕輕往下壓至極限為止。

POINT
盡量壓到極限，但是不舒服就不要勉強！

Step3. 往內扳動：

左手緩緩地將右手輕輕往身體內側的方向扳動。壓緊之後，以肩膀為軸心，順、逆時針畫圓各5次。

POINT
盡量壓到極限，但是不舒服就不要勉強！

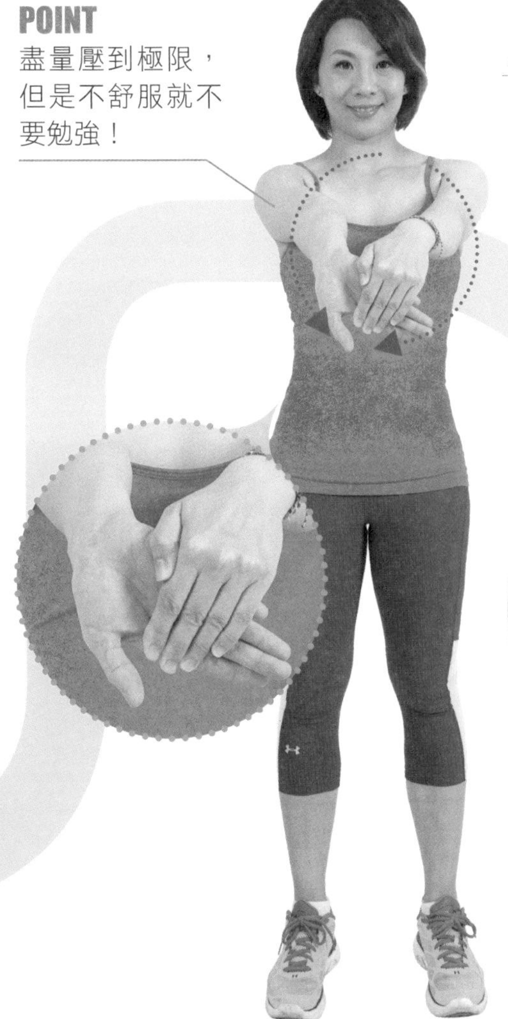

Step4. 舉高雙手：

雙手緩緩舉起至頭頂，右手維持向內，手臂維持打直。壓緊之後，以肩膀為軸心，順、逆時針畫圓各5次。

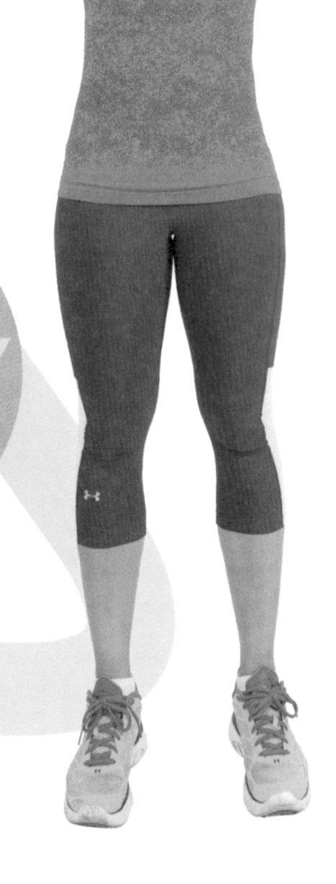

Step 1.～4.
之動作為一組
重複循環
3～5組

網球肘局部肌群舒緩操

連續動作

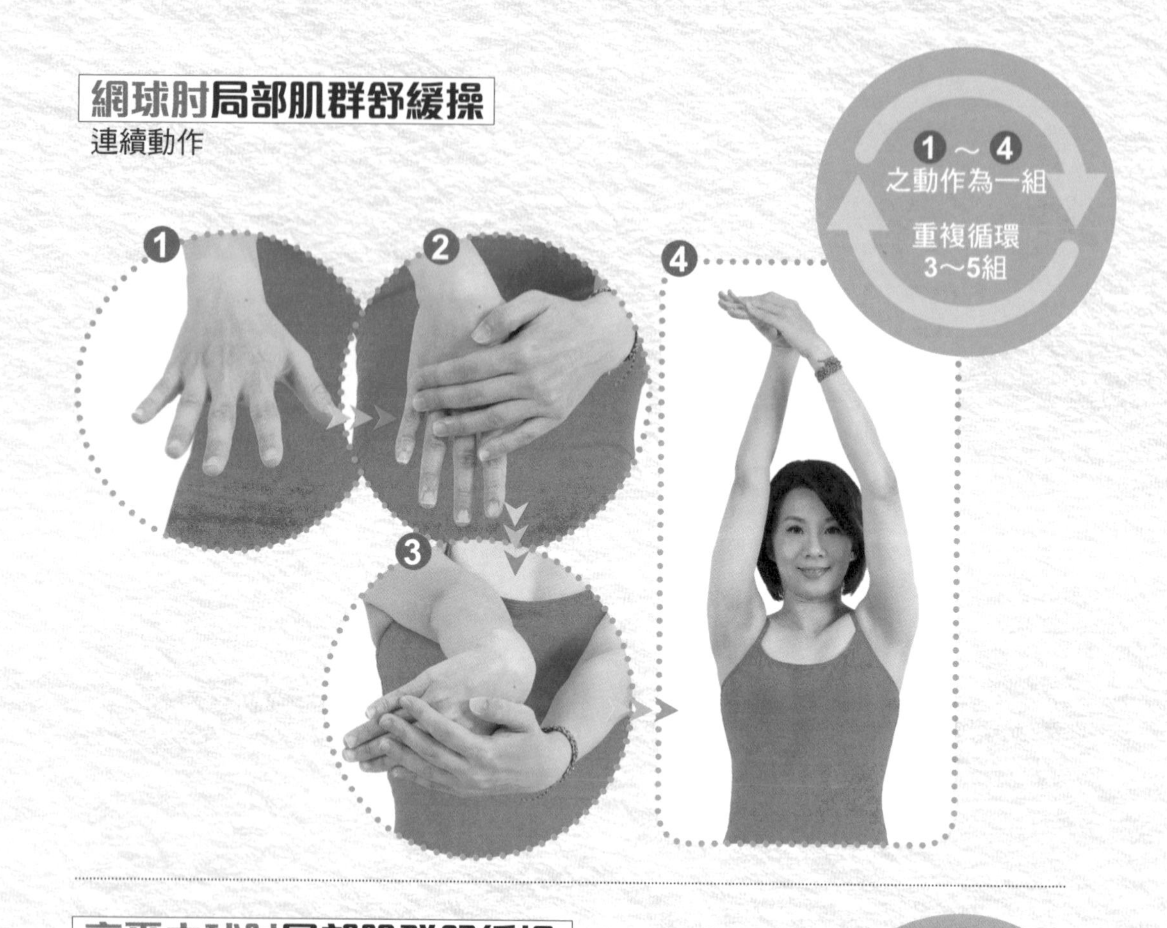

高爾夫球肘局部肌群舒緩操

連續動作

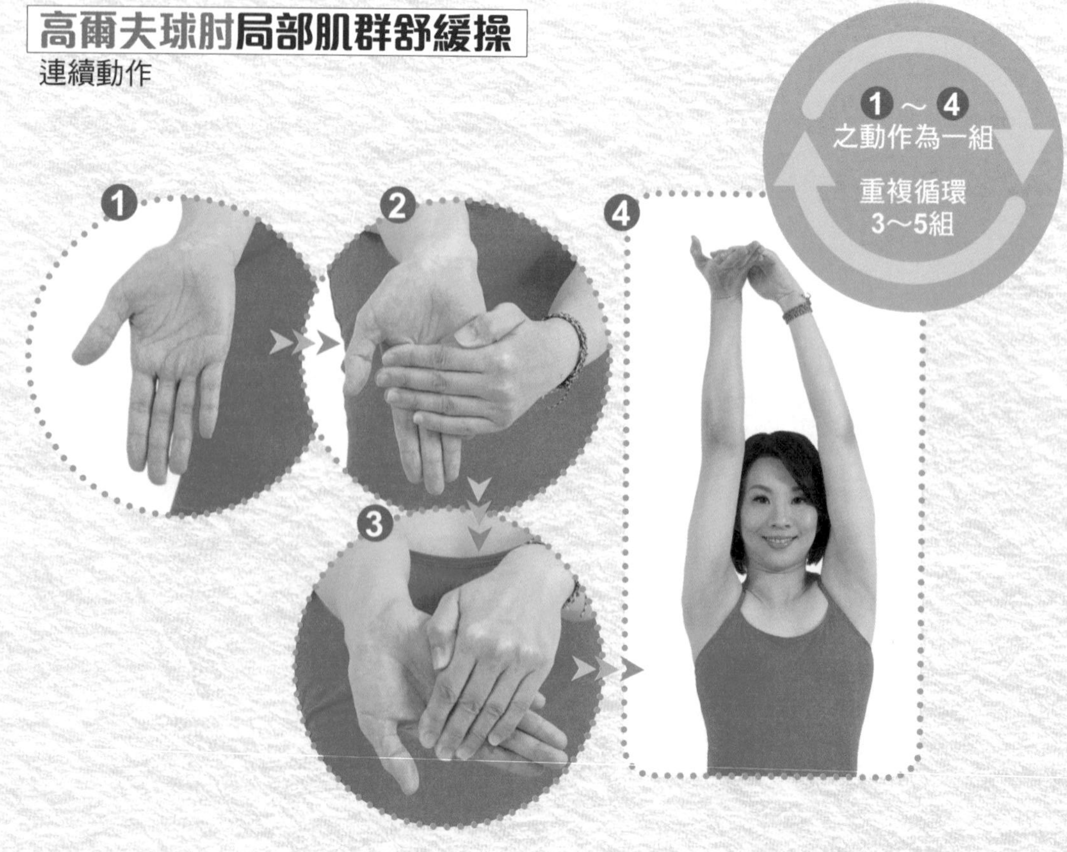

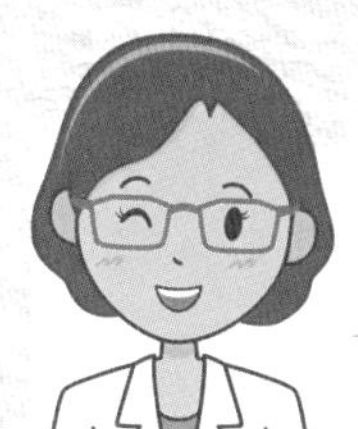
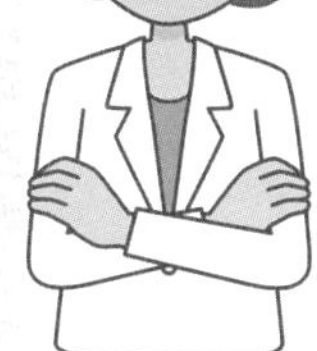

原來問題在這裡！常見症狀❻

媽媽手 De Quervain's disease

→對媽媽手的局部肌群舒緩操

POINT
這個動作可以舒緩你的媽媽手唷！

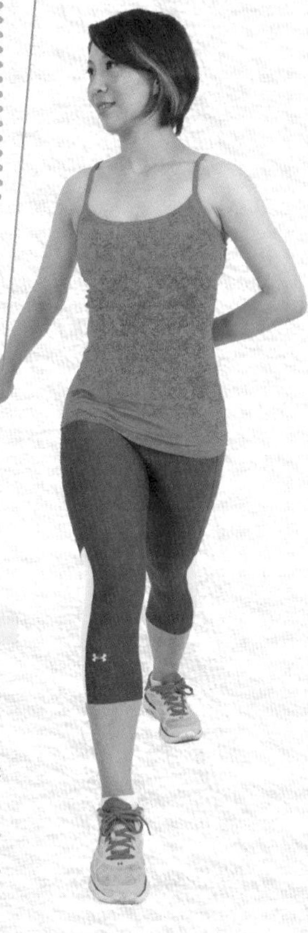

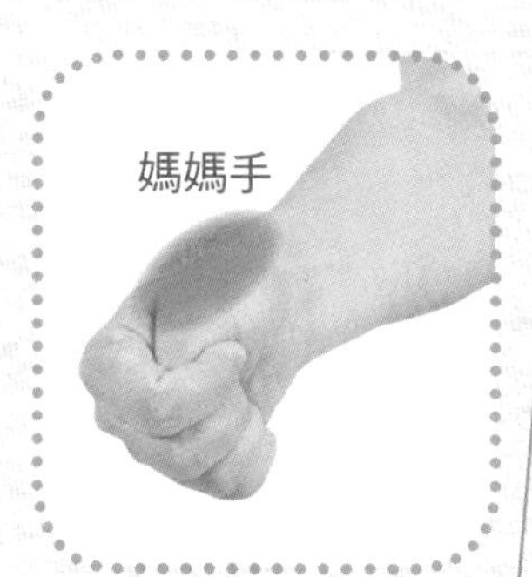

什麼是「媽媽手」呢？

許多新手媽媽抱小孩時，會從小孩腋下把小孩托起來，這時候手掌的姿勢是呈現虎口打開的動作，引發大拇指與手腕交界處的疼痛，就稱為「媽媽手」。患有媽媽手的病人，通常會形容自己的症狀：扭毛巾的時候會痛，大拇指反覆伸直彎曲的時候會痛。媽媽手的疼痛也經常會向上延伸到前手臂（手腕與手肘之間），或向下延伸至手指。

我們的身體為什麼會發生媽媽手的問題？

先做一個簡單的自我測試：先比一個四的手勢，將這四隻手指握拳，接著整個手往小指側下壓（如小圖所示），感受到大拇指與手腕交界處明顯的疼痛，就可能是「媽媽手」。這種疼痛是因為大拇指與手腕交界處的肌腱發炎，因常見於整日處理家事，勞苦功高的女性，所以稱為「媽媽手」。

掃地、扭毛巾、洗衣服、炒菜，這些家庭主婦生活中常見的動作，都很容易引起此處肌腱發炎。另外，媽媽自行哺乳，而使用手動擠奶瓶；或是上班族，使用鍵盤時常常按SPACE鍵（空白鍵），也都會導致過度使用這條肌腱，而產生「媽媽手」。由此可知，在現代，媽媽手已經不再是媽媽們的專利了！

一起來做對抗「媽媽手」的局部肌群舒緩操

☆毛醫師溫馨提醒：

1. 在開始做局部舒緩操以前，請先依序完成上半身共同動作1（P.060）→動作3（P.064）→動作4（P.066）→動作7（P.076），對於局部治療會更有效果！
2. 此處僅示範右手的動作。
3. 做動作時，請注意速度應保持和緩，不要過快。

Step1. 準備動作：

將手臂向前方平舉，手掌不要出力，維持放鬆的狀態，掌心則朝向身體內側。

Step2. 輕壓大拇指：

以左手輕輕將右手大拇指往下壓至極限為止。

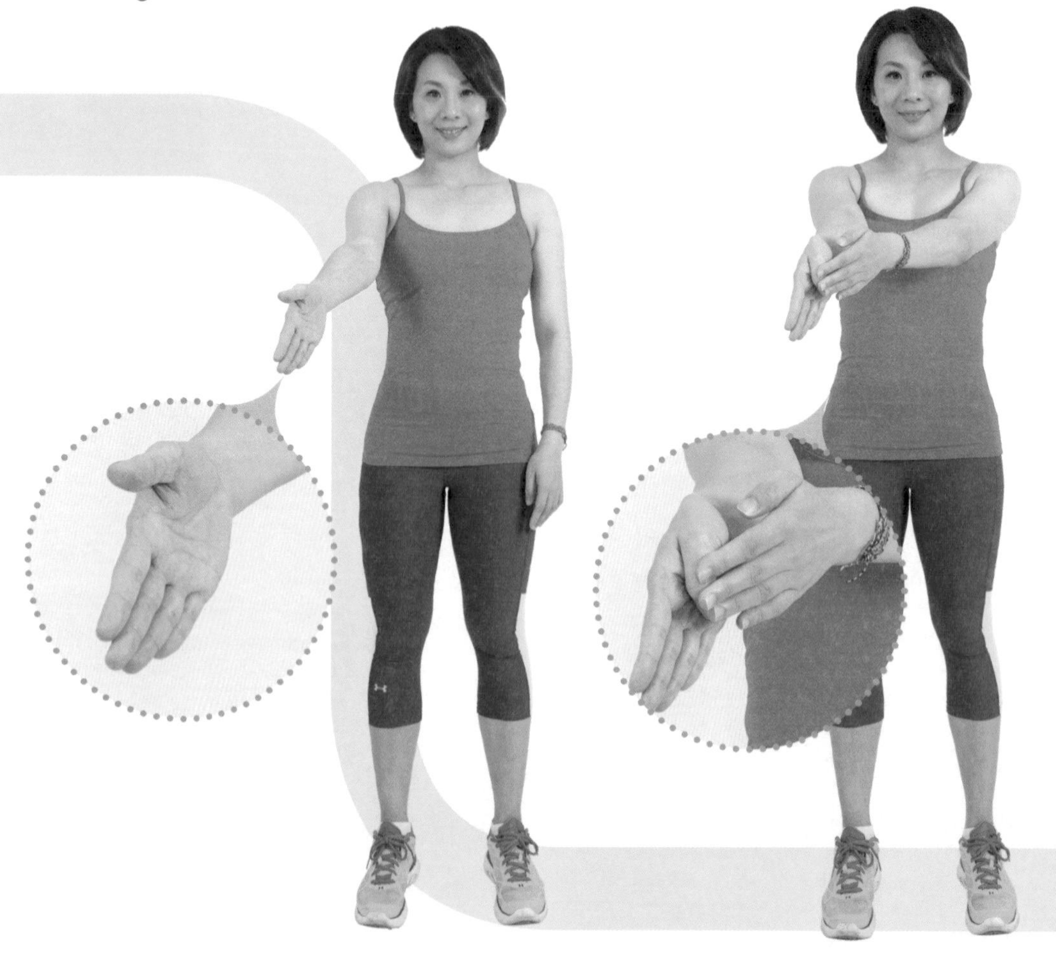

Step3. 握住大拇指：

順著Step 2.的動作，放開左手，改為用右手其餘四隻指頭將大姆指輕輕握住，動作看起來就像握拳的樣子。

POINT
盡量握緊，但是不舒服就不要勉強！

Step4. 掌心轉向外：

握住大拇指以後，手臂依然要維持打直，並轉動整個手臂，直到手掌心轉至朝向外側為止。

Step5. 彎曲手腕：

這個時候向外彎曲手腕，將手掌往手心側下壓，可以明顯感受到手臂肌肉變緊繃。

POINT
手臂肌肉緊繃就可以了，不要太用力彎手腕！

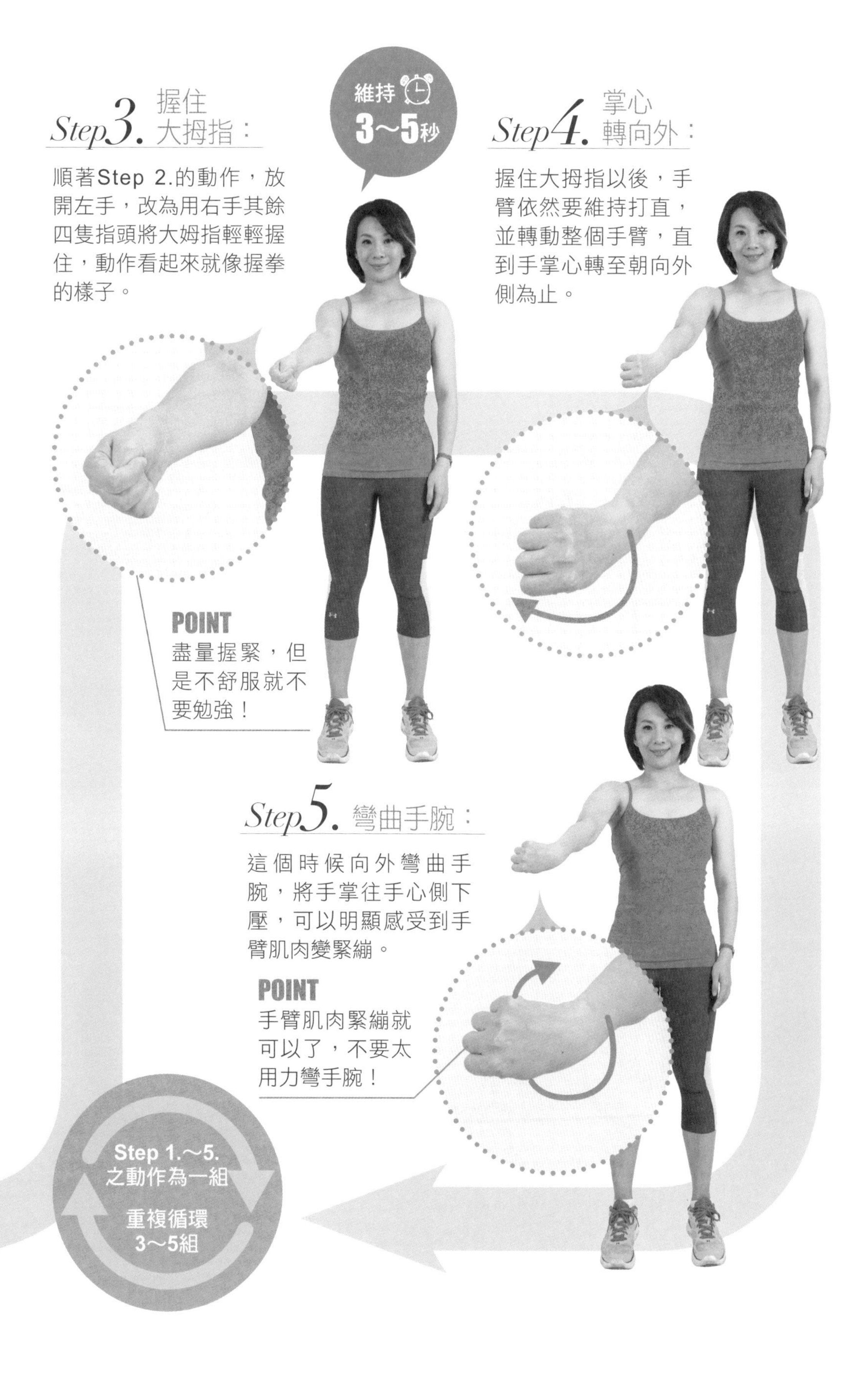

媽媽手——手部動作局部肌群舒緩操

連續動作

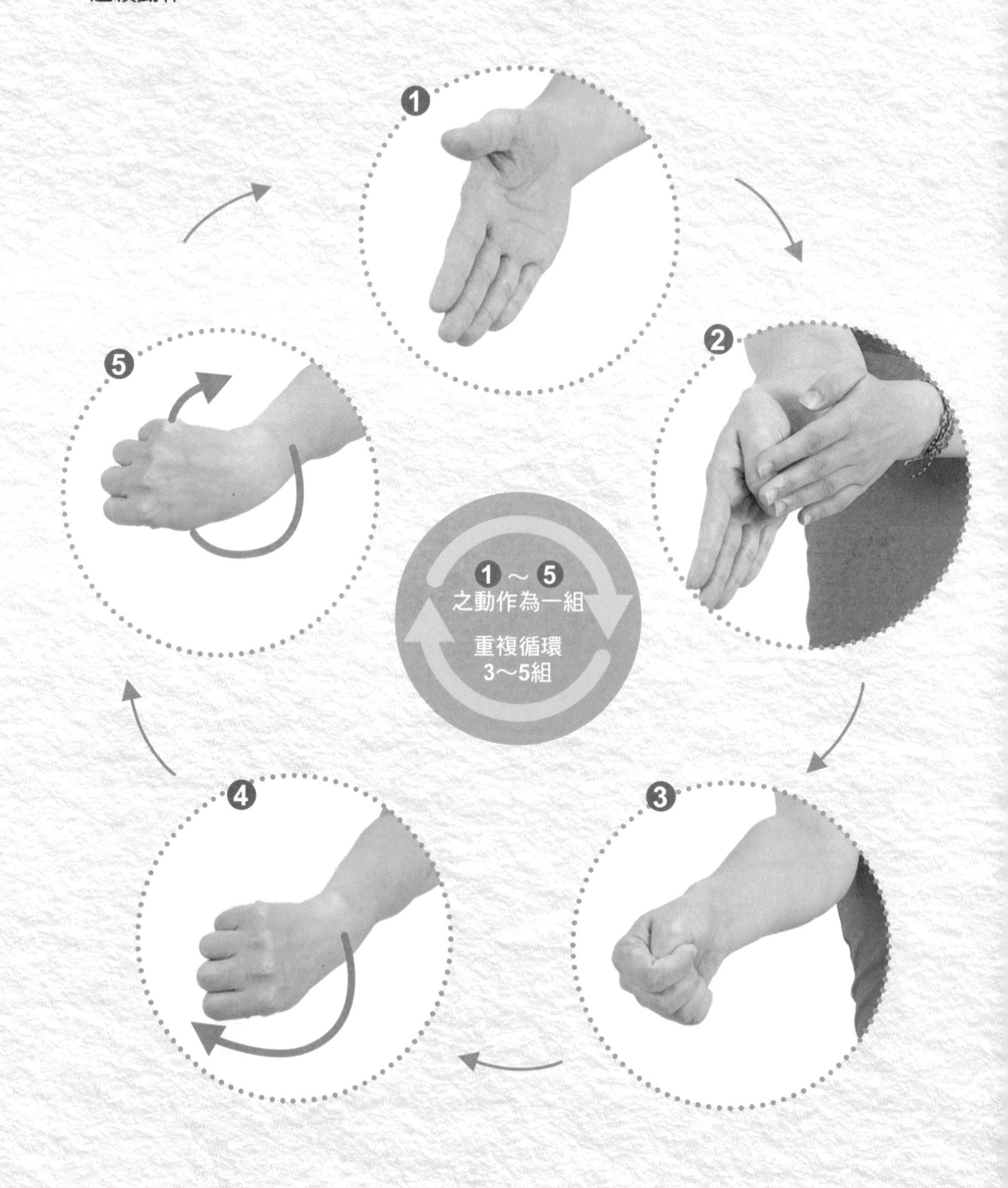

Step1. 準備動作：

雙腳呈弓箭步的姿勢，將右手握拳放置於左腹部上方，左手則置於背後。

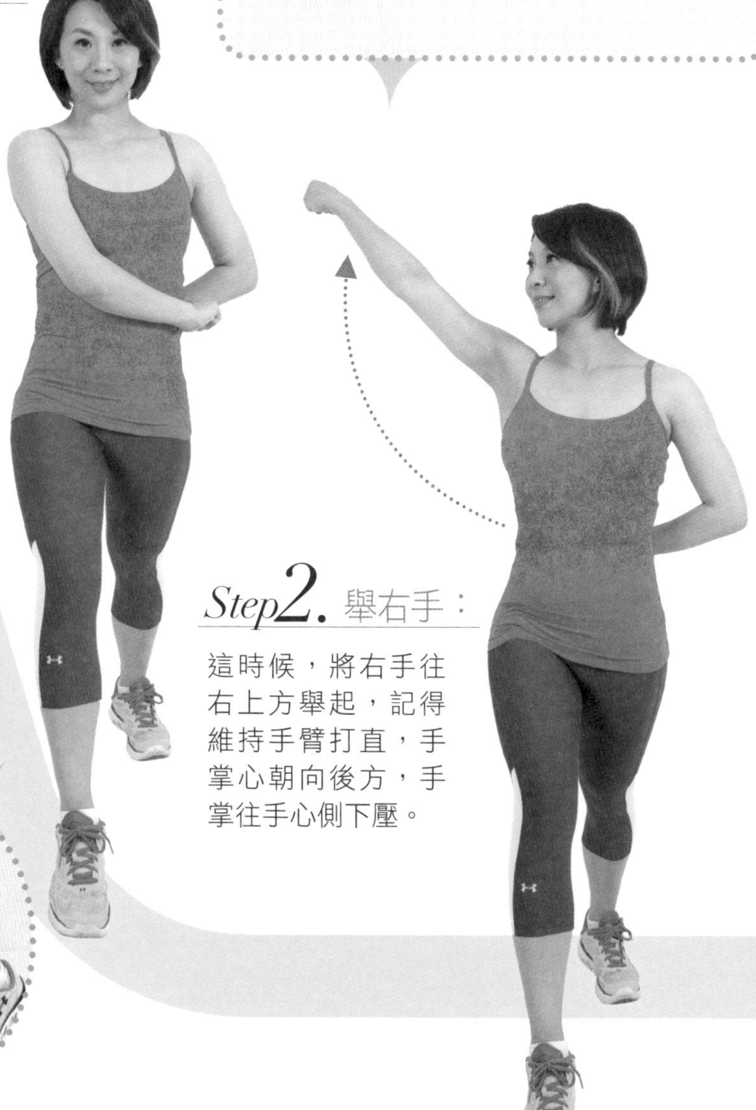

Step2. 舉右手：

這時候，將右手往右上方舉起，記得維持手臂打直，手掌心朝向後方，手掌往手心側下壓。

Step3. 將手後擺：

開始轉動手臂，使右手轉向身體右後方的地方，手臂要持續保持打直的狀態。

POINT
手臂打直！
Step 1.～4.
之動作為一組
重複循環
3～5組

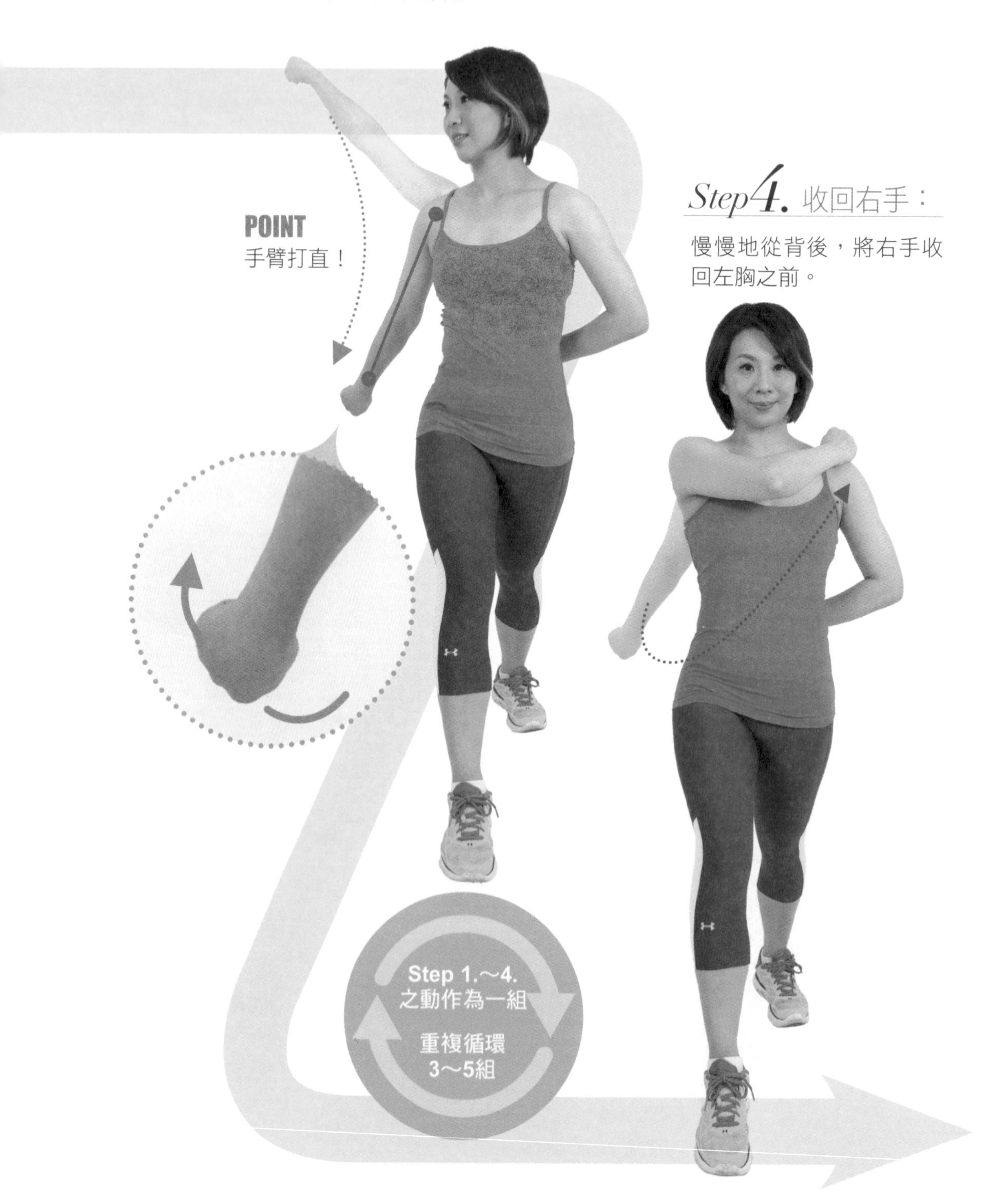

Step4. 收回右手：

慢慢地從背後，將右手收回左胸之前。

媽媽手——全身動作局部肌群舒緩操

連續動作

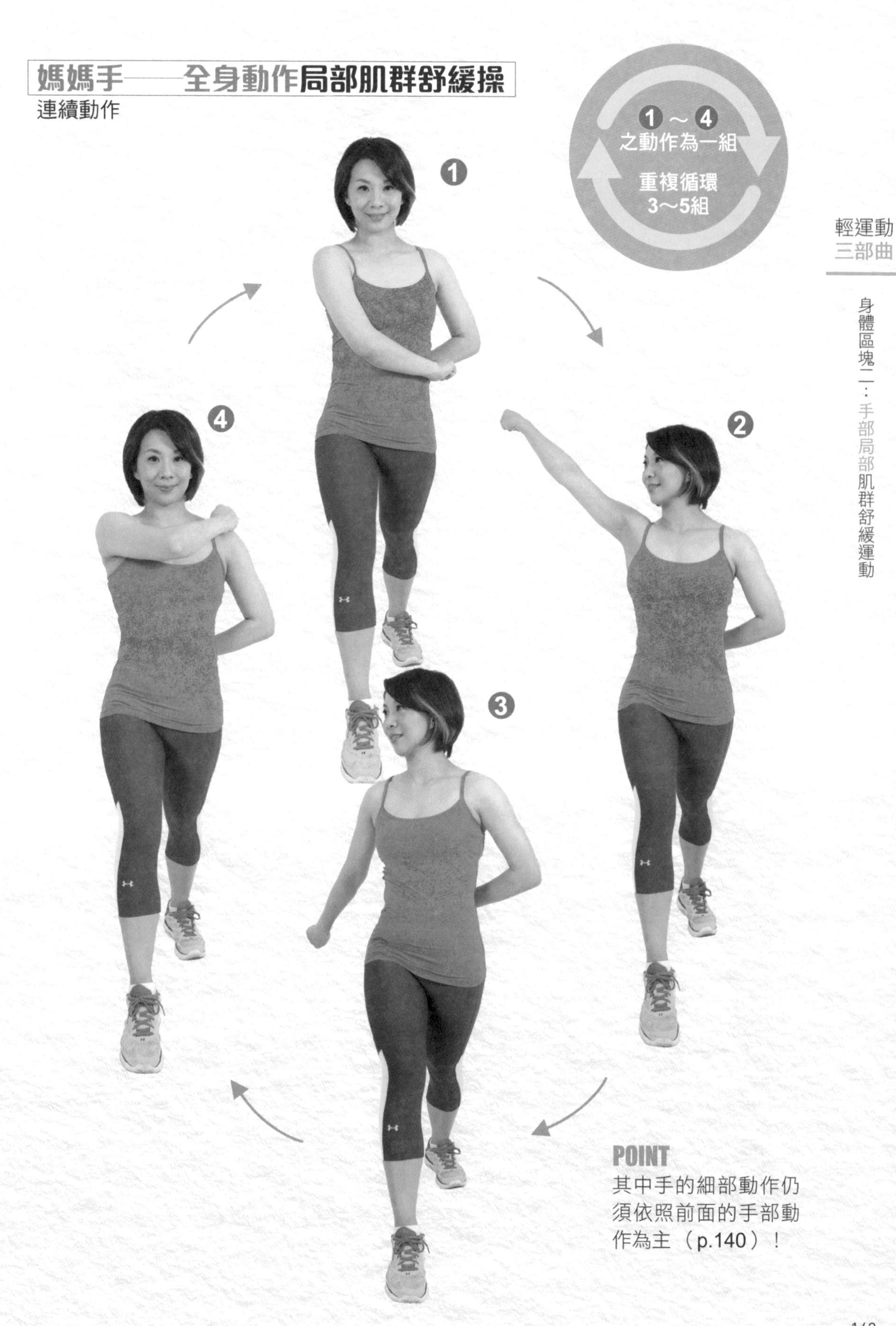

POINT
其中手的細部動作仍須依照前面的手部動作為主（p.140）！

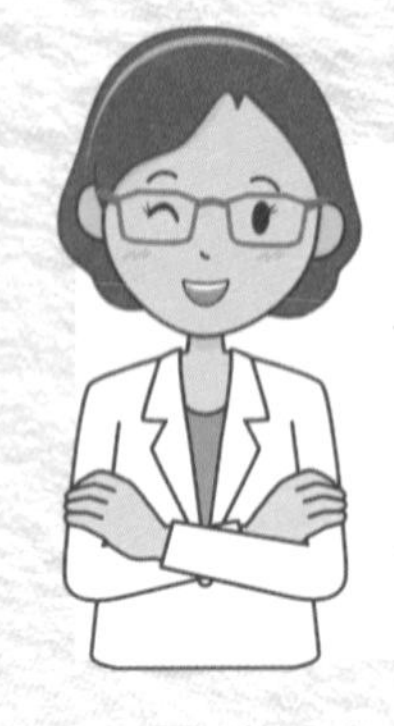

原來問題在這裡！常見症狀❼

扳機指 Trigger finger

→對抗扳機指的局部肌群舒緩操

POINT
這個動作可以舒緩你的扳機指唷！

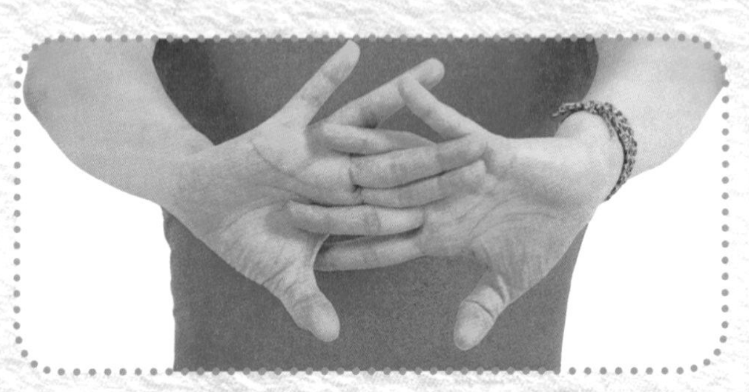

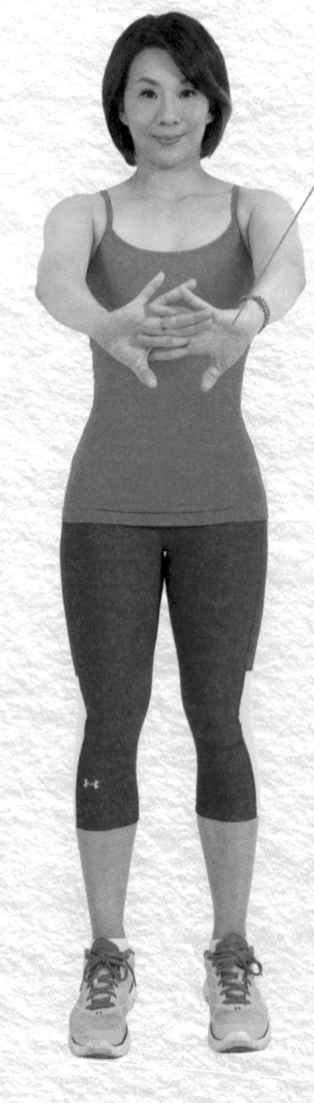

什麼是「扳機指」呢？

手指反覆彎曲伸直，導致手指與手掌交界處的關節過度使用，手指內彎時不順暢，且容易卡住無法恢復原狀，常常需要依靠另一隻手去扳動，回復時會「卡」一下，因為很像扣扳機，所以稱為「扳機指」。病人甚至可以感覺到，手指與手掌交界處的關節會有明顯的壓痛點，或是明顯的突起物。

賣手工水餃的人、工廠作業員、家庭代工者、電腦族，只要是會頻繁使用到手指的族群，都很容易有扳機指的問題。

我們的身體為什麼會發生扳機指的問題？

當手活動時，都經常會使用到手掌面的肌腱。肌腱外圍會有鞘囊包覆，而鞘囊的功能就是使肌腱穩定，又如滑輪般，幫助肌腱在其中滑動，產生手指彎曲的動作。

手指重複彎曲的動作使得肌腱過度使用，導致鞘囊發炎，而產生組織纖維化，這樣的狀況會讓肌腱跟鞘囊的出入口狹窄，導致手指活動時不順暢，且容易在彎曲後卡住，甚至無法再伸直。

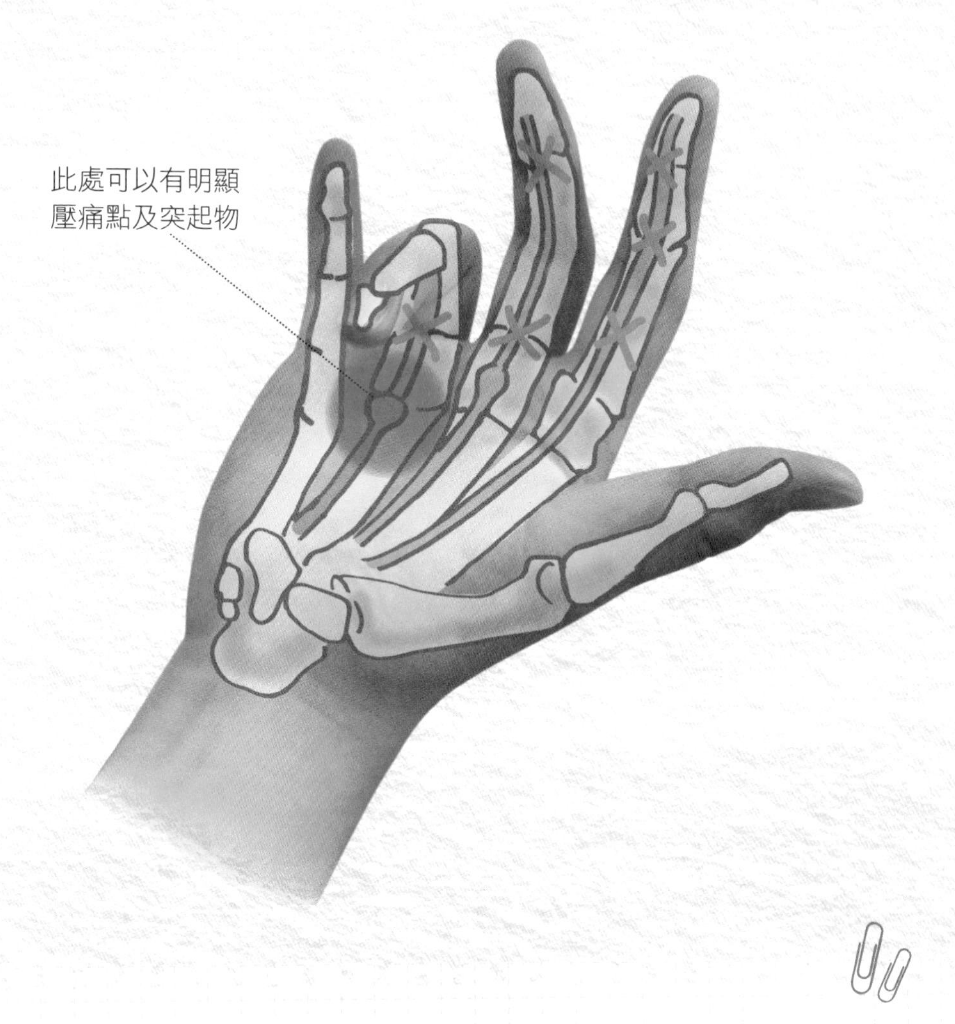

毛醫師小叮嚀

罹患扳機指的病患，千萬不要因為患部不適，就重複做握放的動作，這反而是會刺激肌腱跟鞘囊的摩擦，導致症狀加劇。尤其是患有扳機指的媽媽，千萬不要用力擰毛巾、握菜刀，這些過度用力的姿勢都會導致扳機指的症狀惡化，應該適當休息。

一起來做對抗「扳機指」的局部肌群舒緩操

毛醫師溫馨提醒：

1. 在開始做局部舒緩操以前，請先依序完成上半身共同動作1（P.060）→動作3（P.064）→動作4（P.066）→動作6（P.072），對於局部治療會更有效果！
2. 此處僅示範左手食指的動作。
3. 做動作時，請注意速度應保持和緩，不要過快。

Step 1. 準備動作：

將雙手掌心向外，用另外一手的手指扳住需要舒緩的手指頭。

POINT
指頭感受到緊繃就可以了，不要太過用力！

Step 2. 向外伸展：

慢慢將手臂伸直，掌心向外延伸，會慢慢感受到手指頭上的肌肉變得比較緊繃。

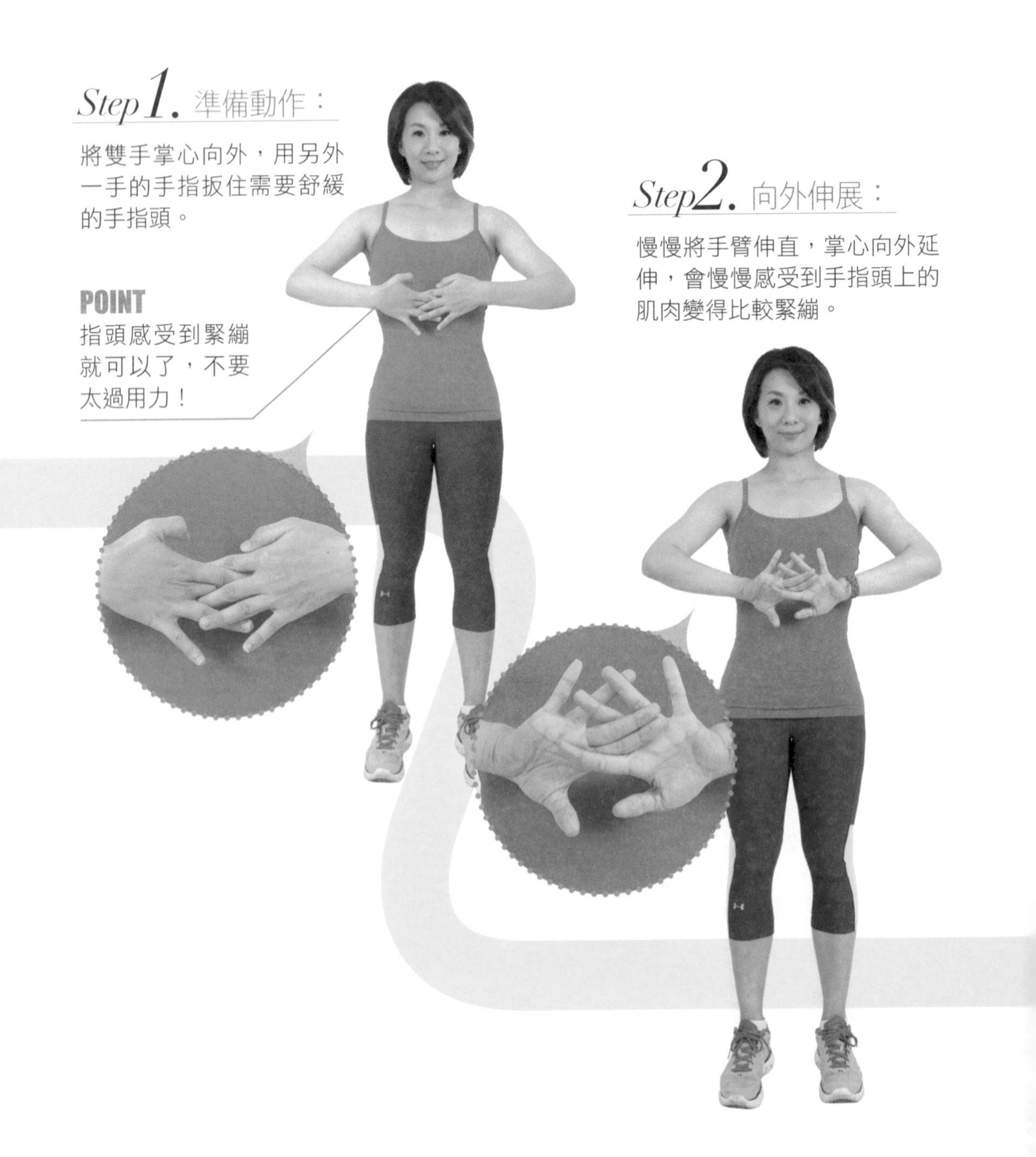

Step3. 手臂伸直往前伸展：

手臂打直，能明顯感受手指緊繃。

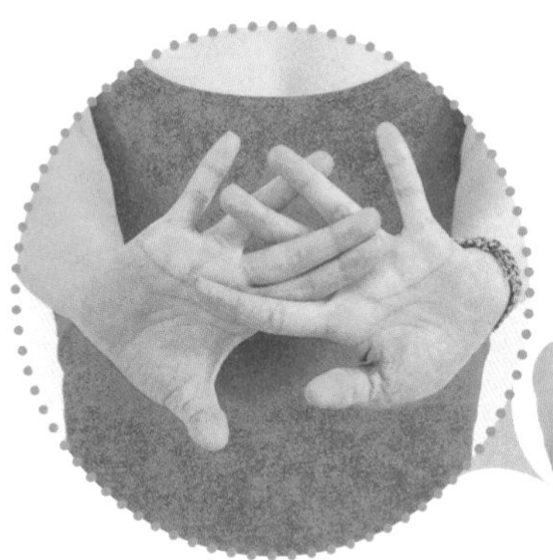

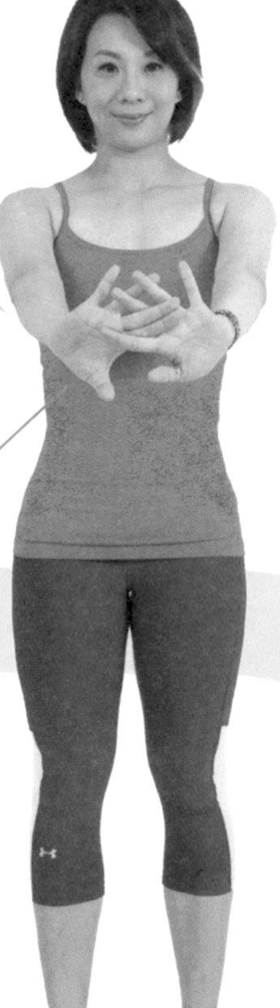

POINT
指頭感受到緊繃就可以了，不要太過用力！

Step4. 恢復準備動作：

慢慢地放鬆手臂，恢復成準備動作後，轉換手部姿勢，以舒緩其他指頭。

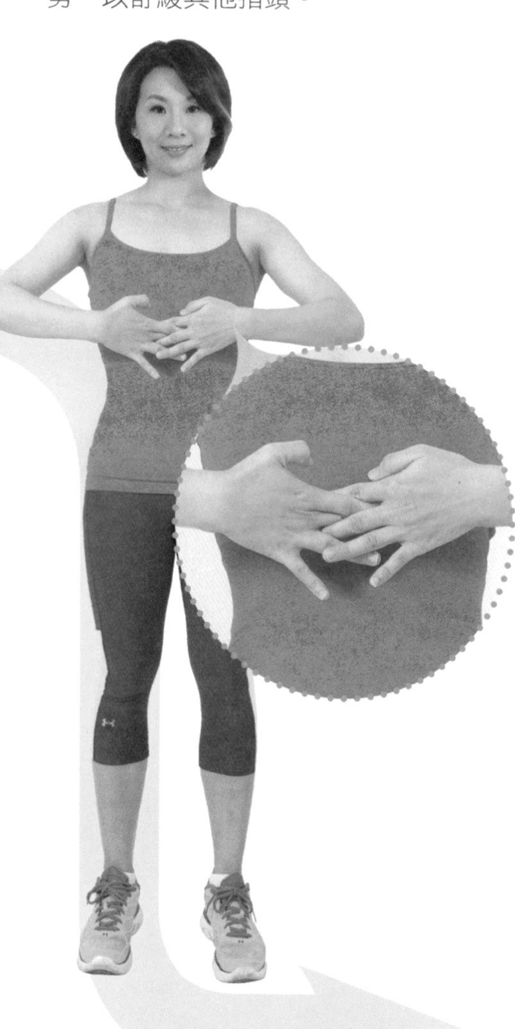

各指頭舒緩手勢（針對左手）

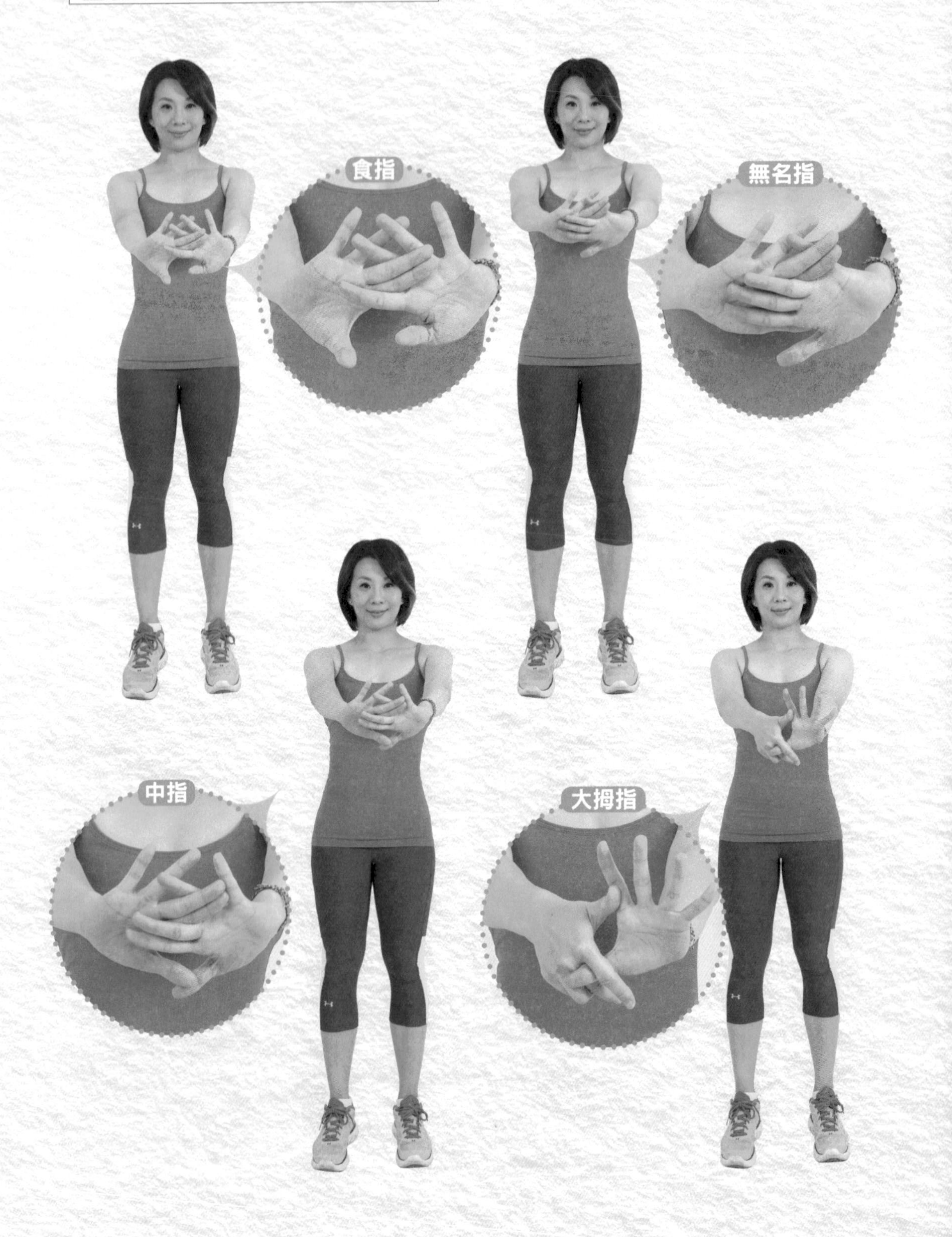

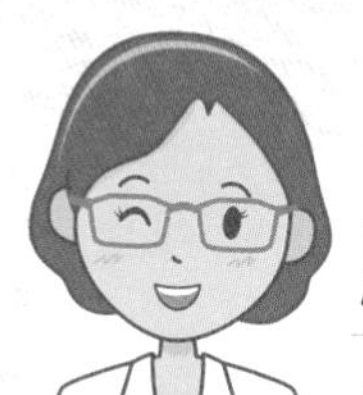

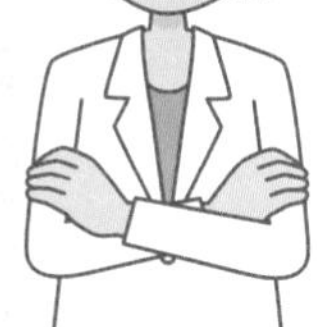

原來問題在這裡！常見症狀❽

腕隧道症候群 Carpal tunnel syndrome

→對腕隧道症候群的局部肌群舒緩操

手掌心及大拇指
側三指半麻木
POINT
這個動作可以
舒緩你的腕隧
道症候群唷！

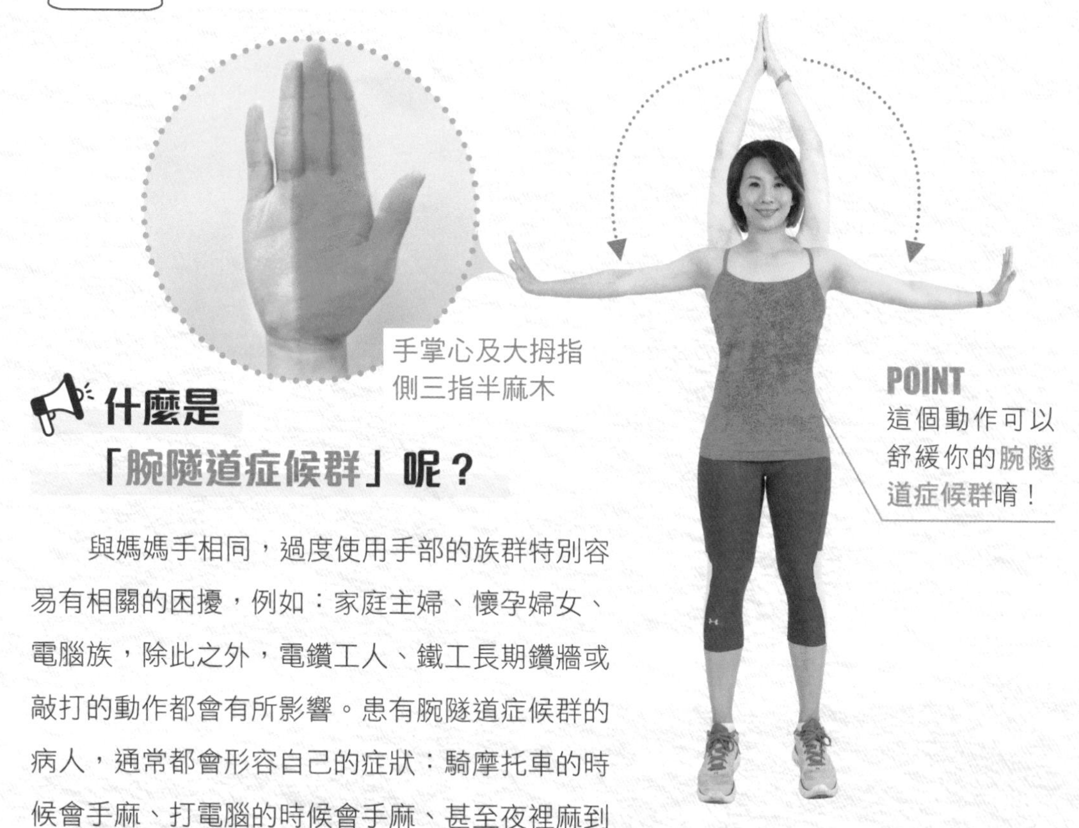

什麼是「腕隧道症候群」呢？

與媽媽手相同，過度使用手部的族群特別容易有相關的困擾，例如：家庭主婦、懷孕婦女、電腦族，除此之外，電鑽工人、鐵工長期鑽牆或敲打的動作都會有所影響。患有腕隧道症候群的病人，通常都會形容自己的症狀：騎摩托車的時候會手麻、打電腦的時候會手麻、甚至夜裡麻到醒來，需要甩甩手才會比較舒緩。麻的地方通常是在手掌掌面、比較靠近大拇指側前三指半的位置。

我們的身體為什麼會發生腕隧道症候群的問題？

掌面的手腕有一個狹窄的通道，由上方的韌帶連結兩側的腕骨所形成。神經、血管、肌腱、韌帶都在這個狹窄的通道裡面，因為手腕動作以及手部重複使力，手腕隧道就會容易發炎，壓迫到其中的正中神經，引起這條神經支配的大部分手掌面麻木，這就是「腕隧道症候群」。

一起來做對抗「腕隧道症候群」的局部肌群舒緩操

毛醫師溫馨提醒：

1. 在開始做局部舒緩操以前，請先依序完成上半身共同動作1（P.060）→動作3（P.064）→動作4（P.066）→動作7（P.076），對於局部治療會更有效果！
2. 做動作時，請注意速度應保持和緩，不要過快。

Step 1. 準備動作：

雙腳微微張開，與肩膀同寬，呈站立姿勢；雙手合十，置於胸前，兩眼注視前方。

Step 2. 指尖朝下：

手掌維持合十的姿勢，緩緩向下旋轉手掌，直到手指頭完全朝下為止。

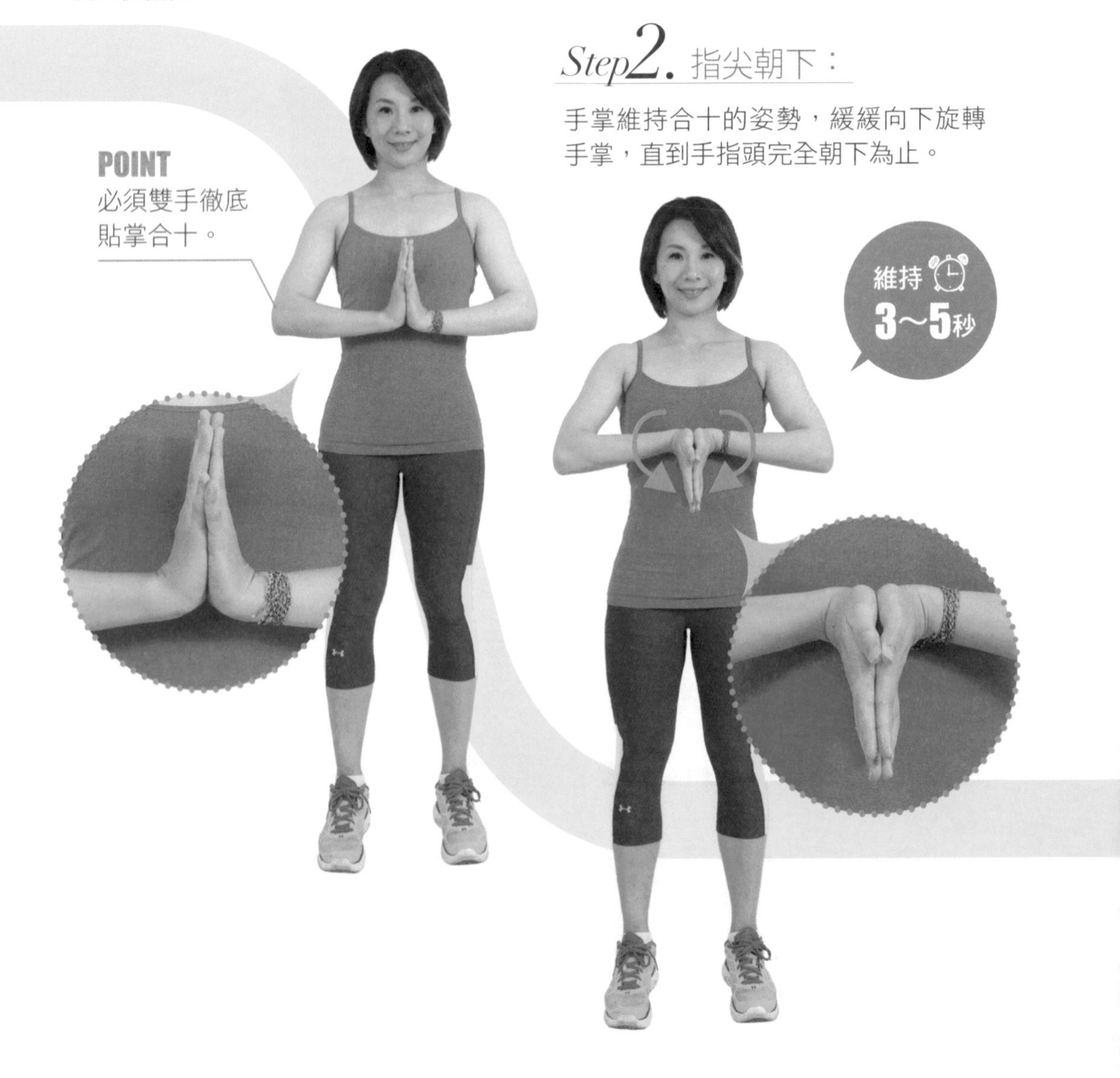

*Step*4. 舉起雙手：

這時候還是繼續維持著雙手合十的動作，緩緩將雙手舉起，直到頭頂上方的時候，手臂已經完全打直。

*Step*3. 恢復準備動作：

手指頭完全朝下後，再緩緩向上旋轉手掌，恢復成雙手合十的姿勢。

POINT
眼睛維持直視前方！

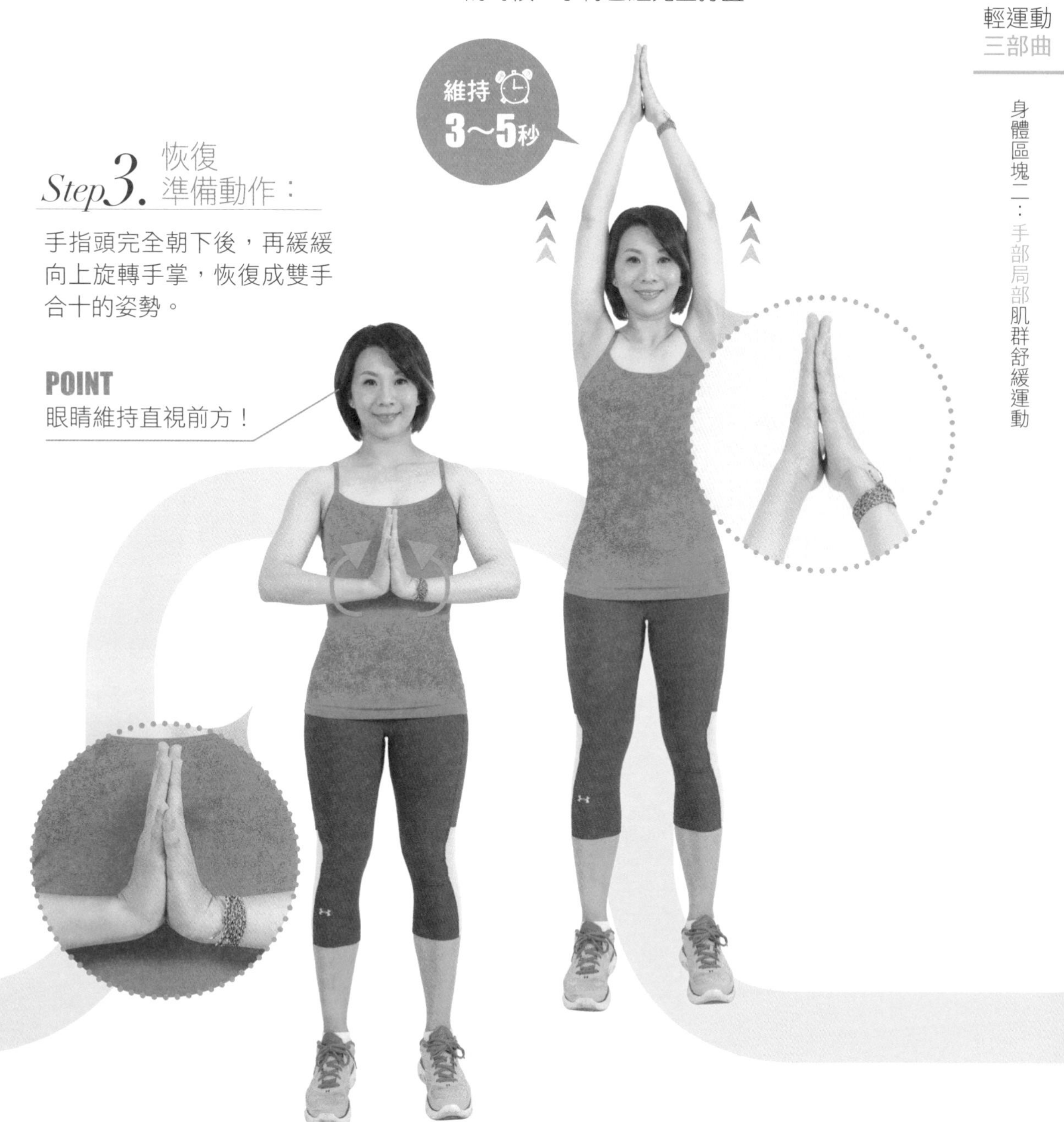

Step 5. 張開雙手：

將合十的手掌緩緩分開來，這時候張開雙手手臂於空中向下畫個大圓。

Step 6. 指尖朝下合十：

雙手於畫圈盡頭再次以指尖朝下合十，並將雙手上抬，直至恢復Step 2 指尖朝下姿勢。

維持 3～5秒

Step 1.～6. 之動作為一組

重複循環 3～5組

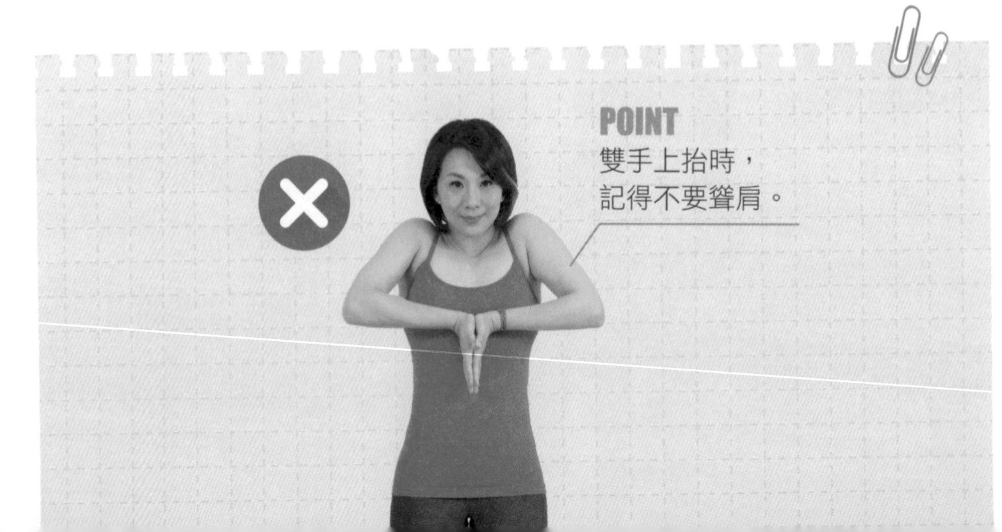

腕隧道症候群局部肌群舒緩操

連續動作

1～6
之動作為一組
重複循環
3～5組
1
2
3
4
5
6

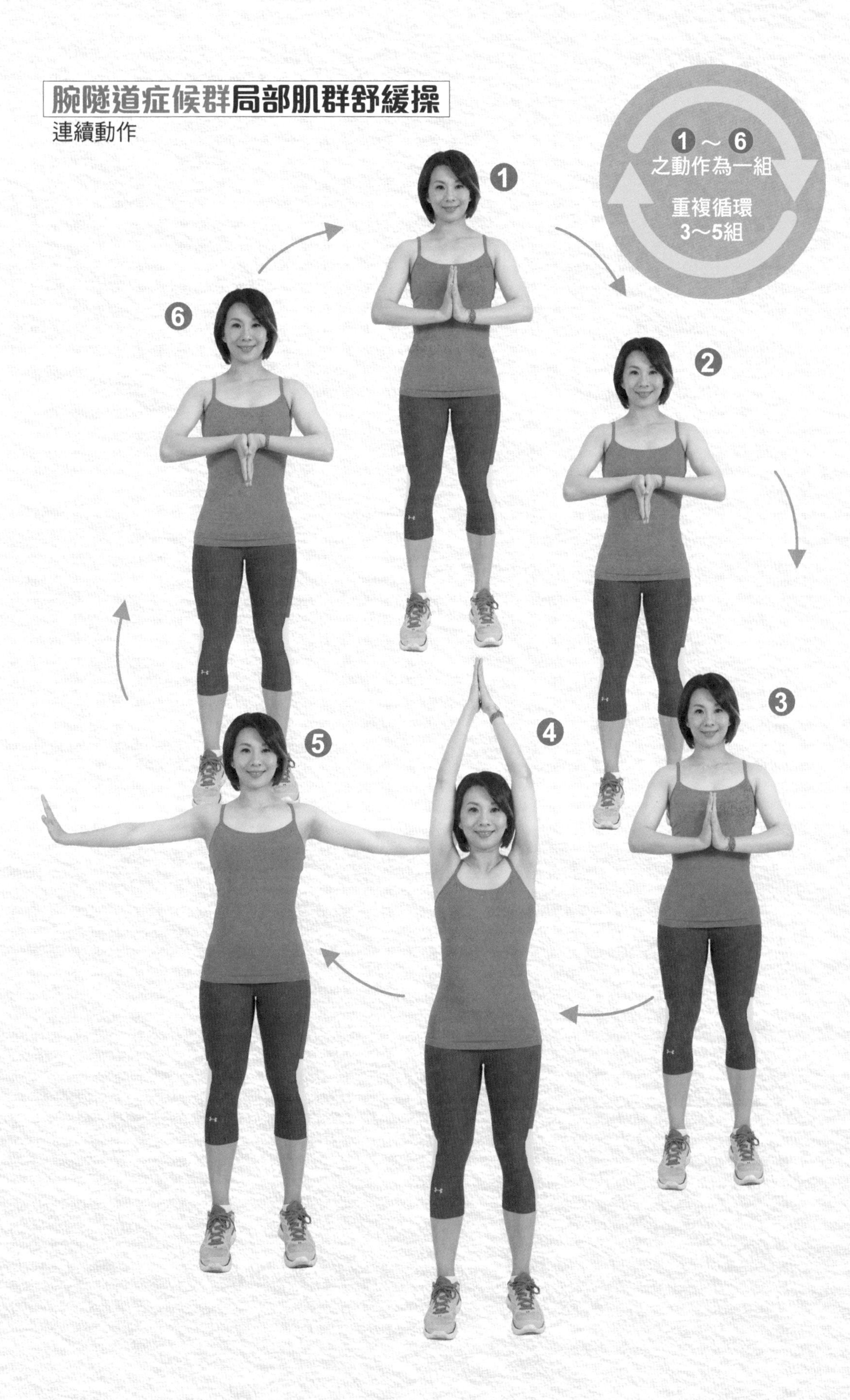

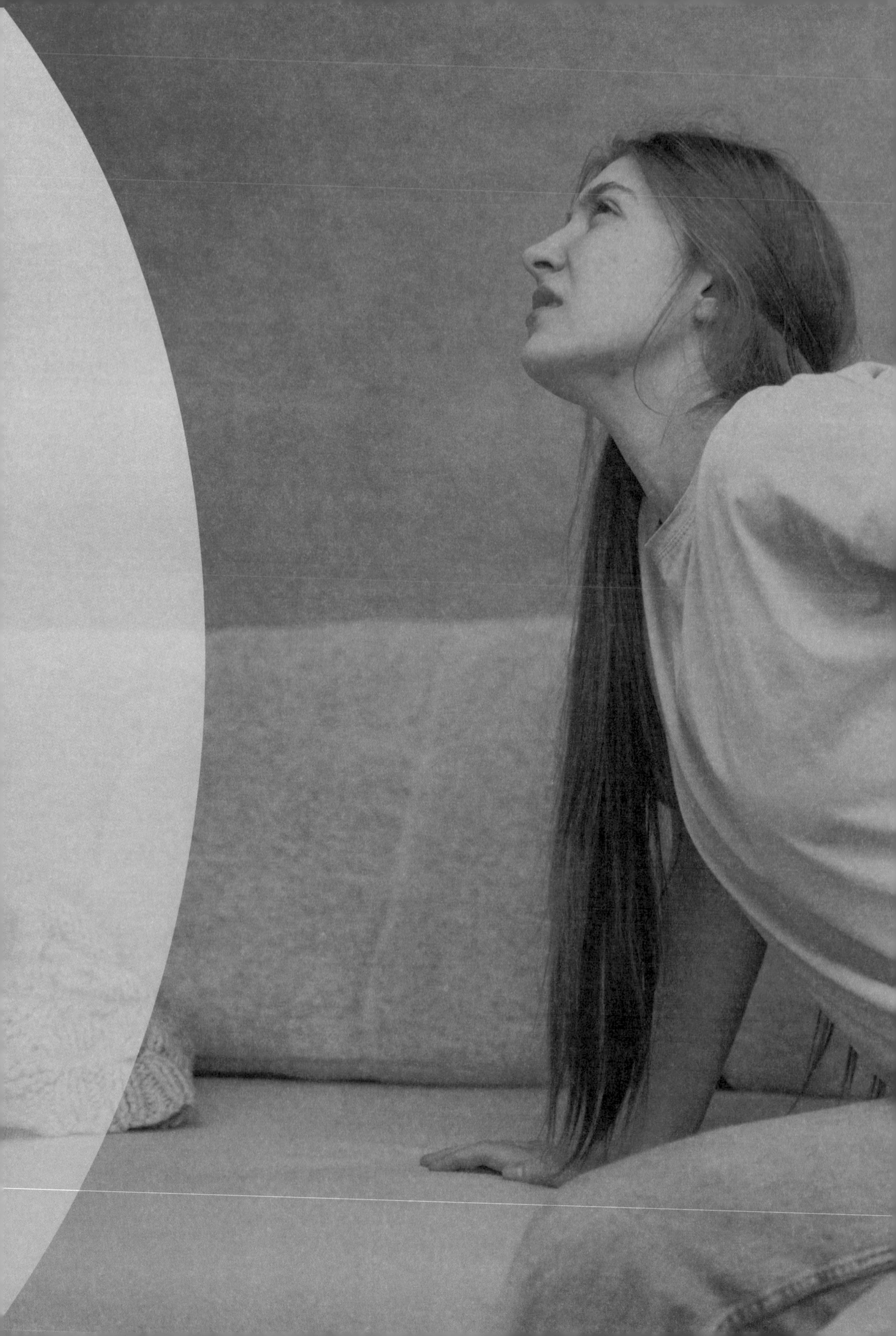

輕運動**三部曲**之

身體 區塊三 ：腰背不適？就做「**腰背局部肌群舒緩運動**」吧！

輕運動三部曲之

身體區塊三：腰背不適？就做「腰背局部肌群舒緩運動」吧！

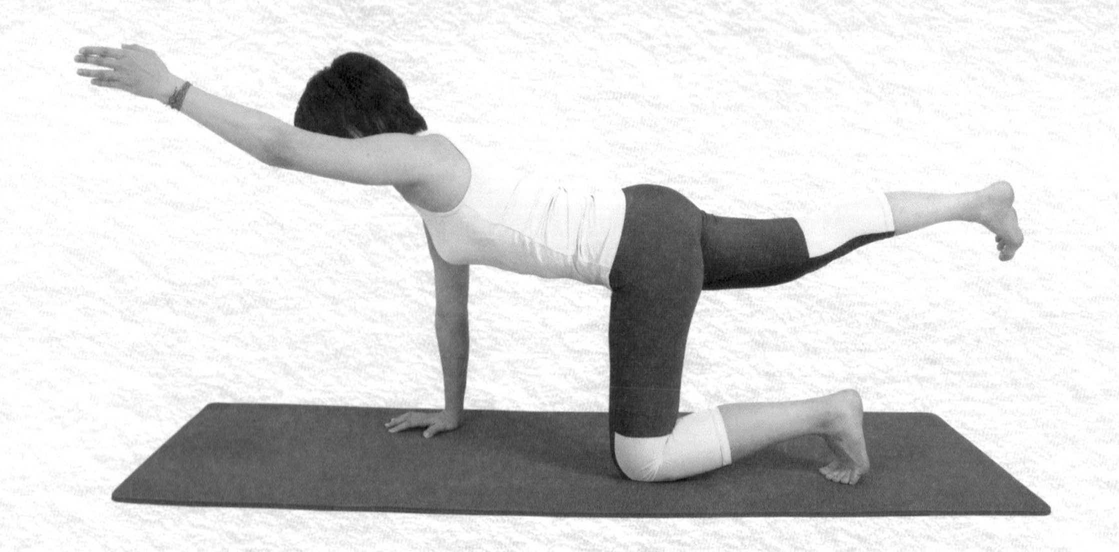

腰背自我小評估，找找問題出在哪？

☑ 身體前彎、後仰、或者做側邊拉扯的動作時會引發背部疼痛。

☑ 背部肌肉有腫脹、發熱的感覺。

☑ 按壓背部肌肉時，會明顯的疼痛。

☑ 按壓背部肌肉時，甚至會感覺到條狀腫塊（因肌肉痙攣所致）。

★若有上述這些問題，那很有可能就是「**急性背肌拉傷**」在作怪。快翻到P.158徹底了解急性背肌拉傷，並在恢復期，開始做一下針對急性背肌拉傷的局部舒緩操吧！

☑ 腰部疼痛，因此無法久坐，久躺，或是長時間彎腰。

☑ 疼痛甚至延伸到臀部、大腿後側、小腿。

☑ 小腿外側、腳背或腳底板麻木。

☑ 無法長時間行走，疼痛會加劇，坐一下才能緩解。

☑ 早上起床時，腰部僵硬、緊繃，甚至無法立即下床。

★ 若有上述這些問題，那很有可能就是「**腰椎退化**」在作怪。快翻到P.163徹底了解腰椎退化，並在恢復期，開始做一下針對腰椎退化的局部舒緩操吧！

☑ 長時間坐著（如使用電腦）超過30分～1小時，就引發腰部疼痛不適。

☑ 彎腰時，尤其負重受力，腰部明顯疼痛不適。

☑ 彎腰就會產生不適，疼痛甚至延伸到臀部、大腿後側、小腿。

☑ 小腿外側、腳背或腳底板麻木。

☑ 咳嗽、打噴嚏時常引發腰部疼痛，甚至電麻到腳部。

★ 若有上述這些問題，那很有可能就是「**腰椎間盤突出**」在作怪。快翻到P.166徹底了解腰椎間盤突出，並在恢復期，開始做一下針對腰椎間盤突出的局部舒緩操吧！

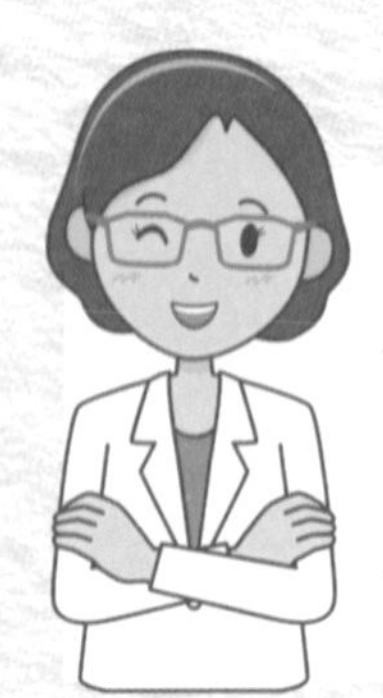

原來問題在這裡！常見症狀❾

急性背肌拉傷 Acute back strain

→對抗急性背肌拉傷的局部肌群舒緩操

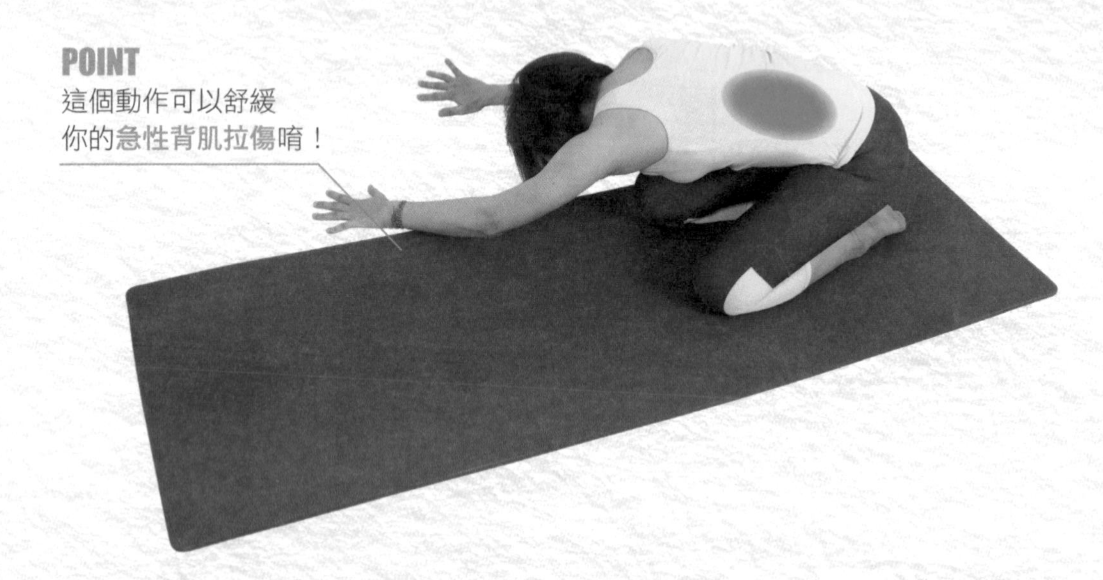

什麼是「急性背肌拉傷」呢？

運動員、貨運員、搬運工，這些需要大量使用背肌力量的人，在迅速扭轉或過度負重的情況下，身體為了要保護脊椎，導致背肌瞬間過度用力的狀況，就很可能引起急性背肌拉傷。家庭主婦做家事姿勢不當，彎腰負重過大時，也可能引發急性背肌拉傷！

得到急性背肌拉傷的患者，在做前彎、後仰或是側邊拉扯的動作時，只要拉扯到受傷肌群，就會感到明顯疼痛。急性期時，患者甚至會有一些局部腫脹、發熱、明顯的壓痛狀況。

我們的身體為什麼會發生急性背肌拉傷的問題？

基本上，背部的肌肉是很大的一組肌肉，負責維持脊椎的穩定性。日常生活的各式動作，如彎腰、提重、扭轉……等動作，為了在動作時維持脊椎的穩定性，背部肌肉就必須承受較大的受力，然而當一瞬間的受力太大、超過背部肌肉可承受的量時，就會受傷。所以急性背肌拉傷，就是指背部肌肉群，在某些不當使力與姿勢下，引起的急性肌肉拉傷問題。單純的背肌拉傷並不會造成神經的壓迫。

若是不小心得到了急性背肌拉傷，那麼在受傷的初期（一般是一至二週），就應該適當的休息，避免再拉扯到受傷的肌肉。

毛醫師小叮嚀

• 若家中有長者患有背痛的問題

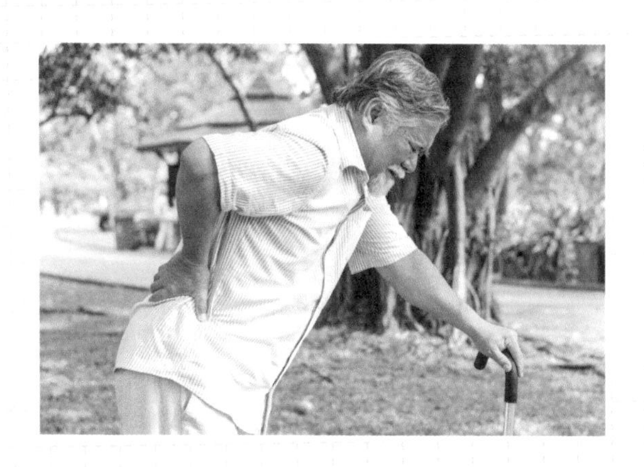

一般長者可能會因為單純的彎腰或咳嗽，就引發急性背痛。此時應保持警覺，有可能不是一般的急性背肌拉傷，而是「腰椎壓迫性骨折」！腰椎壓迫性骨折的急性期，患者無論是在床上翻身、坐下、或者身體前彎都會產生劇痛，這種疼痛甚至會從背部延伸至腹部，影響到腸胃蠕動，甚至造成便秘。這種長者常見的急性背痛症狀及位置，與急性背肌拉傷的相當類似，必須仔細留意，X光的檢查是必要的！

一起來做對抗「急性背肌拉傷」的局部肌群舒緩操

毛醫師溫馨提醒：

1. 在開始做局部舒緩操以前，請先依序完成下半身共同動作1（P.079）→動作2（P.081）→動作3（P.082）→動作7（P.087）→動作8（P.091）→動作9（P.094）→動作10（P.098）→動作11（P.101），對於局部治療會更有效果！
2. 做動作時，請注意速度應保持和緩，不要過快。

需要道具：瑜伽墊

Step 1. 準備動作：

跪坐於瑜伽墊上，雙手伏地，手掌撐於地面上。

Step 2. 膜拜姿勢：

身體緩緩下壓，這時身體會呈現類似跪拜的姿勢，臉則朝向地面。

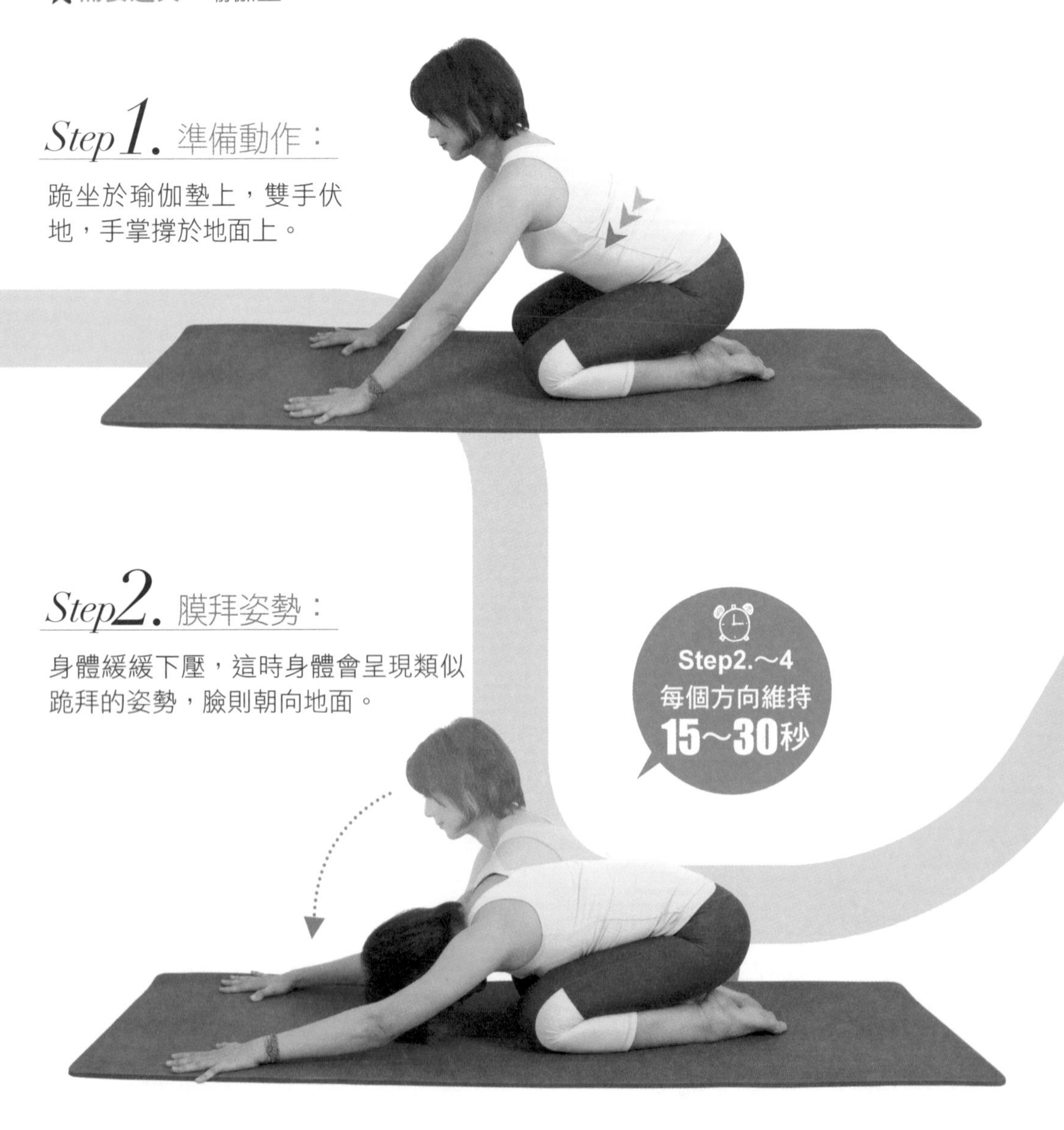

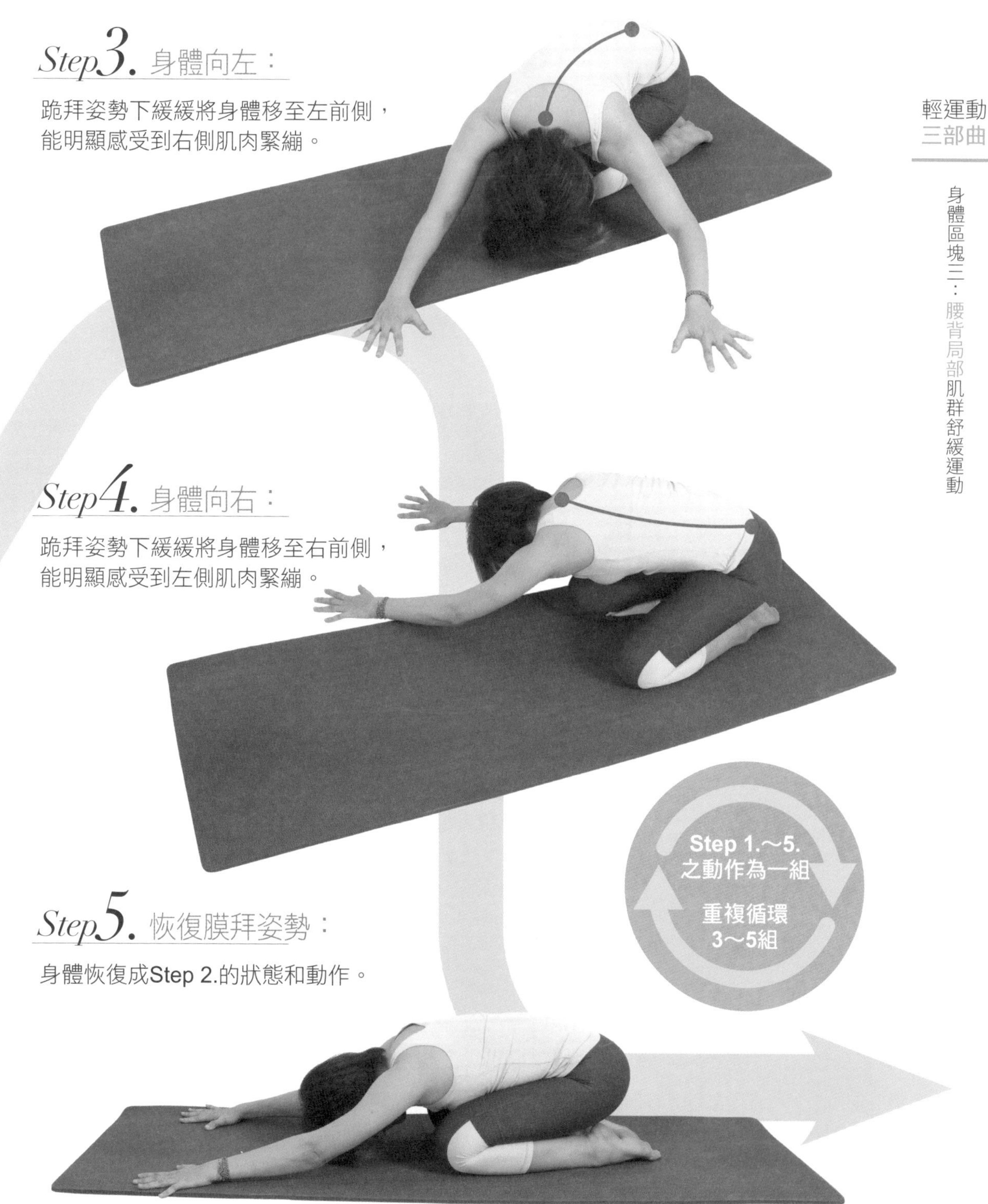

Step3. 身體向左：

跪拜姿勢下緩緩將身體移至左前側，
能明顯感受到右側肌肉緊繃。

Step4. 身體向右：

跪拜姿勢下緩緩將身體移至右前側，
能明顯感受到左側肌肉緊繃。

Step5. 恢復膜拜姿勢：

身體恢復成Step 2.的狀態和動作。

急性背肌拉傷局部肌群舒緩操

連續動作

❶～❺
之動作為一組
重複循環
3～5組
❶
❷
❸
❹
❺

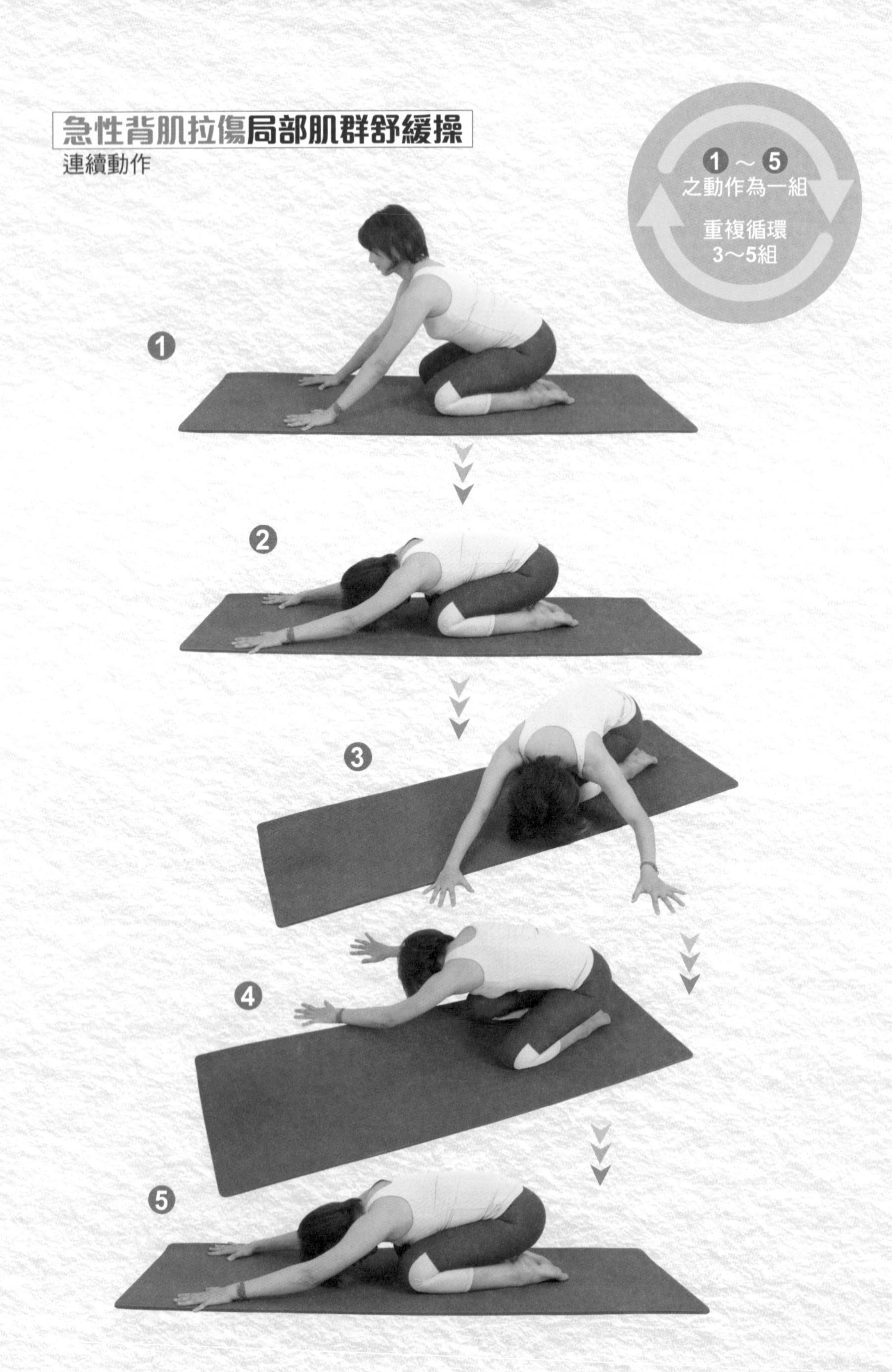

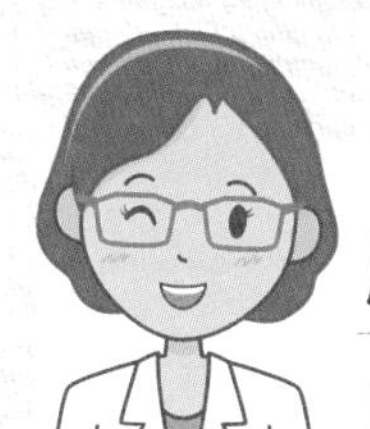

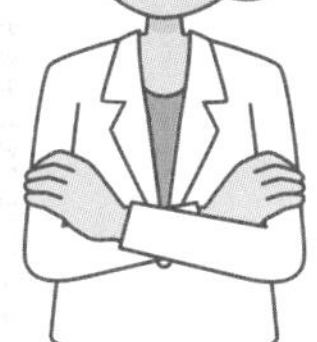

原來問題在這裡！常見症狀⑩

腰椎退化 Lumbar spondylosis

→對腰椎退化的局部肌群舒緩操

什麼是「腰椎退化」呢？

一般人在年紀漸長後，就有可能發生腰椎退化的問題。尤其是需要長時間久坐的上班族、長時間負重的勞動者，因不當坐姿或過度彎腰受力，導致脊椎間軟骨長期不當受壓迫所引發的退化現象。腰椎退化的症狀會導致腰部痠痛不適、甚至臀部、大腿後側和小腿疼痛，也可能產生小腿、臀部肌肉萎縮無力的問題，常常無法久坐、久站、彎腰、刷牙和洗頭。更為嚴重時，則會出現腰椎間孔明顯變窄、脊椎滑脱的狀況、連行走都會有困難，一旦走個三五分鐘腰椎就會相當不舒服，必須坐下休息才能繼續行走，此情形我們稱為「間歇性跛行」。

我們的身體為什麼會發生腰椎退化的問題？

腰椎與頸椎一樣，都是由一節一節的椎骨連接而成，每兩個椎骨中間則有軟骨，軟骨的功能類似車子的避震器，負責吸收掉椎骨之間活動所產生的壓力。當軟骨因磨損造成退化的情形發生在頸椎，就稱為頸椎退化，換句話説，如果是發生在腰椎，就是我們此單元要提到的「腰椎退化」了。此兩者間的產生原因並沒有差異。與頸椎退化相同，腰椎退化也可能導致骨刺生成。（若想了解這裡提到的頸椎退化，也可以翻到P.111看看喔！）

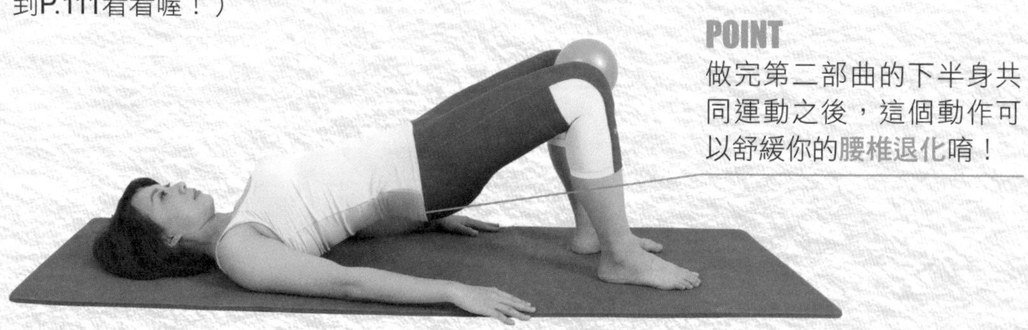

POINT
做完第二部曲的下半身共同運動之後，這個動作可以舒緩你的腰椎退化唷！

已經有腰椎退化的狀況的人，就必須避免腰椎維持固定姿勢過久，長時間坐姿或站立、行走……等動作皆不適合。維持相同姿勢過久，腰椎鍵結的小面關節（facet Joint）滑囊液會變得比較黏著，養份供給以及循環也會變差，因此患者必須常常變換姿勢，坐一陣子，務必起來走走！如果已經有「間歇性跛行」的情況，騎固定式腳踏車做運動不失為一個好的替代方案！

一起來做對抗「腰椎退化」的局部肌群舒緩操

毛醫師溫馨提醒：

1. 在開始做局部舒緩操以前，請先依序完成下半身共同動作1（P.079）→動作2（P.081）→動作3（P.082）→動作7（P.087）→動作8（P.091）→動作9（P.094）→動作10（P.098）→動作11（P.101），對於局部治療會更有效果！
2. 做動作時，請注意速度應保持和緩，不要過快。

需要道具：瑜伽墊、軟球

Step 1. 準備動作：

平躺於瑜伽墊上，膝蓋呈現彎曲的狀態，腳掌平踏在瑜伽墊上，並於雙腿之間夾一顆軟球。

Step 2. 骨盆後傾：

尾椎略向上勾起，腹部內收，感覺後腰緊緊貼平於地面。

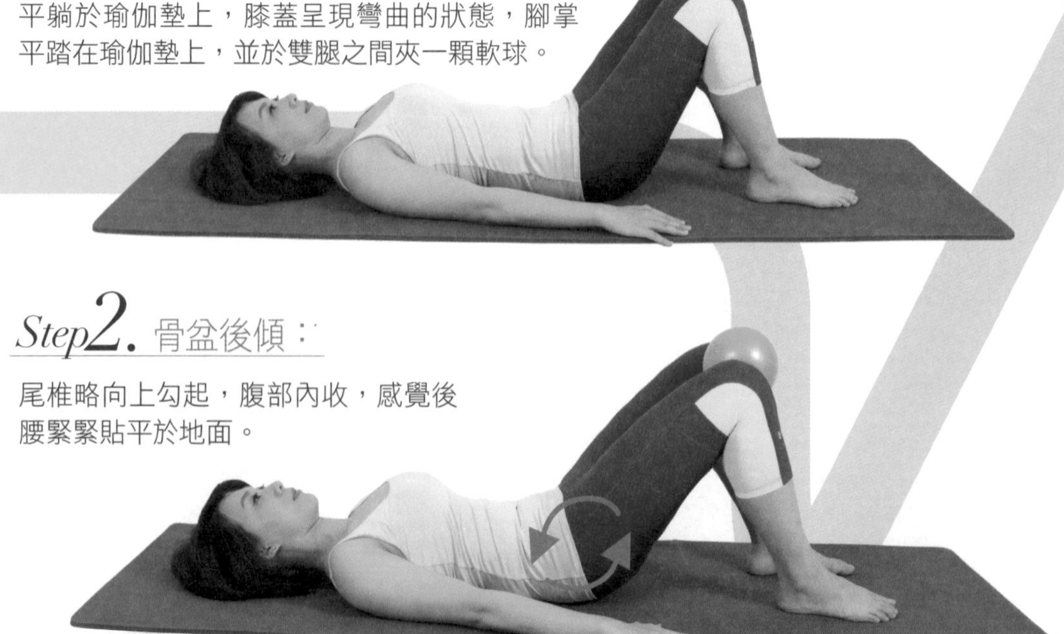

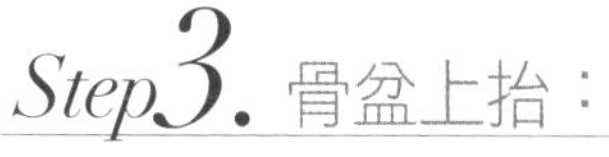

Step3. 骨盆上抬：

想像脊椎由下（腰椎）而上（胸椎），一節一節離開地面。

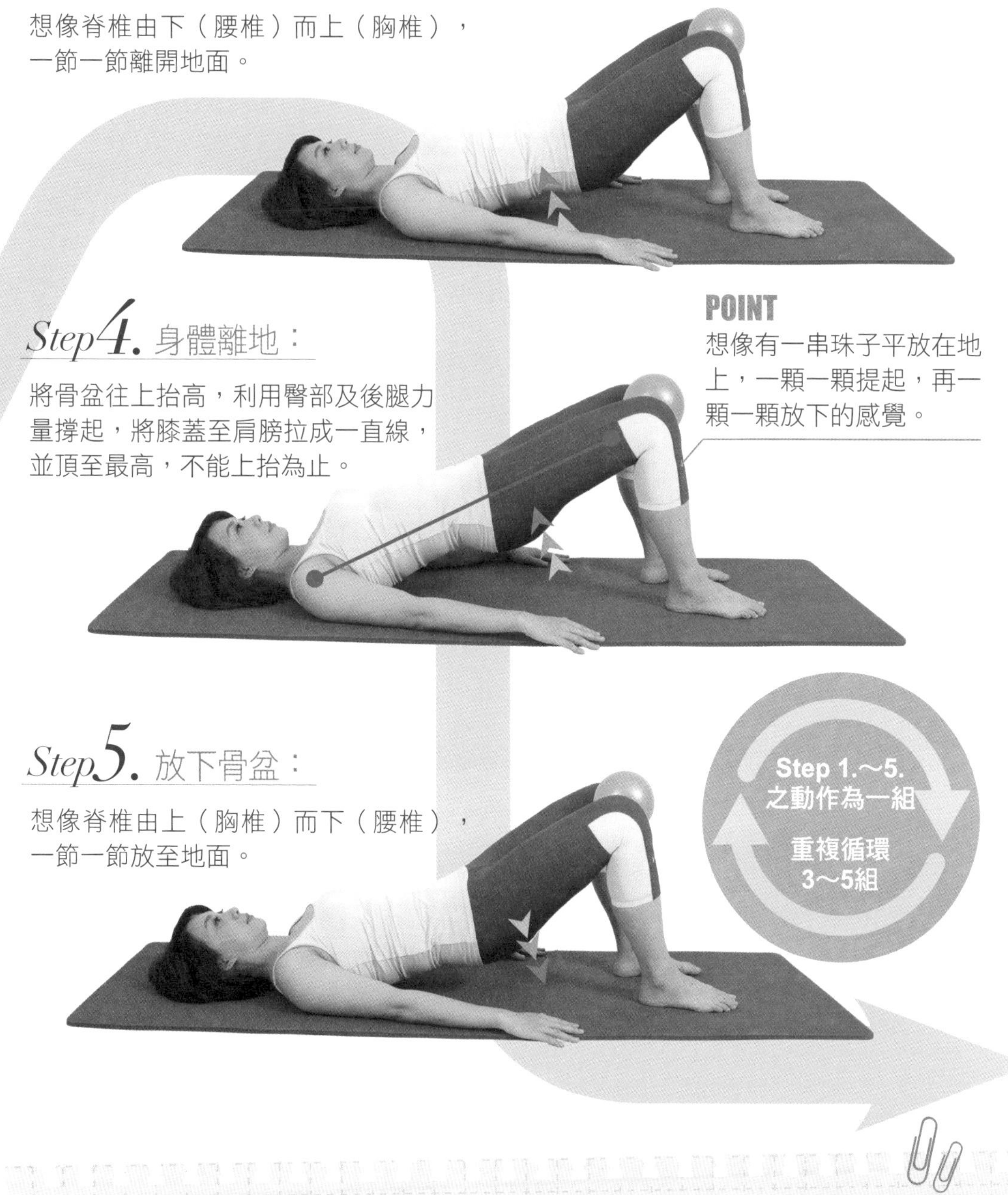

Step4. 身體離地：

將骨盆往上抬高，利用臀部及後腿力量撐起，將膝蓋至肩膀拉成一直線，並頂至最高，不能上抬為止。

POINT
想像有一串珠子平放在地上，一顆一顆提起，再一顆一顆放下的感覺。

Step5. 放下骨盆：

想像脊椎由上（胸椎）而下（腰椎），一節一節放至地面。

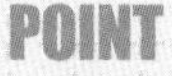

POINT
不要直接用頂腰的方式上抬，否則容易受傷。

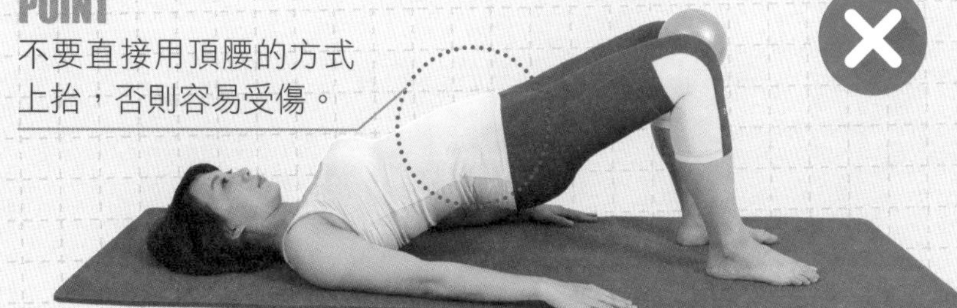

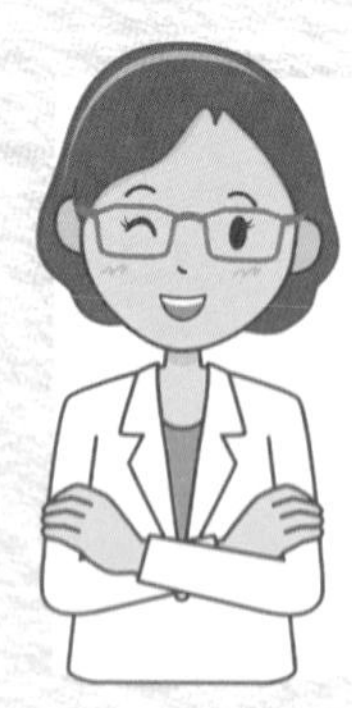

原來問題在這裡！常見症狀⓫

腰椎間盤突出

Herniated intervertebral disc (HIVD)

→對抗腰椎間盤突出的局部肌群舒緩操

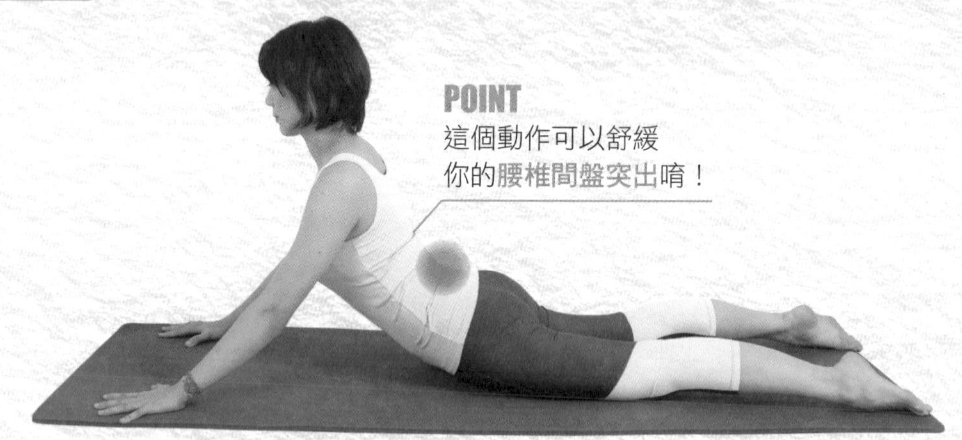

什麼是「腰椎間盤突出」呢？

前一節提到的腰椎退化較常出現在年長者身上，相比之下，腰椎間盤突出的問題，則多發生於年輕人、長期需要彎腰的搬運工以及與從事與跳躍動作有關的運動選手，當然，長時間久坐的上班族，電腦族也都很容易有腰椎間盤突出的困擾。腰椎間盤突出的患者，常會描述自己沒有辦法久坐，坐超過半小時到1小時，腰就會很痠痛，且在做洗頭、刷牙等持續彎腰的動作時，會感到不舒服，甚至會合併臀部、大腿後側、小腿痠麻、無力的症狀。

我們的身體為什麼會發生腰椎間盤突出的問題？

一般人的腰椎在長時間受力的狀況下（如：久坐，長時間彎腰負重受力），會導致腰椎（一般是第四、五節）椎間盤被往後推擠，造成後側神經的壓迫，因而產生坐骨神經痛，這就是「腰椎間盤突出」。之所以會產生這個問題，最大的原因就是不良坐姿或彎腰對腰椎軟骨產生過度受力的狀況下，便導致了腰部甚至延伸往下的神經性痠痛症狀。

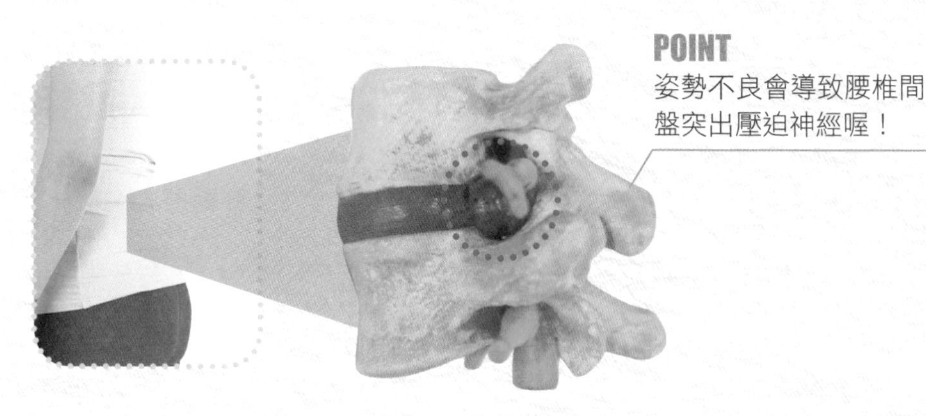

腰椎間軟骨壓力最大是在坐姿，研究報告指出，坐姿超過15分鐘後，椎間軟骨壓力便開始增加，尤其是彎腰駝背坐，受力更大，所以電腦操作者，長時間坐姿的人，應該每半個小時要起身活動一下，減少腰椎間軟骨的壓力！

同時，腰椎間盤突出的患者應該要避免長時間彎腰受力的動作，例如：平時彎腰搬東西的動作，建議改成膝蓋彎曲取物，把重物提起靠近身體，就能有效減少腰椎軟骨過度的負擔。

正確與錯誤的站姿比較圖

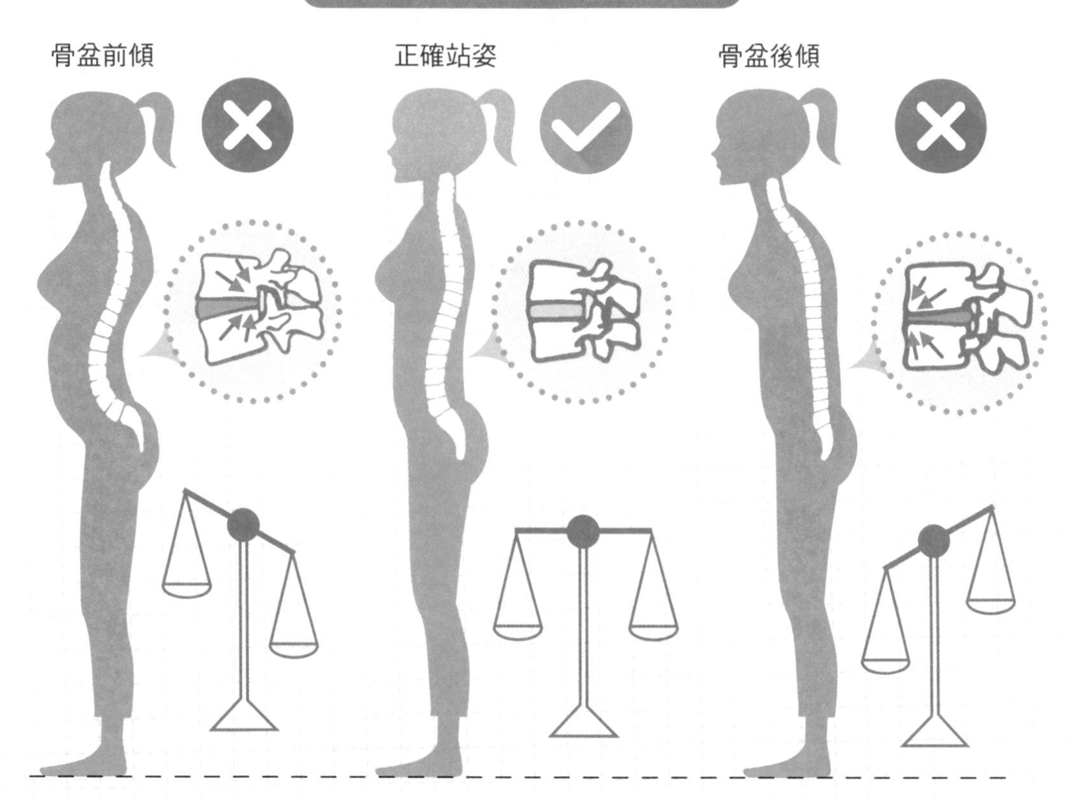

一起來做對抗「腰椎間盤突出」的局部肌群舒緩操

毛醫師溫馨提醒：

1. 在開始做局部舒緩操以前，請先依序完成下半身共同動作1（P.079）→動作2（P.081）→動作3（P.082）→動作7（P.087）→動作8（P.091）→動作9（P.094）→動作10（P.098）→動作11（P.101），對於局部治療會更有效果！
2. 做動作時，請注意速度應保持和緩，不要過快。

需要道具：瑜伽墊

基本版
Step 1. 準備動作：
雙臂略開，手掌貼地置於兩耳旁。
POINT
手臂打直！背肌盡量放鬆，完全靠手臂撐起。
Step 2. 撐起上半身：
手掌撐地，並將手臂打直，撐起身體的上半身。
Step 3. 恢復準備動作：
身體恢復成Step 1.的狀態和動作。以每兩秒完成一次：上（Step2）和下（Step3）動作的節奏，重複7~10次。
Step 1.～3.
之動作為一組
重複循環
3～5組

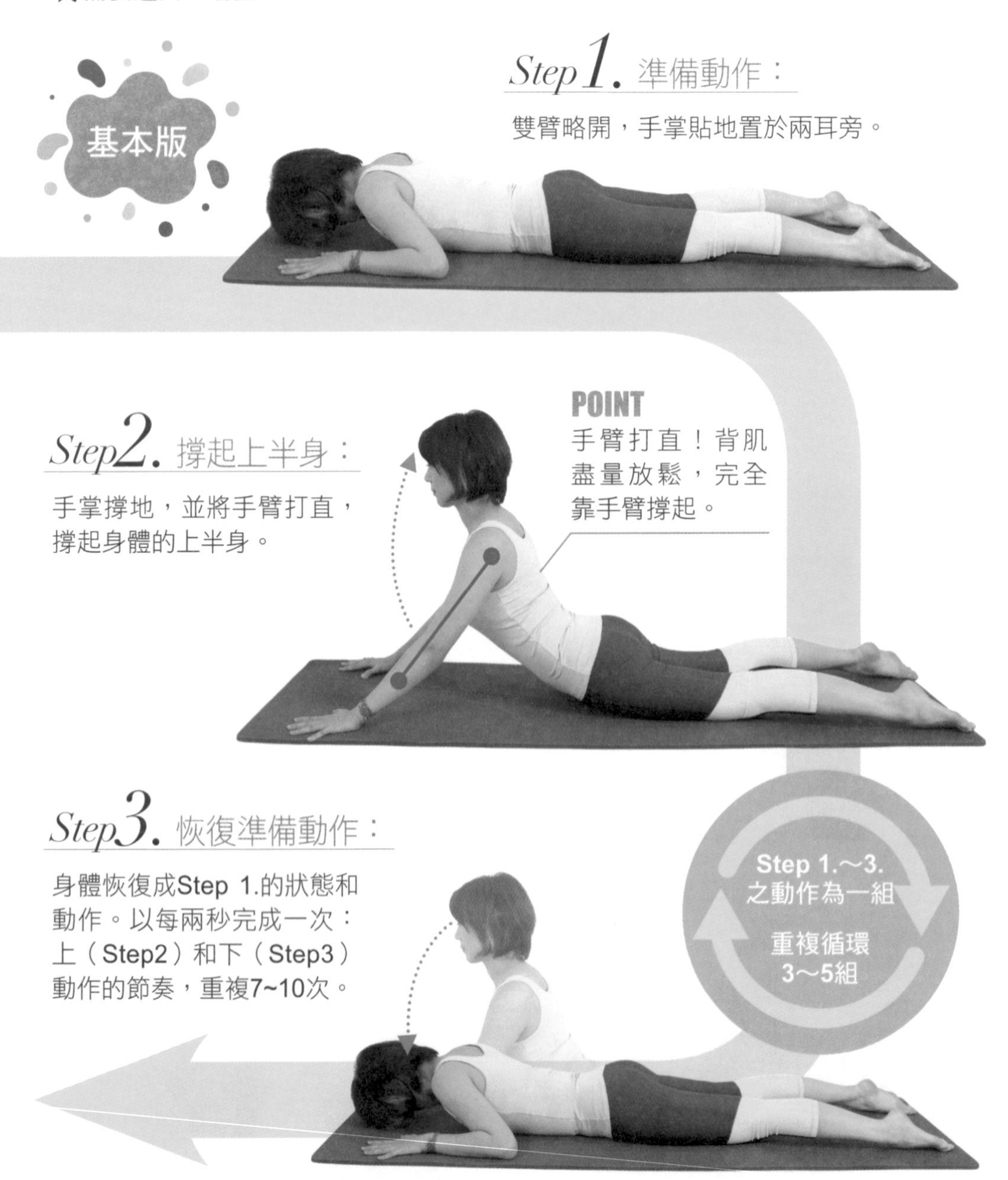

毛醫師溫馨提醒：

此處僅示範左手和右腳抬起的動作，完整的動作是左、右皆需交換做。

需要道具：瑜伽墊

加強版
Step1. 抬起左手：
雙膝跪於瑜伽墊上，右手撐地以支撐上半身，左手向前平舉。
Step2. 放下左手，抬起右腿：
右腿打直向後抬起，並依靠雙手及左腿支撐身體，保持身體平衡。
POINT
身體中線不要偏移。
Step3. 一同抬起：
左手與右腿一同抬起。
維持
3～5秒
再做一次
右手和左腳抬起
的動作才算一組
重複循環
3～5組

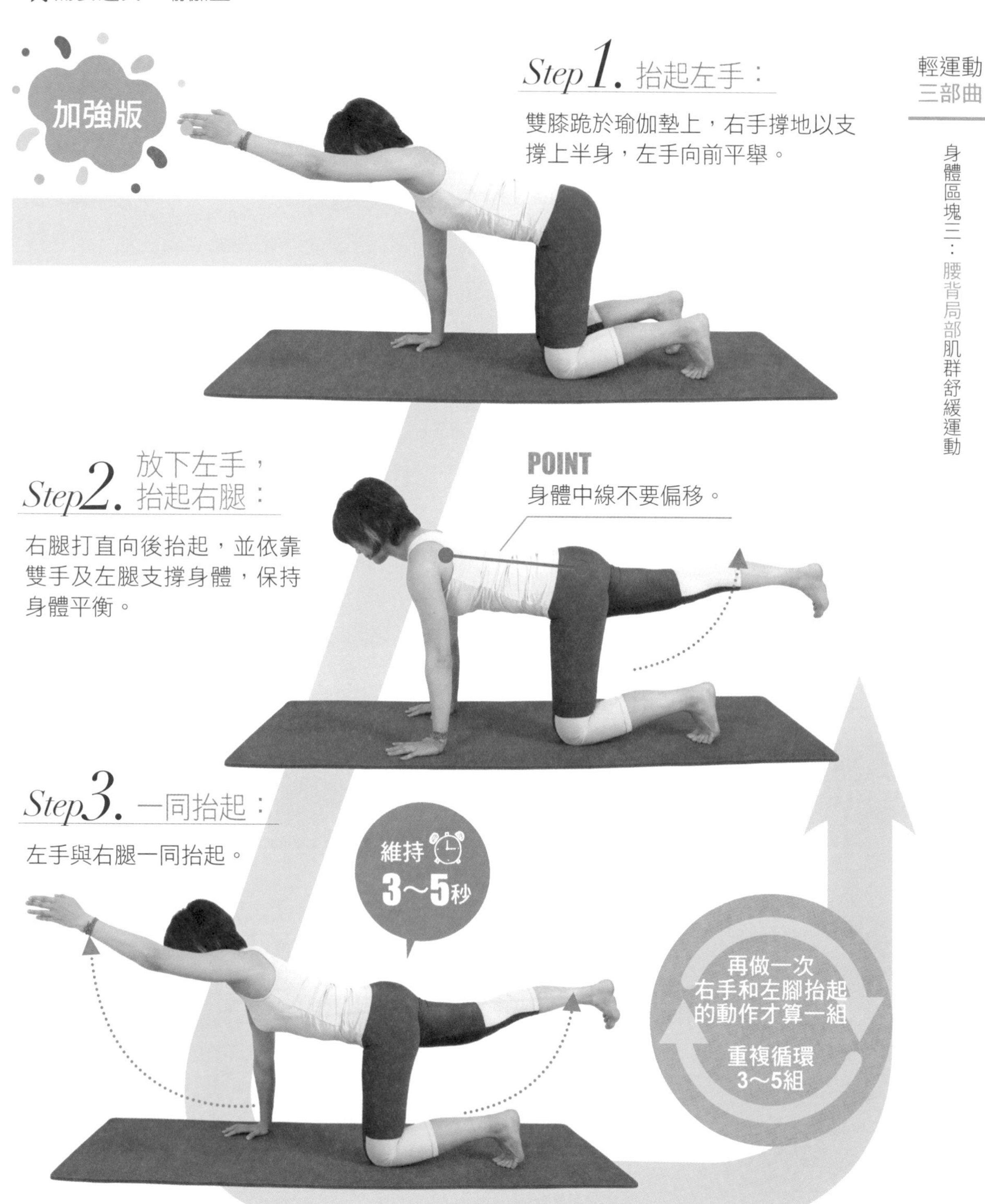

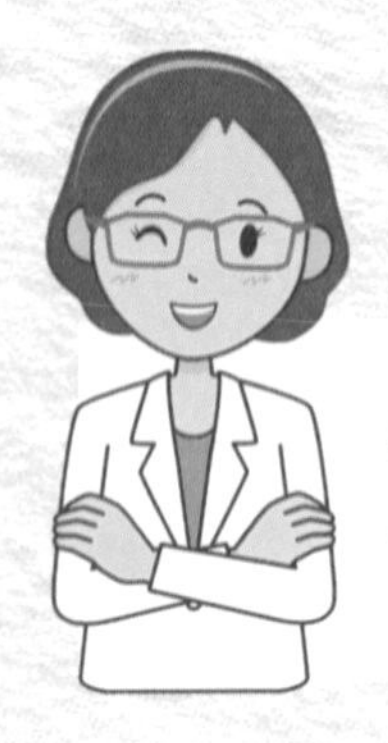

特別收錄—
護腰的介紹與選擇

腰椎微幅前突的正常曲線具有避震的效果，使人體能夠承受較大的外力負擔。此外，在此前突曲線的「完美幅度」下，腰椎周圍的肌肉韌帶等組織也處在最佳的長度與強度，使得人體能在最省力的狀況下完成各種日常活動。

若腰椎前突曲線太大或太小，不僅腰椎承受外力的能耐降低，周圍的軟組織也處在較不理想的力學狀態，需要耗費更多體力才能完成各種活動，而且較容易受傷。因此在腰椎前突曲線異常時，穿戴合適的護腰維持腰椎正常的曲線，不僅能夠承受較大的外力，同時周圍組織也可以在省力、較不易受傷的狀態下從事日常活動。

此外，如果您從事的活動對於腰椎的負擔高出日常活動的時候，例如:登山健行、長時間逛街、長途乘車、搬運重物等，穿戴合適的護腰能有效預防腰椎傷害發生。

在急性期，護腰的主要功能則是用於緩解腰部的疼痛、不適，透過護腰讓腰椎可以有所保護，腰椎周邊的肌肉群就不需要持續收縮，不論是肌肉拉傷、腰椎退化、椎間盤突出所產生的症狀，都可以因此得到舒緩。但護腰並不適合長期使用，尤其是年輕人。長時間穿戴護腰核心肌群不太需要用力，腹部、腰部的肌群因為沒有適度運用，反而越來越沒力量，支撐性越來越糟，反而會對護腰產生依賴性。

很多患者會認為，綁在腰上就是護腰，媽媽生產過後使用的束腹帶，或是女性塑身衣，其實這些商品跟護腰的功能完全不同，無法給予良好的支撐。護腰的選擇很多種，從傳統的護腰，到有鋼板的護腰，可以依造患者需求做選擇。近年來，有種熱塑型護腰，是可以針對患者所需弧度量身訂做的護腰，治療師使用熱塑型材料，根據患者最佳的腰椎前突曲線打造，使腰椎、軟骨、神經及關節都處在最不受力的狀態下，提供最好的穩定性，而且因為背部有足夠支撐，因而這種護腰的腹部前緣部分較窄，不會導致核心肌群力量過度弱化的問題。

簡單來說，穿戴護腰可以讓腰部肌肉有放鬆的機會，對於肌肉相關的症狀較為理想，脊椎處於正確擺位，也能減少神經刺激的症狀。但是擁有了一個好的護腰，也必須了解正確的穿戴方式，才能真正舒緩症狀，若有穿戴問題請向醫生做專業諮詢。

各種護腰簡介與比較表

種類	特色	適用的身體狀況
軟式護腰	材質：彈性伸縮布料，無鐵條。 支撐性：差。 保護性：略有。 舒適度：較舒適。	適用：一般人日常生活的保護，無實際療效。
硬式護腰	材質：彈性伸縮布料＋硬式塑膠板或軟鐵條。 支撐性：可，但容易因姿勢變換而位移。 保護性：有。 舒適度：較差。	適用：急性下背拉傷、扭傷者。腰椎退化患者。需久站、久坐、負重工作者。
量身訂做護腰	材質：彈性透氣布料+熱塑材質板。 支撐性：由物理治療師評估後，依照個人脊椎正常角度量身製作，支撐度佳且不易移位。 保護性：佳。 舒適度：佳。	適用：各類型患者，尤其是腰椎軟骨凸出患者。需要大量使用腰力，例如：重覆蹲站、搬重物、久坐久站者。

★購買護腰前，需經醫師及治療師評估挑選合適的護腰。

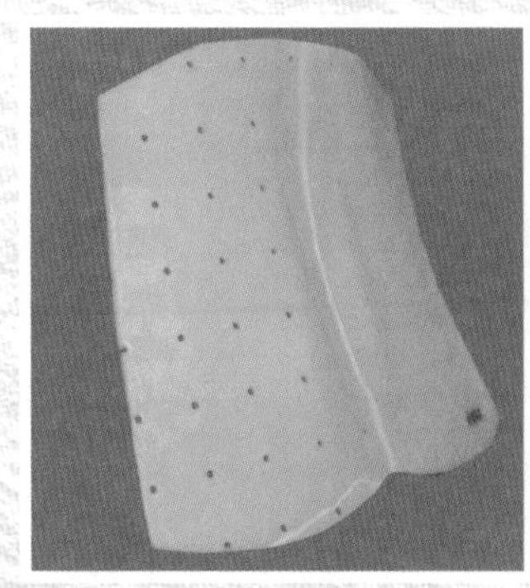
依各人脊椎塑形的正確幅度

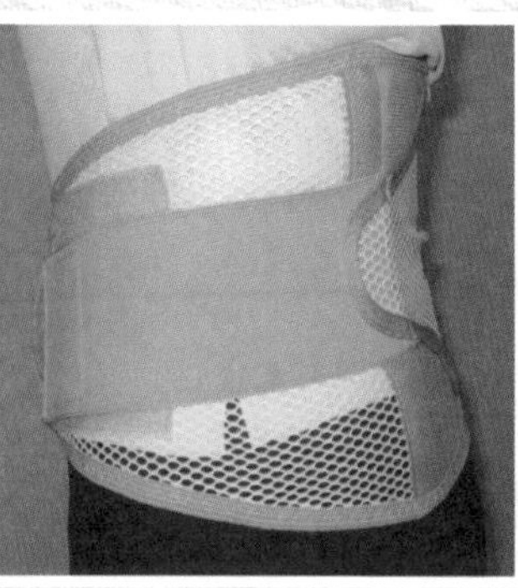
側面觀

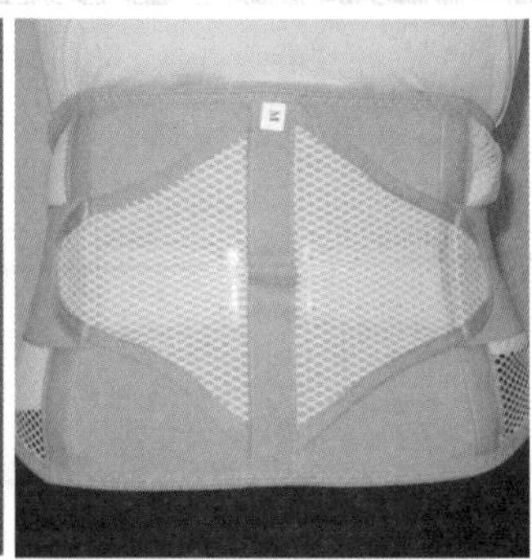
後面觀

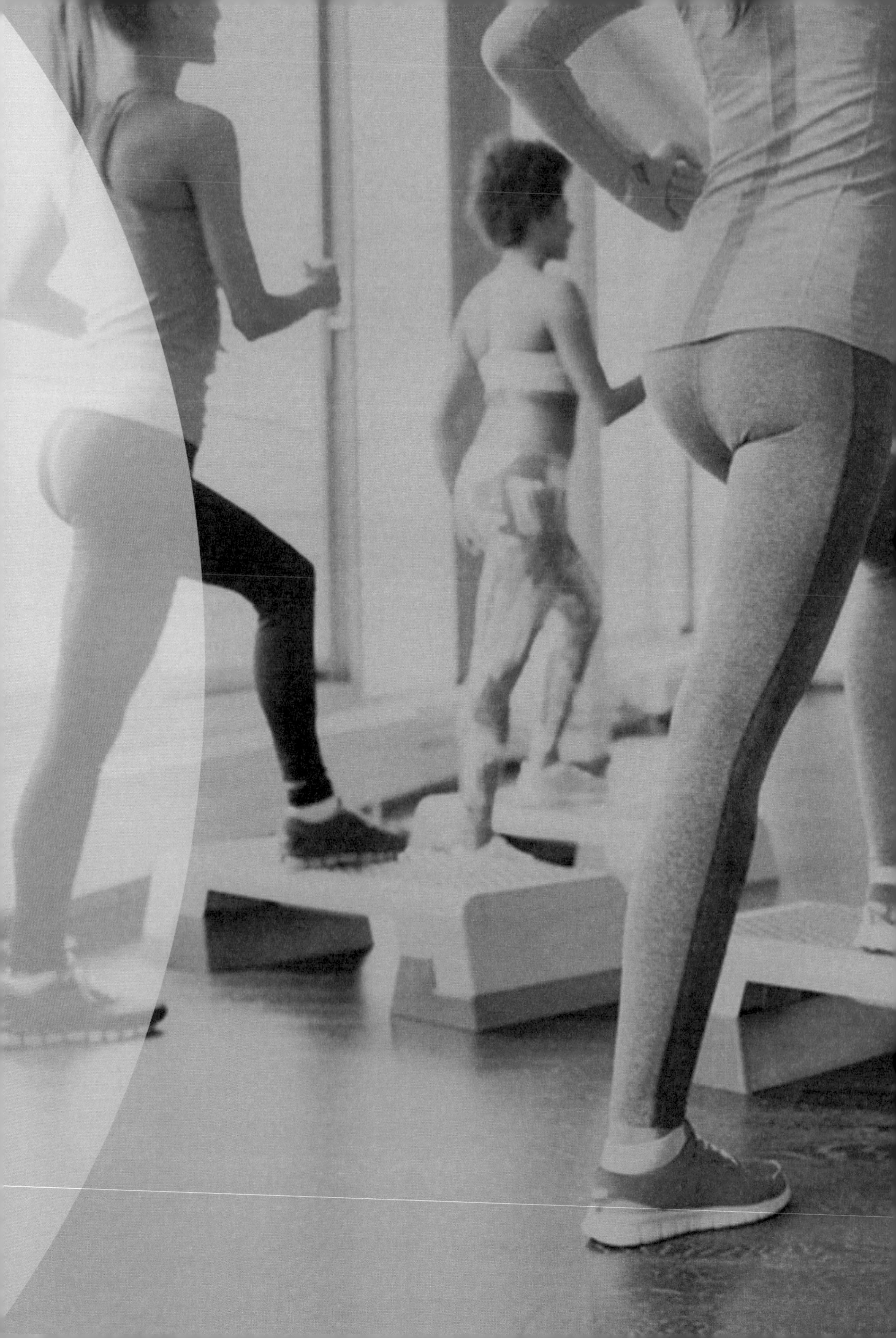

輕運動**三部曲**之

身體 區塊四 ：髖關節、臀部不適？就做「**髖關節與臀部局部肌群舒緩運動**」吧！

輕運動三部曲之

身體 區塊四 ：髖關節、臀部不適？就做「**髖關節與臀部局部肌群舒緩運動**」吧！

髖關節與臀部自我小評估，找找問題出在哪！

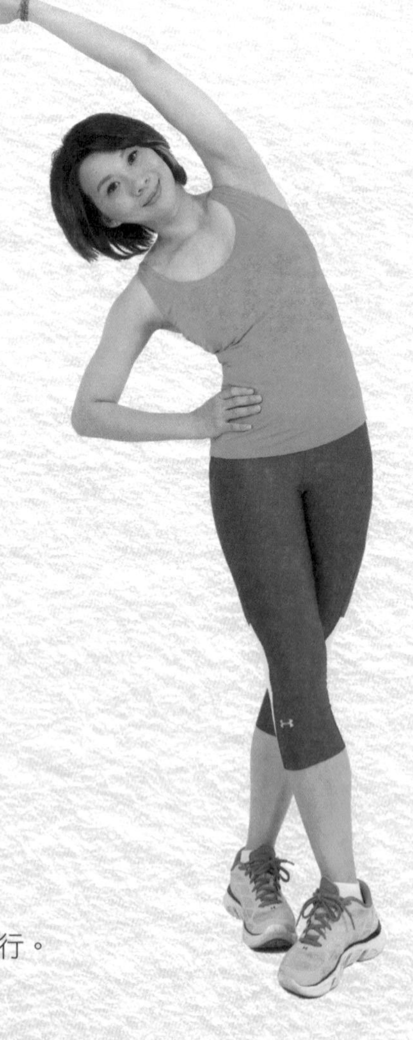

- ☑ 臀部後側肌肉有腫脹疼痛的感覺。
- ☑ 腰部沒有明顯症狀，但是大腿後側到膝蓋以上疼痛不適。
- ☑ 久坐，久走，或跑步運動後症狀更明顯。
- ☑ 盤腿坐地板，交叉腳久坐不舒服。
- ☑ 平躺床上放鬆時，不舒服的那側，腳板會自然外轉（較舒服）。

★若有上述這些問題，那很有可能就是「**梨狀肌症候群**」在作怪。快翻到P.176徹底了解梨狀肌症候群，並在恢復期，開始做一下針對梨狀肌症候群的局部舒緩操吧！

- ☑ 髖關節前側鼠蹊部的肌肉緊繃疼痛。
- ☑ 爬樓梯、走上坡、甚至平路行走時會引起疼痛、跛行。
- ☑ 疼痛甚至延伸到大腿內側、前側（膝蓋以上）。

★若有上述這些問題，那很有可能就是「**髖部肌腱炎**」在作怪。快翻到P.181徹底了解髖部肌腱炎，並在恢復期，開始做一下針對髖部肌腱炎的局部舒緩操吧！

☑ 大腿外側疼痛，可以從髖關節外側延伸至膝關節外側。

☑ 大腿前後擺動時，髖關節外側甚至會有「喀喀」聲或卡卡的感覺。

☑ 膝關節的外側疼痛，甚至在膝關節彎曲、伸直時引起外側「喀喀」聲或卡卡的感覺。

★若有上述這些問題，那很有可能就是「**髂脛束摩擦症候群**」在作怪。快翻到P.186徹底了解髂脛束摩擦症候群，並在恢復期，開始做一下針對髂脛束摩擦症候群的局部舒緩操吧！

如果你的姿勢是這樣，就代表麻煩大了

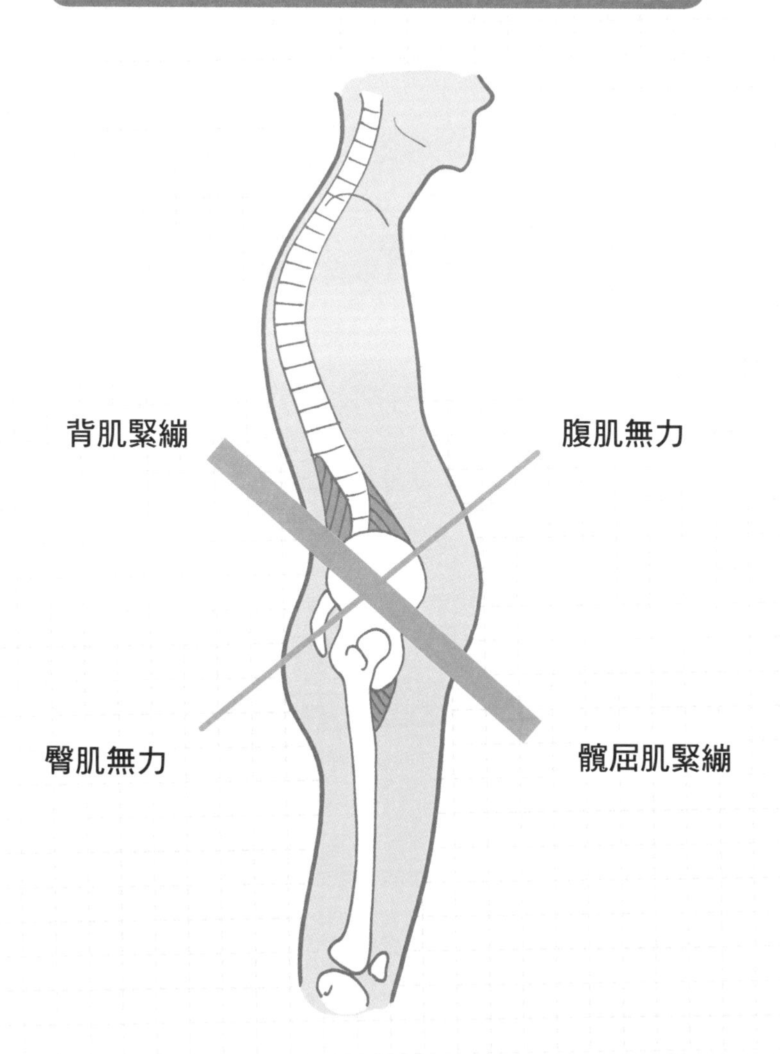

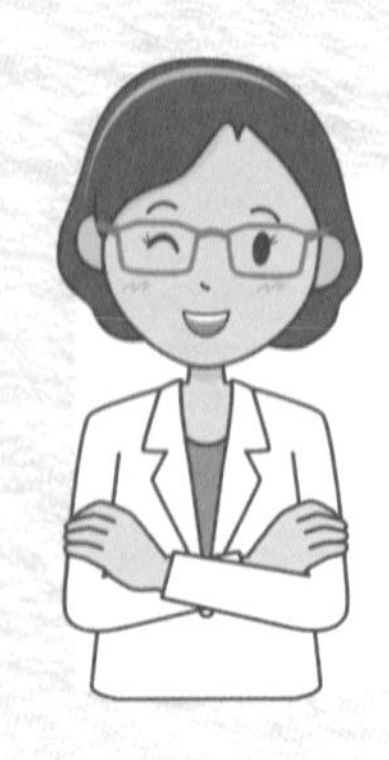

原來問題在這裡！常見症狀⑫

梨狀肌症候群 Piriformis syndrome

→對抗梨狀肌症候群的局部肌群舒緩操

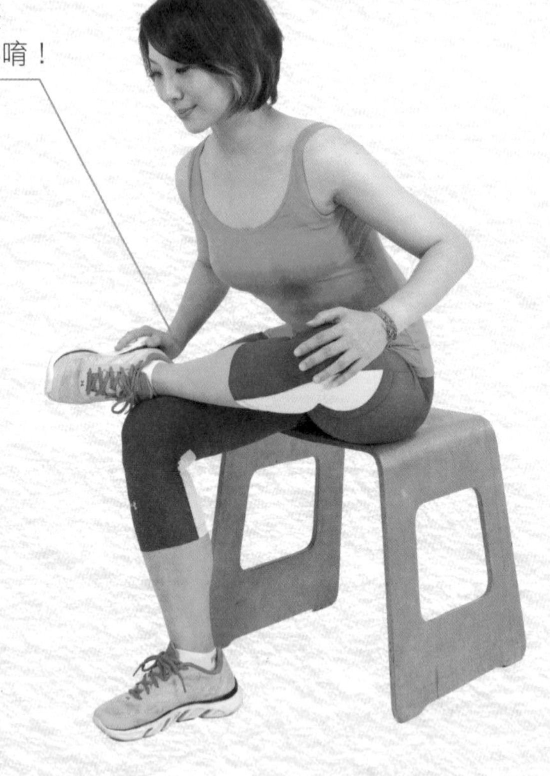

什麼是「梨狀肌症候群」呢？

梨狀肌負責骨盆的穩定度，也是大腿外抬時合併膝蓋外轉動作的主要肌肉。而「梨狀肌症候群」是指梨狀肌的腫脹發炎，進而產生疼痛，有些病人甚至也會合併坐骨神經壓迫的問題。

梨狀肌是我們臀部的一條橫向肌肉群，從薦椎的內緣橫向地一直連到大股骨大轉子的前上方。這條肌肉的下緣或內側剛好就有坐骨神經通過，所以在肌肉發炎腫脹時，有可能壓迫、刺激到坐骨神經。另外，這條肌肉多為第五節腰椎神經支配（正好常見的腰椎軟骨突出為腰椎第四、五節間，壓迫第五節腰椎神經），所以當這條神經受到刺激時，就可能引起局部梨狀肌收縮，引起梨狀肌症候群。也因此，梨狀肌症候群與坐骨神經痛兩者症狀非常相似，經常容易被忽略。

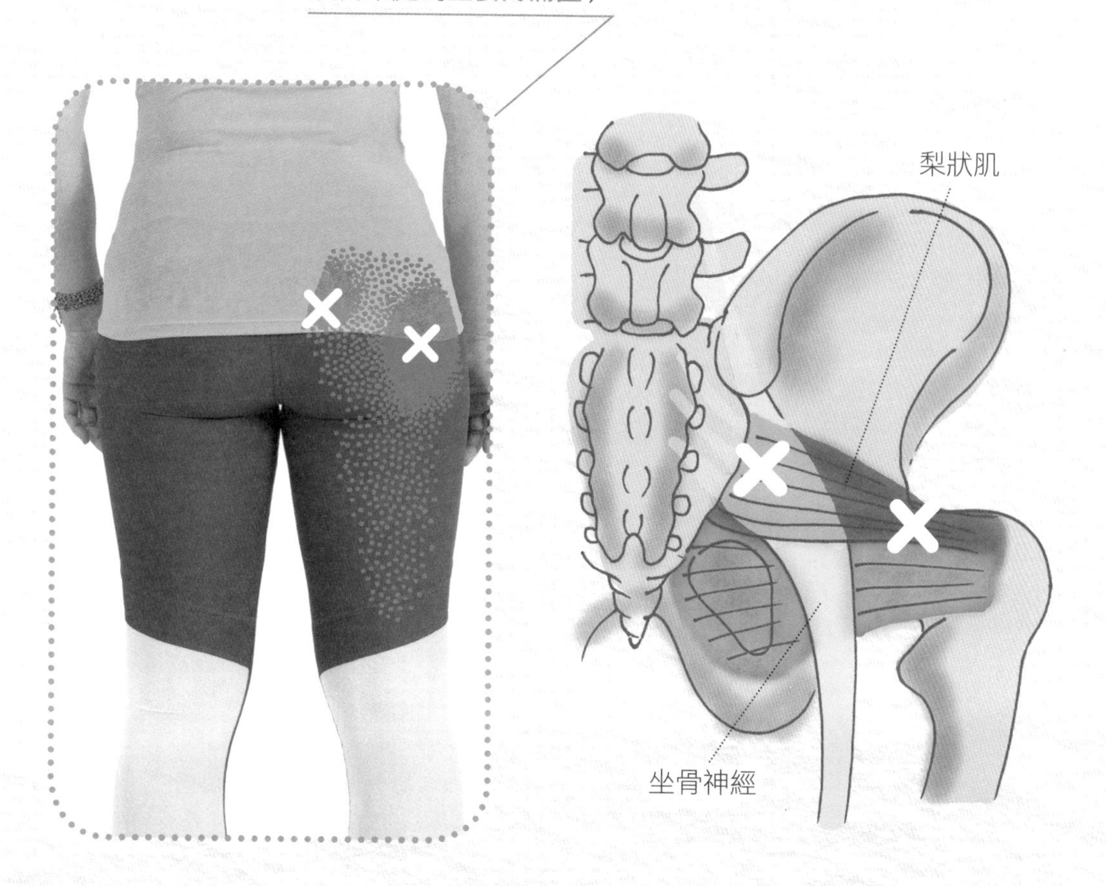

我們的身體為什麼會發生梨狀肌症候群的問題？

此病症發生的年紀不定，許多運動選手於重複的跑步、跳躍等劇烈運動後，容易引發症狀。而一般人通常都是因姿勢不良所導致，尤其是習慣盤腿坐地上或翹腳以及喜歡站三七步的人，骨盆雙側肌群不平衡，甚至肌力不足，特別容易有梨狀肌症候群的困擾，因為這些姿勢會導致梨狀肌緊繃，長期下來就容易產生梨狀肌症候群了，所以，想要根治的話，就必須先戒掉不良的坐姿與站姿才行。

一起來做對抗「梨狀肌症候群」的局部肌群舒緩操

毛醫師溫馨提醒：

1. 在開始做局部舒緩操以前，請先依序完成下半身共同動作1（P.079）→動作7（P.087）→動作8（P.091）→動作9（P.094）→動作10（P.098）→動作11（P.101），對於局部治療會更有效果！
2. 此處僅示範翹起左腳的動作，完整的動作是左、右皆需做。
3. 做動作時，請注意速度應保持和緩，不要過快。

需要道具：椅子

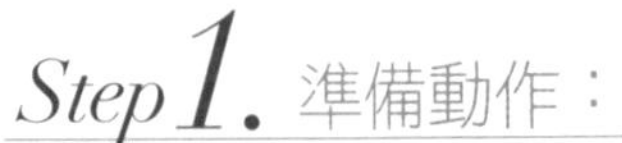

Step1. 準備動作：

選擇一張雙腳可以平放於地面的椅子，端坐於椅子上，腰部挺直，坐姿端正。

Step2. 翹起左腳：

將左腿放置於右膝之上，就像是翹起二郎腿的姿勢一般，但是腰部必須維持打直。

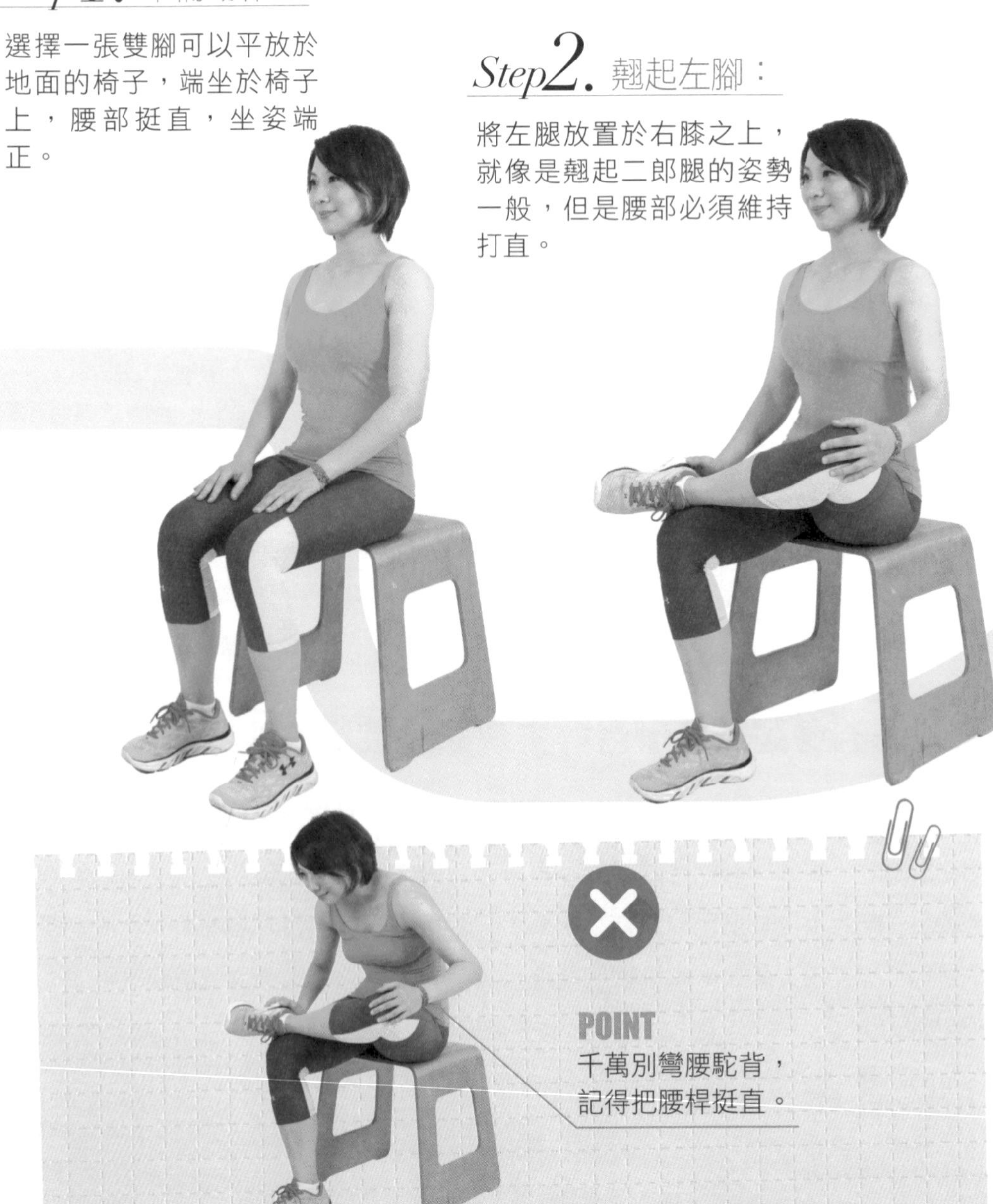

POINT
千萬別彎腰駝背，
記得把腰桿挺直。

Step3. 彎腰：

此時緩緩向前方彎腰，盡可能的向前方伸展至極限，同時將左膝輕輕下壓，背部仍保持挺直的狀態。

Step4. 挺直腰部：

緩緩挺直腰部，恢復Step 2.翹起左腳的二郎腿姿勢

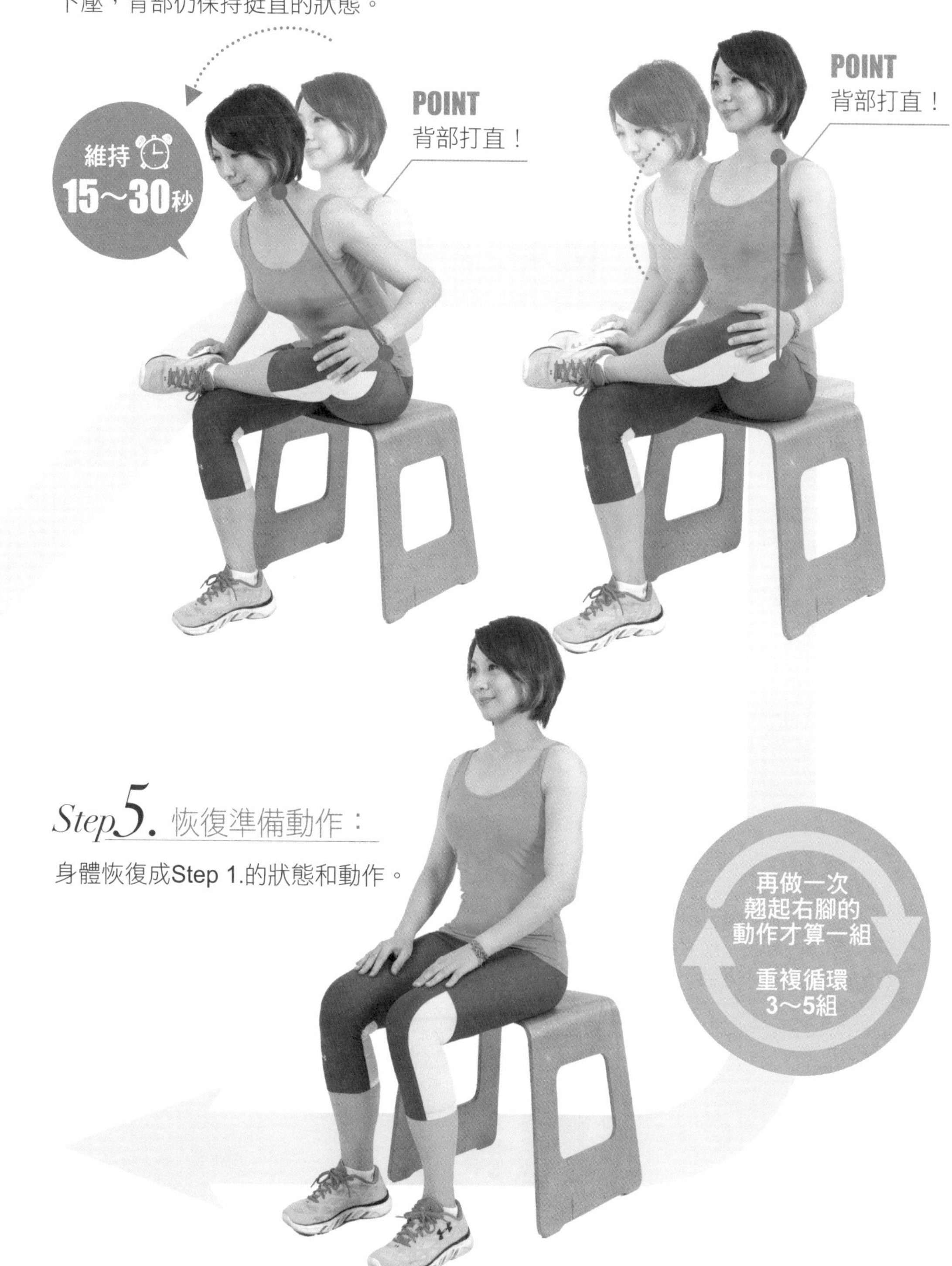

Step5. 恢復準備動作：

身體恢復成Step 1.的狀態和動作。

梨狀肌症候群局部肌群舒緩操

連續動作

1
2
3
4
再做一次
翹起右腳的
動作才算一組
重複循環
3～5組

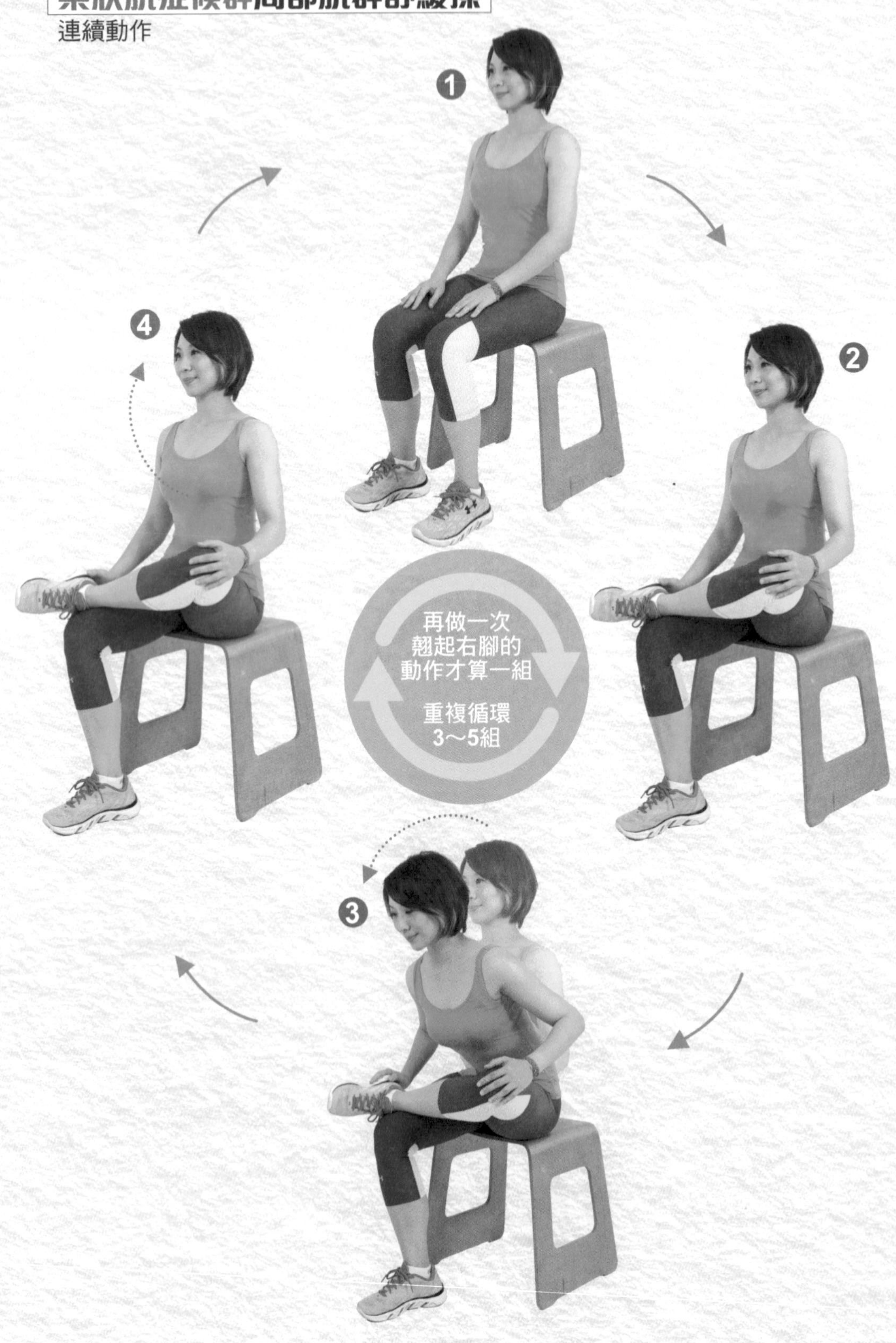

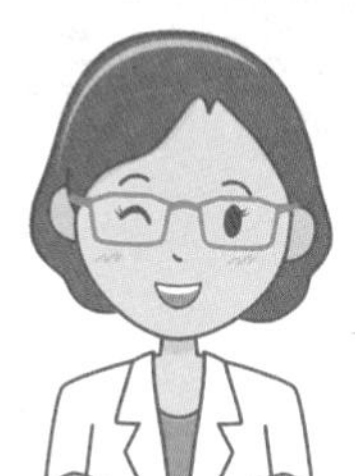
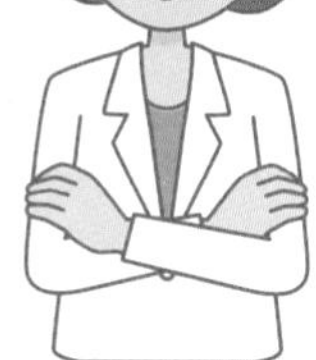

原來問題在這裡！常見症狀⑬

髖部肌腱炎 Hip flexor

→對髖部肌腱炎的局部肌群舒緩操

什麼是「髖部肌腱炎」呢？

經常性做抬腿動作者，如長時間爬山、爬樓梯及從事跑步、跳躍的運動員，容易有「髖部肌腱炎」的困擾，產生急性的疼痛。

病人描述髖部肌腱炎的症狀多為：只要是抬腳的姿勢，就會產生明顯的疼痛於鼠蹊部的位置，甚至會往下延伸到大腿內前側（膝蓋以上）。較為嚴重者，連一般在平面上走路都會感到不適，不良於行。

POINT
點狀部分是髖部肌腱炎常感受到疼痛的區塊（點狀密集處為主要疼痛區）

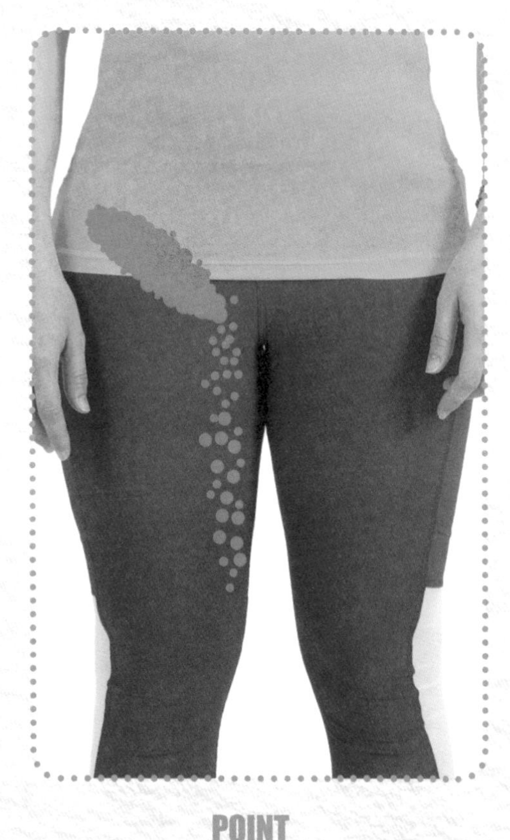

我們的身體為什麼會發生髖部肌腱炎的問題？

導致髖部肌腱炎主要原因，是因為髖關節深處的肌腱使用過度。也常有一些長者，因為臀部及腹部力量不足，導致腰椎曲線過度往前突，不只造成腰部肌肉緊繃，也造成大腿髖關節前側的肌肉緊繃。緊繃狀態下的肌腱、肌肉反覆受力就容易受傷了！

POINT
這個動作可以舒緩你的髖部肌腱炎唷！

一起來做對抗「髕部肌腱炎」的局部肌群舒緩操

毛醫師溫馨提醒：

1. 在開始做局部舒緩操以前，請先依序完成下半身共同動作1（P.079）→動作2（P.081）→動作7（P.087）→動作8（P.091）→動作9（P.094）→動作10（P.098）→動作11（P.101），對於局部治療會更有效果！
2. 做動作時，請注意速度應保持和緩，不要過快。

需要道具：瑜伽墊、軟球

Step1. 準備動作：

平躺於瑜伽墊上，雙腳屈膝，腳掌平踏在瑜伽墊上，雙腿膝蓋間夾住一顆軟球。

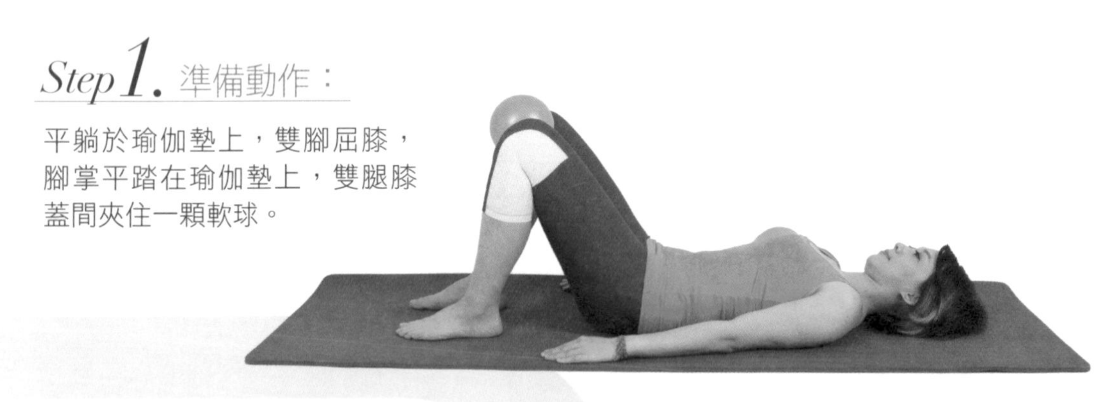

Step2. 臀部離地：

利用臀部及後腿力量撐起，將膝蓋至肩膀拉成一直線，並頂至最高，不能上抬為止。雙手可輕微下壓以支撐身體，肩膀記得放鬆。

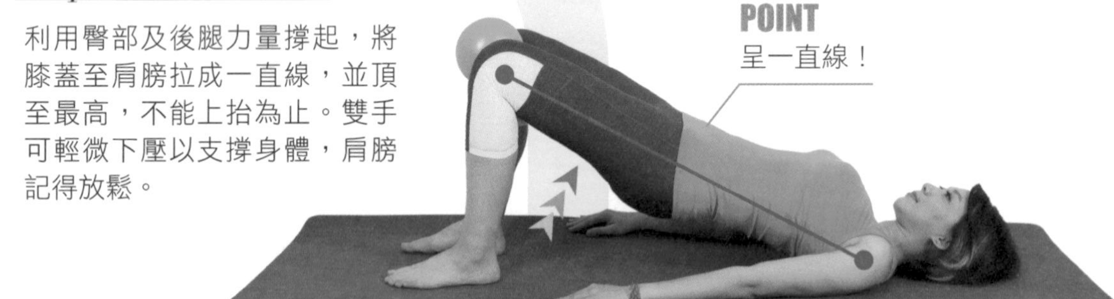

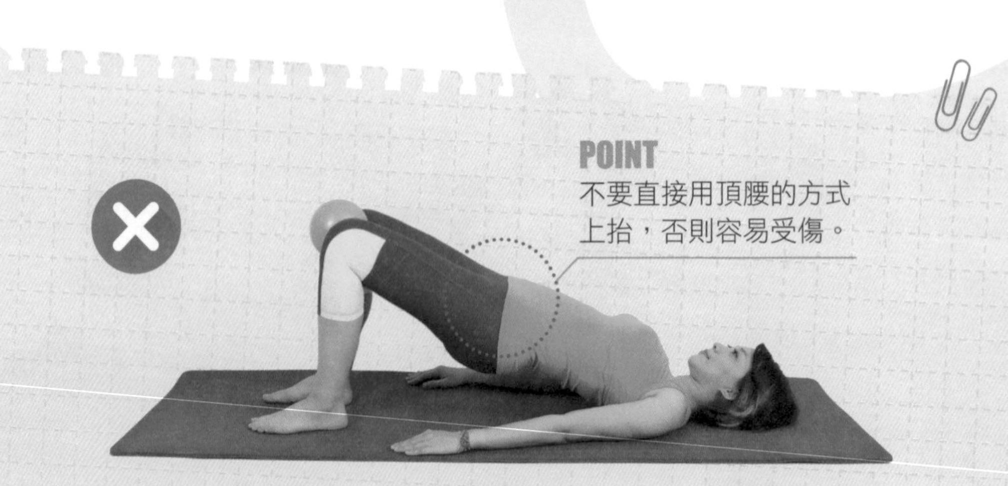

Step3. 抬起右腳：

緩緩抬起右腳，保持兩側的膝蓋、大腿和骨盆相同高度。

POINT
先練習以患側腳撐地，抬起健側腳（如右側鼠蹊痛，應抬左腳），疼痛完全改善後方可進行雙側平衡訓練。

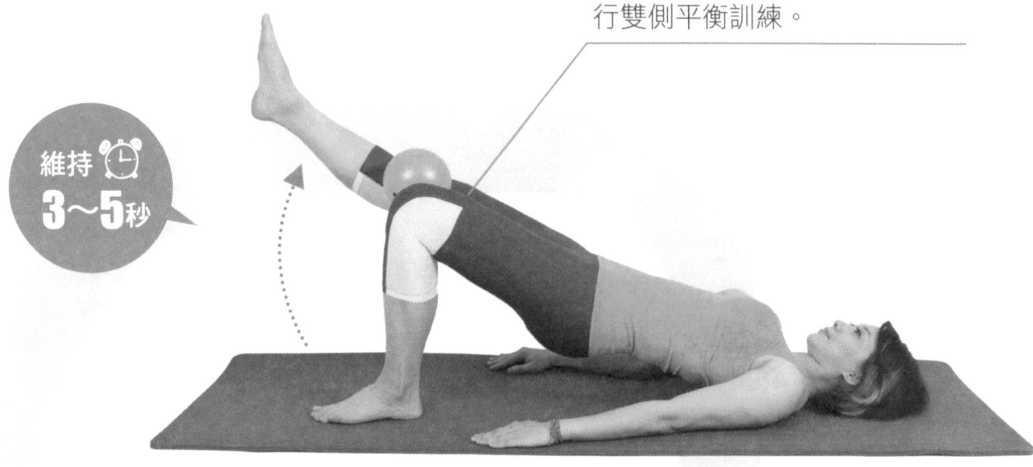

Step4. 放下右腳：

緩緩放下右腳，恢復Step 2.臀部離地的姿勢，此時要注意，膝蓋與肩膀依然要維持一直線。

POINT
呈一直線！

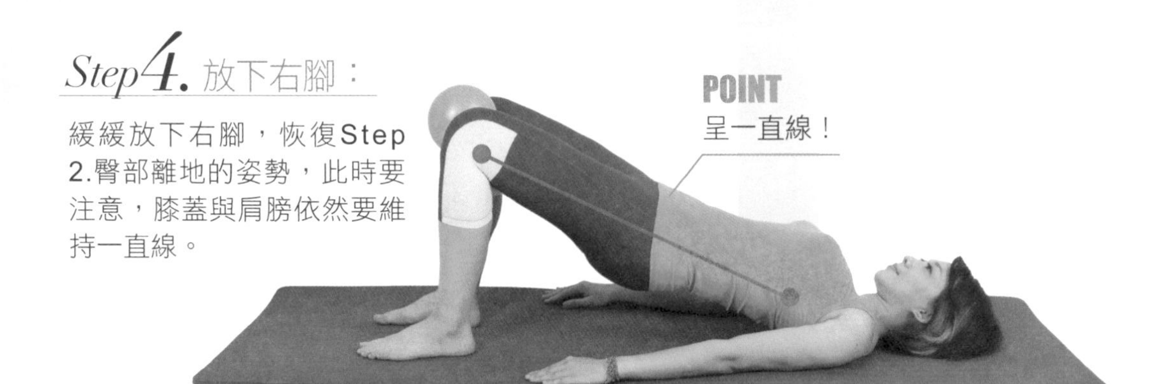

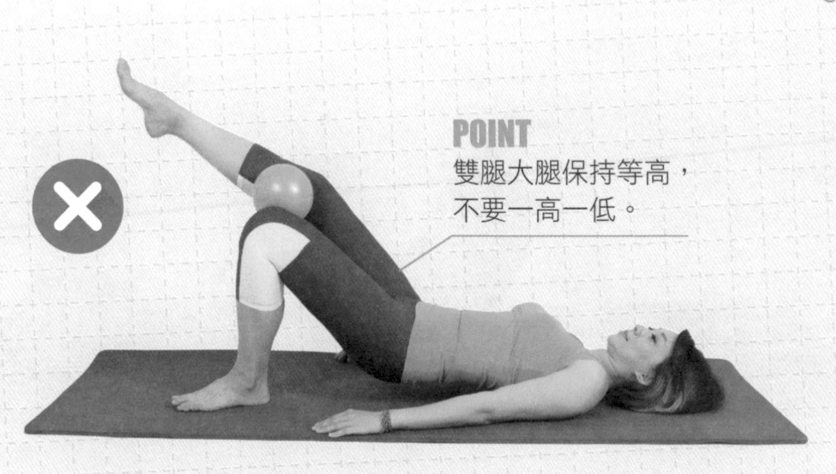

POINT
雙腿大腿保持等高，不要一高一低。

Step5. 抬起左腳：

緩緩抬起左腳，並且與膝蓋及肩膀成一直線，
並以上背部及右腳掌支撐並且維持平衡。

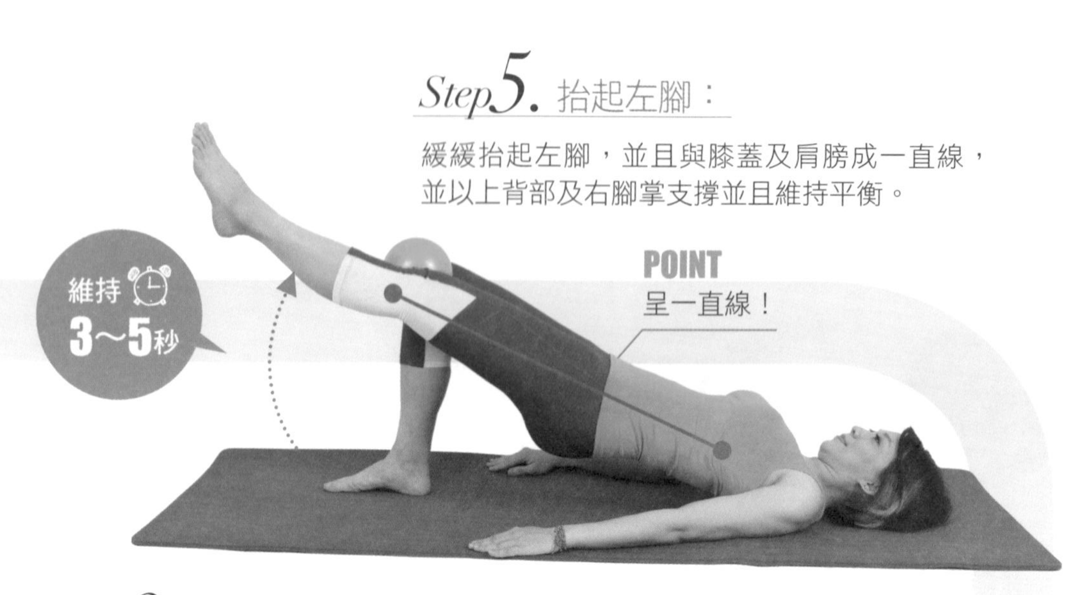

Step6. 放下左腳：

緩緩放下左腳，恢復Step 2. 臀部離地姿勢，此時要注意，膝蓋與
肩膀依然要維持一直線。

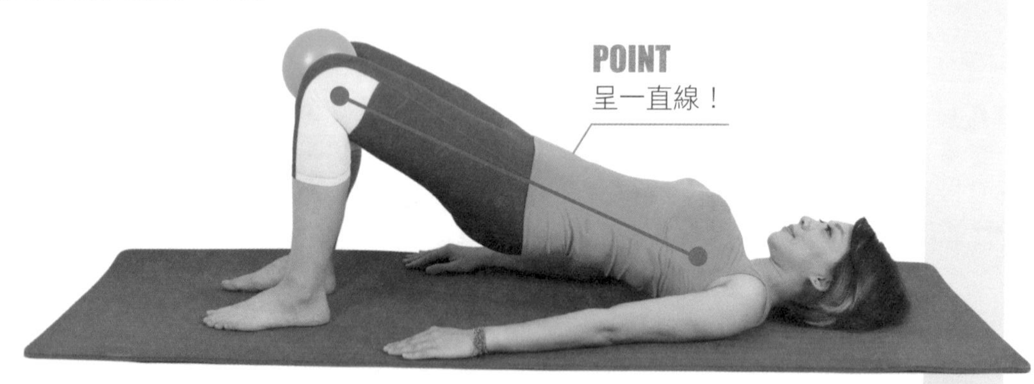

Step7. 恢復準備動作：

身體恢復成Step 1.的狀態和動作。

Step 1.～6.
之動作為一組

重複循環
3～5組

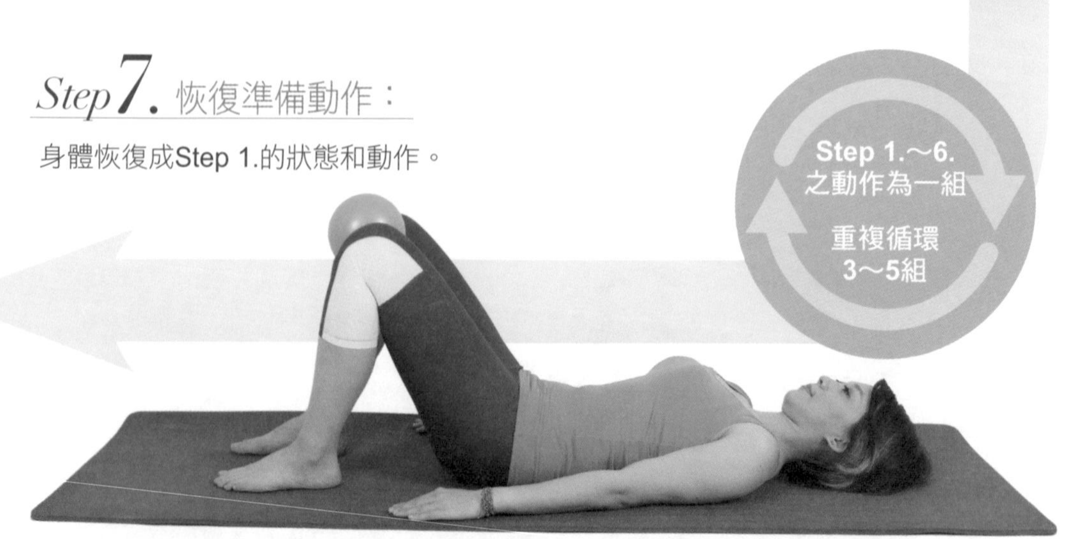

髖部肌腱炎局部肌群舒緩操

連續動作

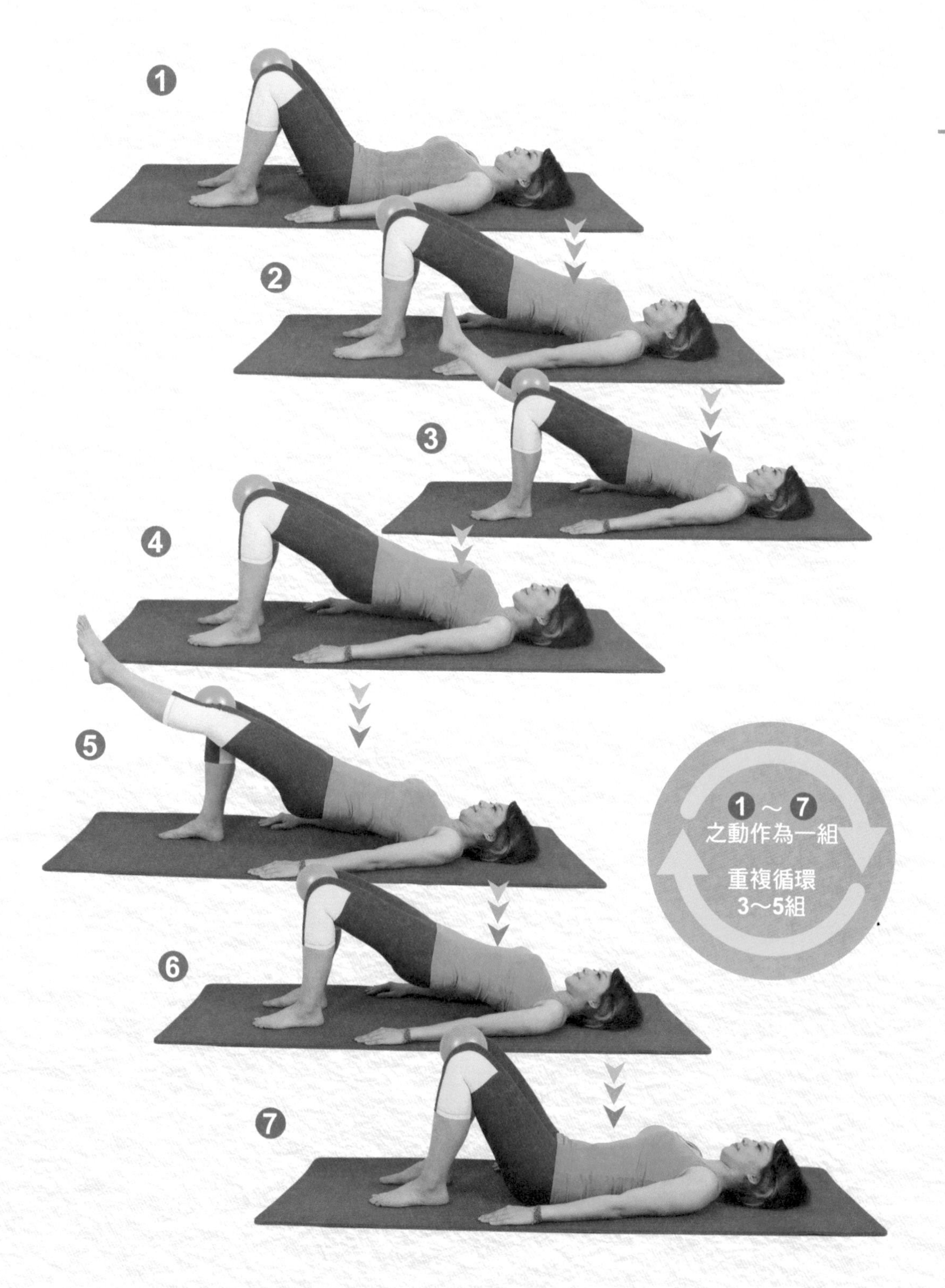

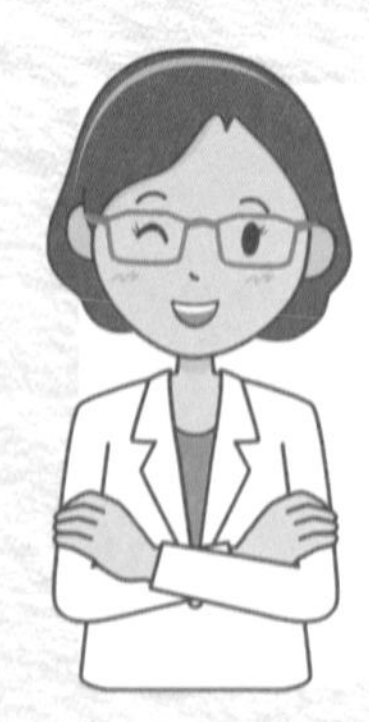

原來問題在這裡！常見症狀⑭

髂脛束摩擦症候群

Ilio-tibial band(ITB) friction syndrome

→對抗髂脛束摩擦症候群的局部肌群舒緩操

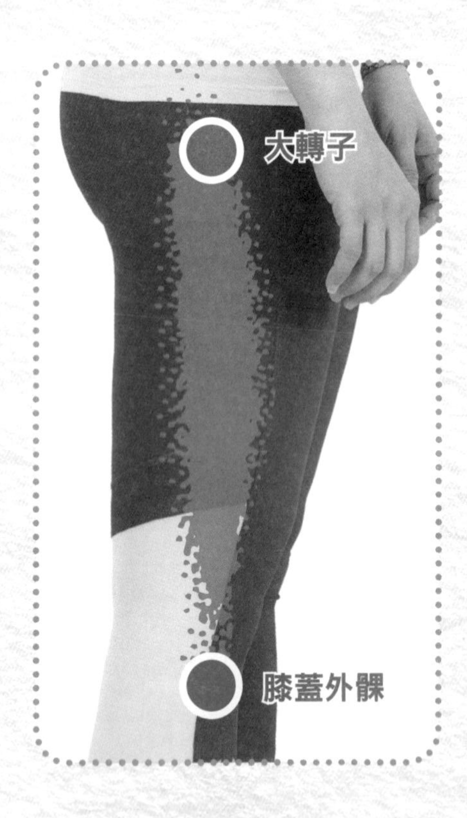

什麼是「髂脛束摩擦症候群」呢？

一般來說，之所以會產生髂脛束摩擦症候群（iliotibial band friction syndrome），是因為骨盆穩定性不足，梨狀肌又太過緊繃，使得周邊肌肉群在運動後也更為緊繃導致。其中有長跑及騎自行車習慣的人，尤其容易受有髂脛束摩擦症候群的困擾，感到疼痛不適。病人描述髂脛束摩擦症候群的症狀多為：大腿外側疼痛，反覆伸直彎曲髖關節時甚至會聽見「喀喀」的聲音。疼痛有時也會往下延伸到大腿外側，甚至到膝關節的外側，且在膝蓋節彎曲、伸直時，會引起疼痛增加及「喀喀」聲。

我們的身體為什麼會發生髂脛束摩擦症候群的問題？

人體的大腿骨在最上方（髖關節外側）及最下方（膝關節外側）都各有一個骨頭的突起，髂脛束由上而下，就覆蓋在其上緣。長時間從事跑步及腳踏車運動者，膝蓋彎曲時，髂脛束落在膝蓋外髁的後緣、髖關節大轉子的前緣；膝蓋伸直時髂脛束則反向滑動。當髂脛束太緊繃時，就像一條拉緊的橡皮筋不時滑過髖關節大轉子及膝蓋外髁。這就稱為「髂脛束摩擦症候群」了！

一起來做對抗「髂脛束摩擦症候群」的局部肌群舒緩操

毛醫師溫馨提醒：

1. 在開始做局部舒緩操以前，請先依序完成下半身共同動作1（P.079）→動作4（P.083）→動作7（P.087）→動作8（P.091）→動作9（P.094）→動作10（P.098）→動作11（P.101），對於局部治療會更有效果！
2. 此處僅示範向右彎腰的動作，完整的動作是左、右皆需做。
3. 做動作時，請注意速度應保持和緩，不要過快。

基本版
再做一次
向左彎腰的
動作才算一組
重複循環
3～5組

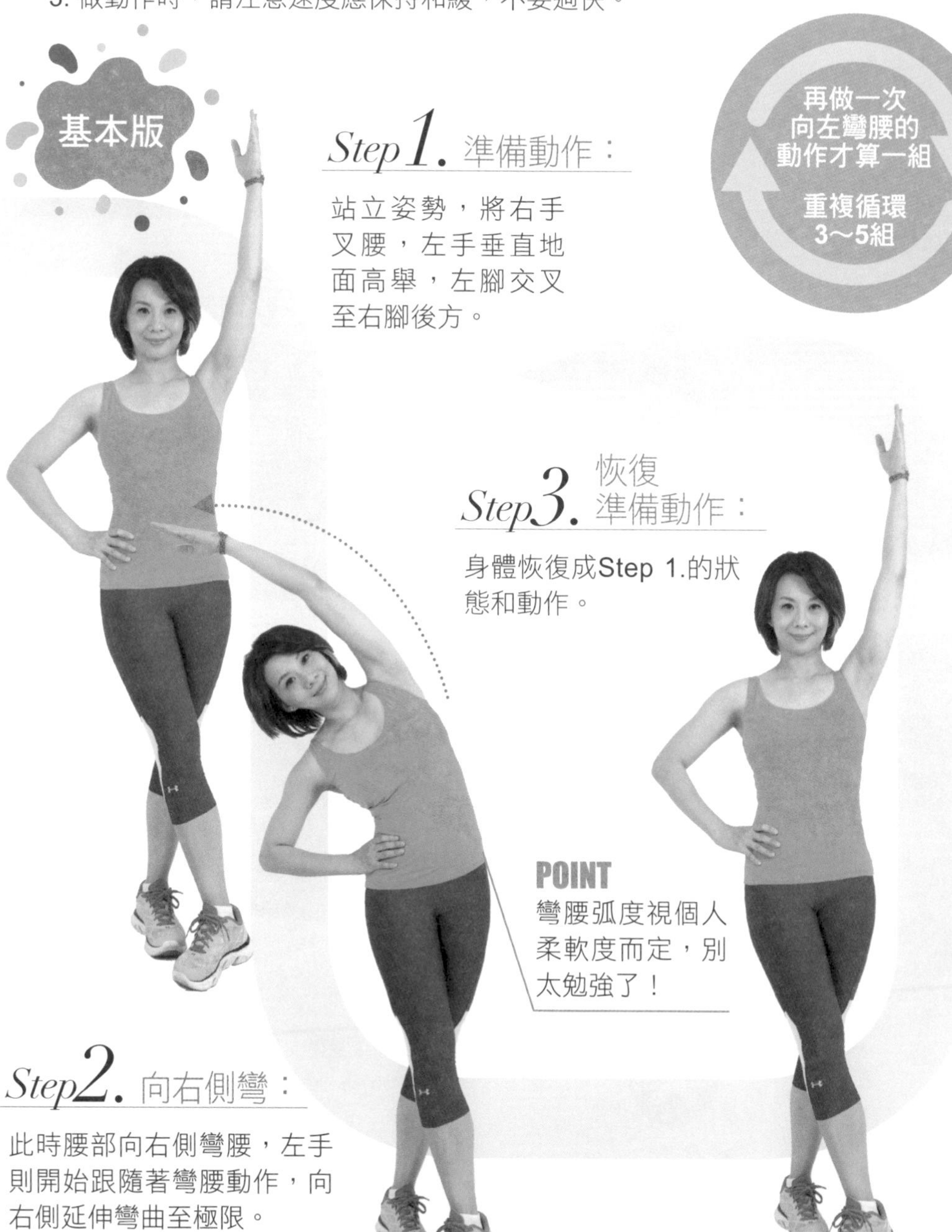

Step 1. 準備動作：

站立姿勢，將右手叉腰，左手垂直地面高舉，左腳交叉至右腳後方。

Step 2. 向右側彎：

此時腰部向右側彎腰，左手則開始跟隨著彎腰動作，向右側延伸彎曲至極限。

Step 3. 恢復準備動作：

身體恢復成Step 1.的狀態和動作。

POINT

彎腰弧度視個人柔軟度而定，別太勉強了！

★毛醫師溫馨提醒：

此處僅示範抬起右腳的動作，完整的動作是左、右皆需交換做。

★需要道具：瑜伽墊

Step1. 準備動作：

側躺於瑜伽墊上，使身體（包含骨盆）垂直地面；並以手臂支撐於頭部的下方，以維持頸部打直。

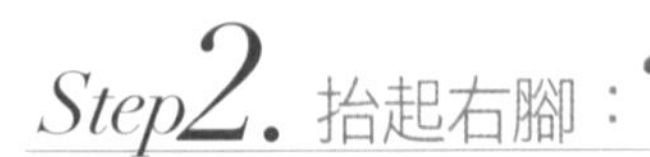

Step2. 抬起右腳：

伸直右腳，微微往後抬起，使右腳騰空；
記得身體（包含骨盆）要垂直地面。

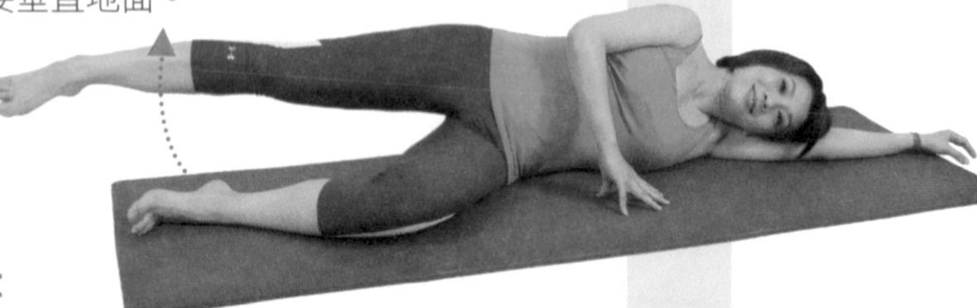

Step3. 旋轉右腳：

將騰空的右腳以順時針和逆時針方向旋轉各5次，就像是在空中畫圓一樣。

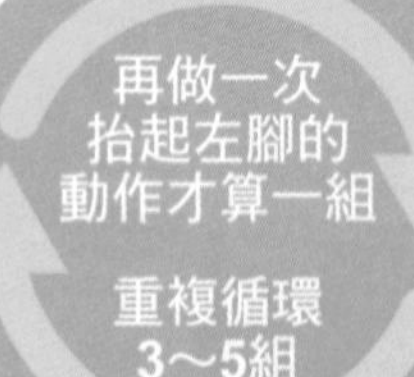

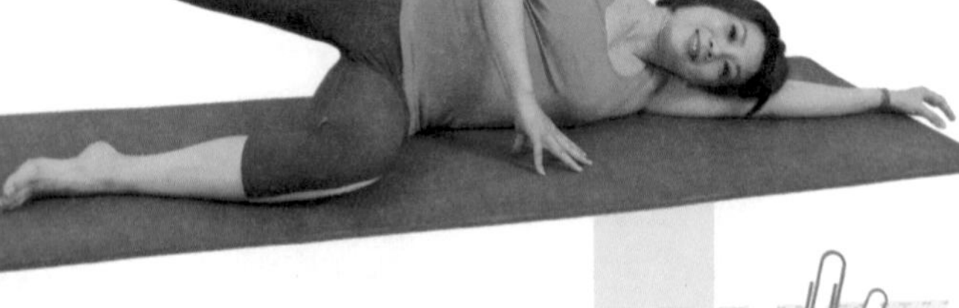

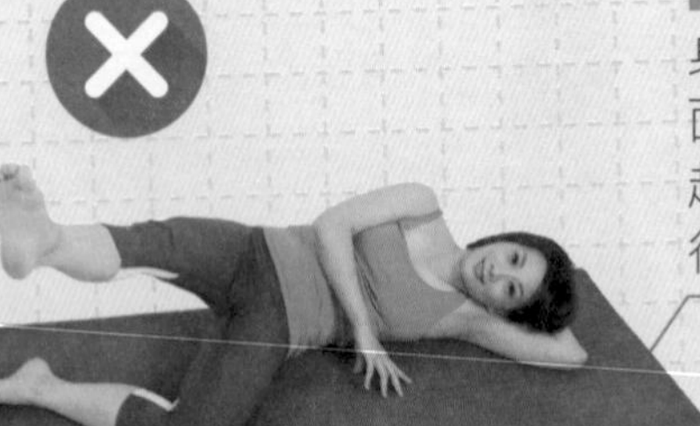

POINT

身體和骨盆要垂直地面，不可向後傾斜；抬起右腳時，記得要伸直往後，不要往前。

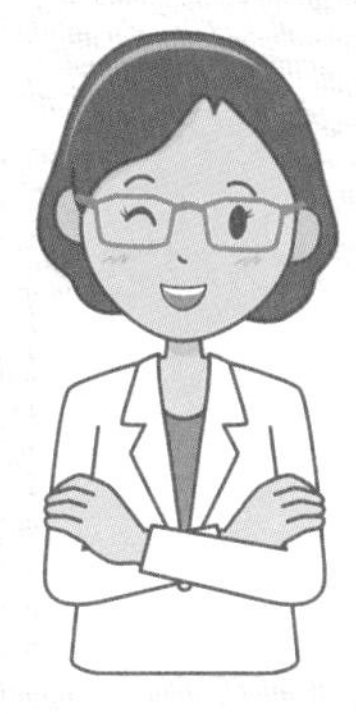

什麼！原來我不是**髖關節與臀部問題**？那到底是身體哪邊出狀況了呢？

髖關節附近的症狀，其實也跟腰椎神經性的問題息息相關（如腰椎退化、腰椎椎間盤突出等），所以若有髖關節和臀部疼痛的問題，其腰部也該一併評估。

有些病人的問題，可能不是外面的肌腱發或是肌肉受傷，而是大腿關節退化導致，甚至在股骨頭及髖關節交接處，有股骨頭壞死的狀況，例如長時間服用類固醇，或者長期飲酒者，都容易造成股骨頭壞死。以上這些症狀，皆可能發生在髖關節附近，實際不適原因，還是必須經過專業醫師判斷才能確定。

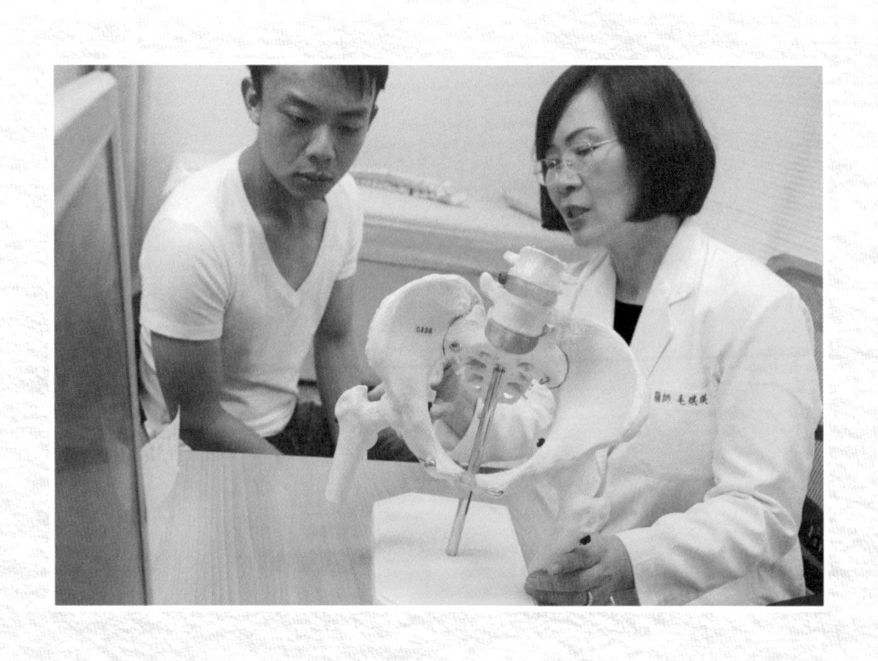

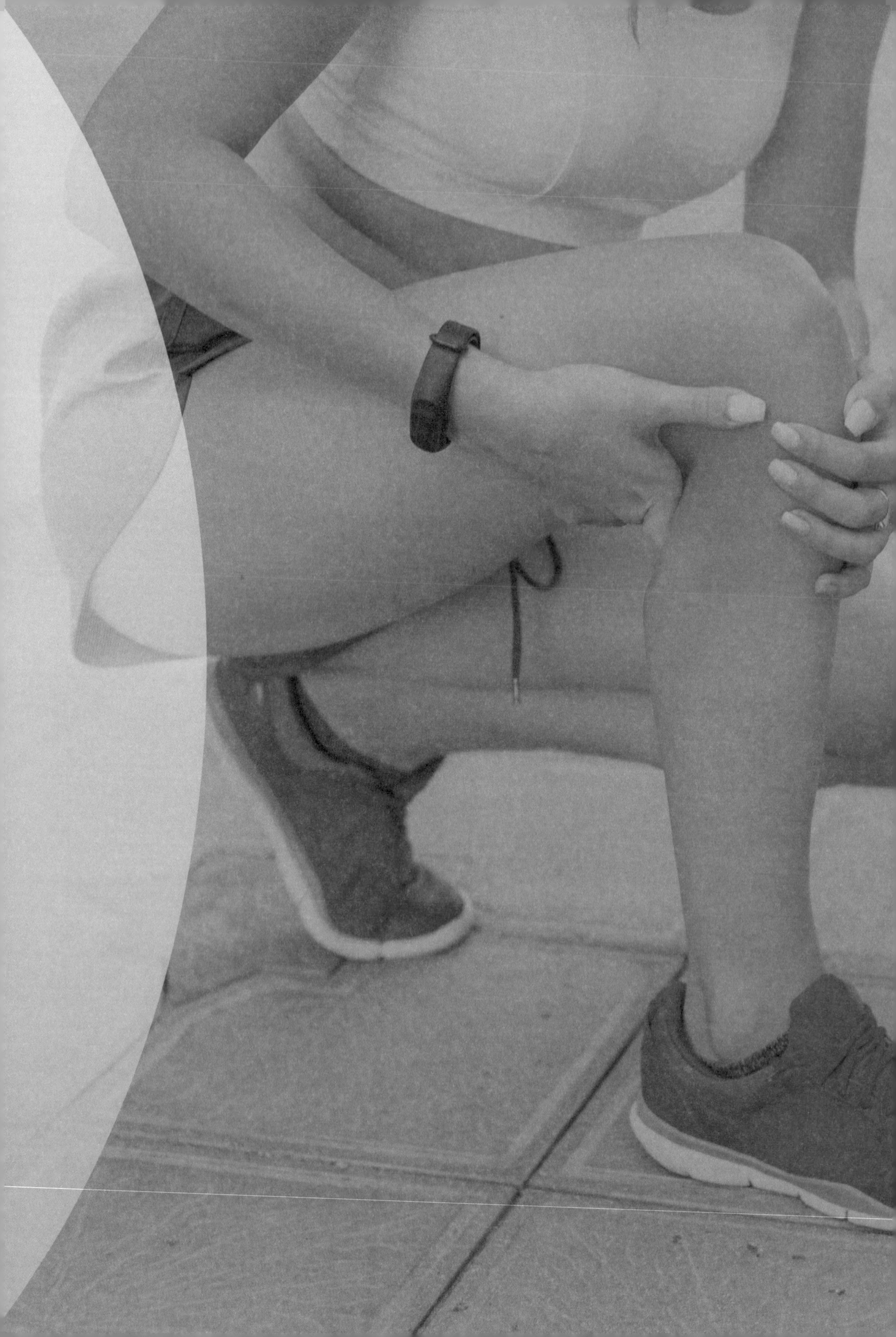

輕運動**三部曲**之

身體 區塊五 ：膝蓋、腿部不適？就做「**膝蓋與腿部局部肌群舒緩運動**」吧！

輕運動三部曲之

身體區塊五：膝蓋、腿部不適？就做「膝蓋與腿部局部肌群舒緩運動」吧！

膝蓋與腿部自我小評估，找找問題出在哪！

☑膝蓋骨正下緣疼痛不舒服，觸壓有痛點。

☑上下樓梯膝蓋下緣疼痛，尤其是上樓梯時。

☑跳躍時膝蓋下緣明顯疼痛。運動後，甚至局部有腫脹、灼熱。

☑小腿脛骨粗隆處明顯腫脹突出、疼痛（常見於成長中，從事許多跳躍活動的男性運動員）。

★若有上述這些問題，那很有可能就是「**膝蓋肌腱炎**」在作怪。快翻到P.194徹底了解膝蓋肌腱炎，並在恢復期開始做一下針對膝蓋肌腱炎的局部舒緩操吧！

☑因運動或車禍撞擊，瞬間膝蓋扭力過大，導致膝蓋受傷時，聽到「啪」的斷裂聲音。

☑膝關節腫脹、疼痛。

☑膝關節不穩、感覺無力。

★若有上述這些問題，那很有可能就是「**膝蓋十字韌帶斷裂**」在作怪。快翻到P.198徹底了解膝蓋十字韌帶斷裂，並在恢復期開始做一下針對膝蓋十字韌帶斷裂的局部舒緩操吧！

☑深蹲或跪姿時膝蓋痠痛、無法長時間維持姿勢。

☑下樓梯時膝蓋痠痛，上樓梯時反而較沒症狀。

☑ 久坐起身、甚至夜裡躺久了，膝蓋都會僵硬疼痛，起身或下床後動一動、走一走才舒緩。

☑ 持續跑步後，膝蓋疼痛。

★若有上述這些問題，那很有可能就是「**膝蓋退化**」在作怪。快翻到P.203徹底了解膝蓋退化，並在恢復期開始做一下針對膝蓋退化的局部舒緩操吧！

☑ 膝蓋內側或外側明顯地疼痛，尤其是在走路、上下樓梯及膝關節內、外側有扭力時。

☑ 膝蓋內側或外側明顯地腫脹。

☑ 腿部內側或外側明顯地發炎、有灼熱感。

★若有上述這些問題，那很有可能就是「**側韌帶扭傷**」在作怪。快翻到P.207徹底了解側韌帶扭傷，並在恢復期開始做一下針對側韌帶扭傷的局部舒緩操吧！

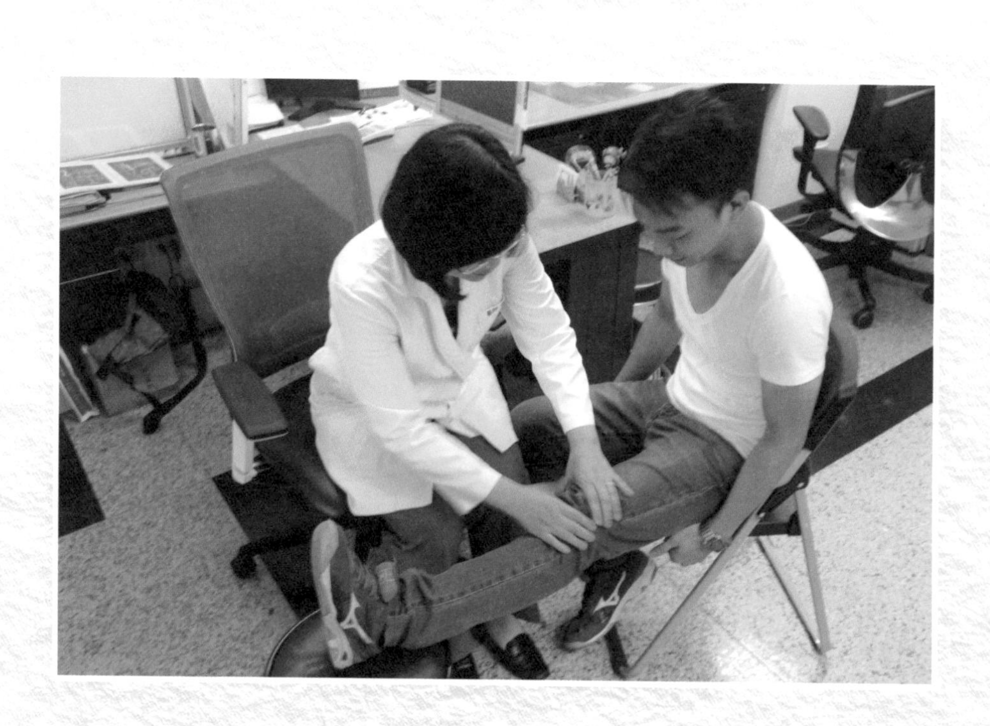

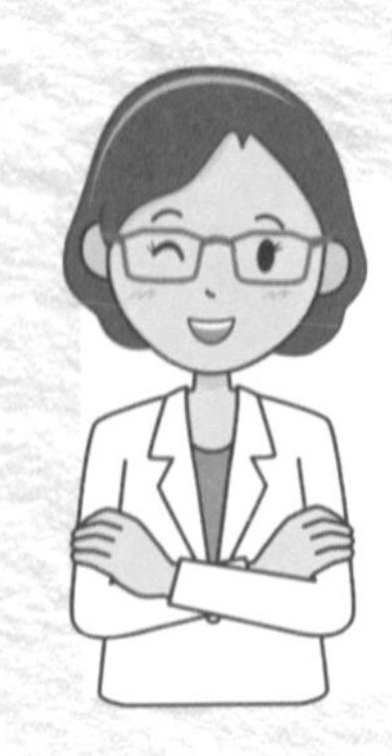

原來問題在這裡！常見症狀⓯

膝蓋肌腱炎 Patellar tendinitis

→對抗膝蓋肌腱炎的局部肌群舒緩操

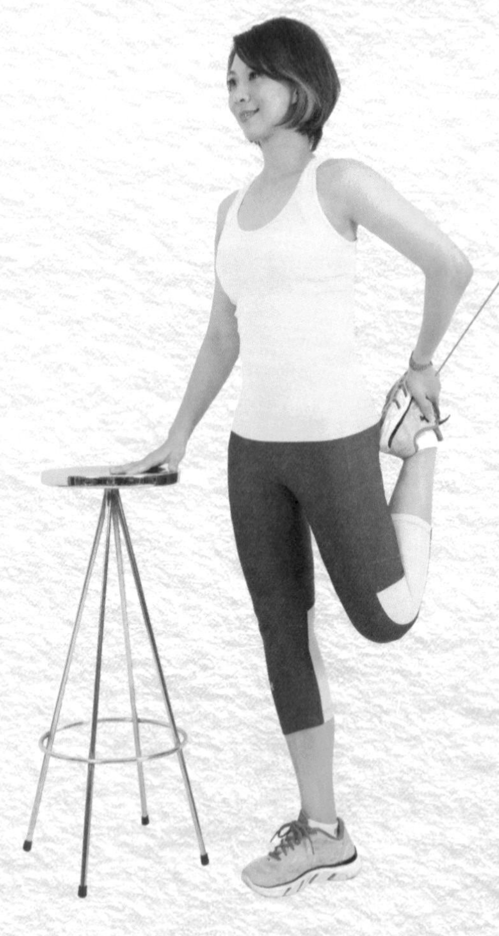

POINT
這個動作可以舒緩
你的膝蓋肌腱炎唷！

什麼是「膝蓋肌腱炎」呢？

此症狀多發生於從事球類運動或跳躍運動的病人，所以又俗稱為「跳躍膝（jumper's knee）」，另外，尚在成長中、生長板還沒有癒合的男性運動員，也有較大機率可能出現此狀況。

膝蓋肌腱炎的病人就醫時，主要會提到膝蓋骨下緣的地方會有疼痛不適的情況，尤其是在上下樓梯、或在跳躍的時候，這種症狀會更明顯。

我們的身體為什麼會發生膝蓋肌腱炎的問題？

膝蓋往上延伸，就是大腿前側肌群（股四頭肌），這塊股四頭肌在跳躍時會重複地收縮，其收縮的力量，會往下延伸，通過膝蓋骨，傳到膝蓋肌腱與小腿骨交接的脛骨粗隆處。

因此，若是大腿前側的股四頭肌經常處於緊繃狀態，便容易發生膝蓋肌腱發炎的問題，平常應做適當的延展，才能避免此病症的重複發生。

除了前面所提到，常常從事跳躍動作的族群容易有這樣的困擾外，尚在成長中的男性運動員，因生長板還沒有癒合，而生長板的位置剛好在前述提及的小腿脛骨粗隆處，所以如果有膝蓋肌腱炎的情況，粗隆處就會重複發炎、明顯地腫脹突出，甚至感到疼痛，這樣的情況隨著年紀慢慢增加，生長板癒合之後，才能逐漸改善。所以成長中的男性運動員，應該常做股四頭肌的延展喔！

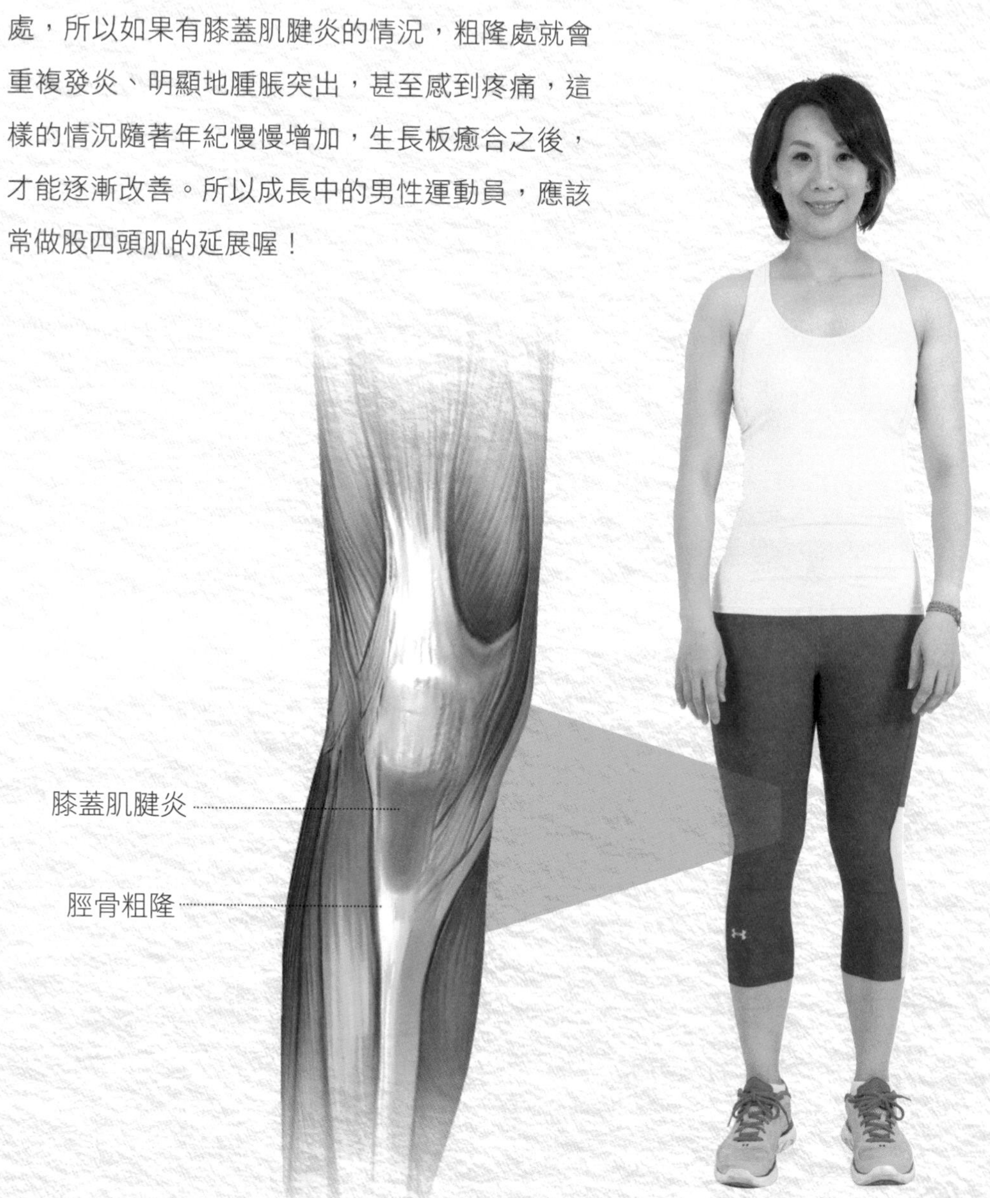

一起來做對抗「膝蓋肌腱炎」的局部肌群舒緩操

☆毛醫師溫馨提醒：

1. 在開始做局部舒緩操以前，請先依序完成下半身共同動作1（P.079）→動作5（P.084）→動作7（P.087）→動作8（P.091）→動作9（P.094）→動作10（P.098）→動作11（P.101），對於局部治療會更有效果！
2. 此處僅示範左腳的動作，完整的動作是左、右皆需做。
3. 做動作時，請注意速度應保持和緩，不要過快。

☆需要道具：椅子

Step 1. 準備動作：

站立姿勢，雙腳微微張開，與肩膀同寬，用右手輕扶固定堅固之物品。

Step 2. 抬起左腳：

左腳向後彎曲，左手握住左腳腳背，右手輕扶固定物以維持平衡。

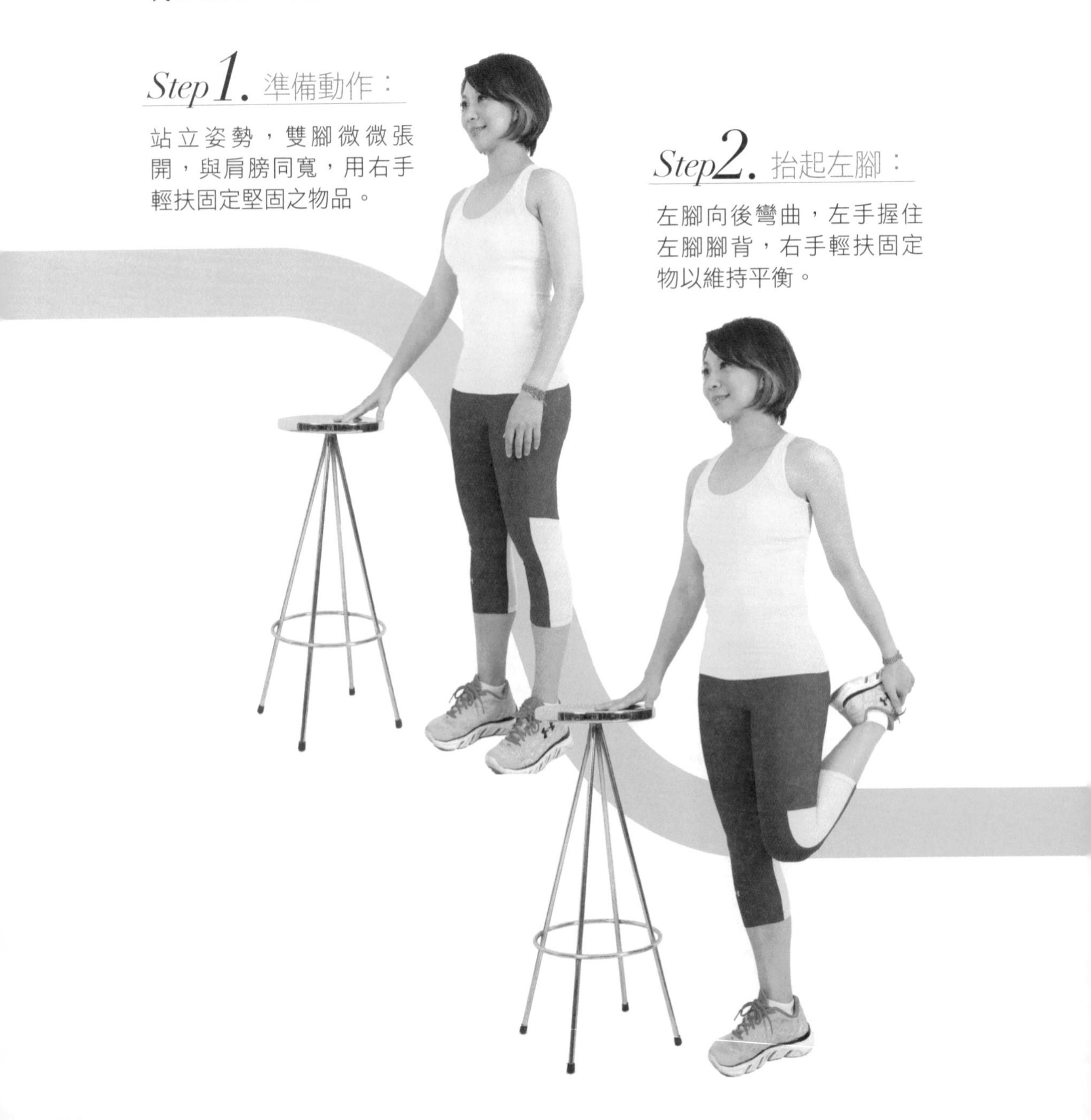

Step3. 將左腳往後向上拉：

左手輕輕將左腳往後且向上拉，可以感受左大腿前側肌肉較為緊；身體持續保持平衡，並收縮前側腹肌。

Step4. 恢復準備動作：

身體恢復成Step 1.的狀態和動作。

維持
15～30秒
POINT
想像膝蓋要「種入」地面，大腿前側的延伸可以更多哦！
再做一次
抬起右腳的
動作才算一組
重複循環
3～5組

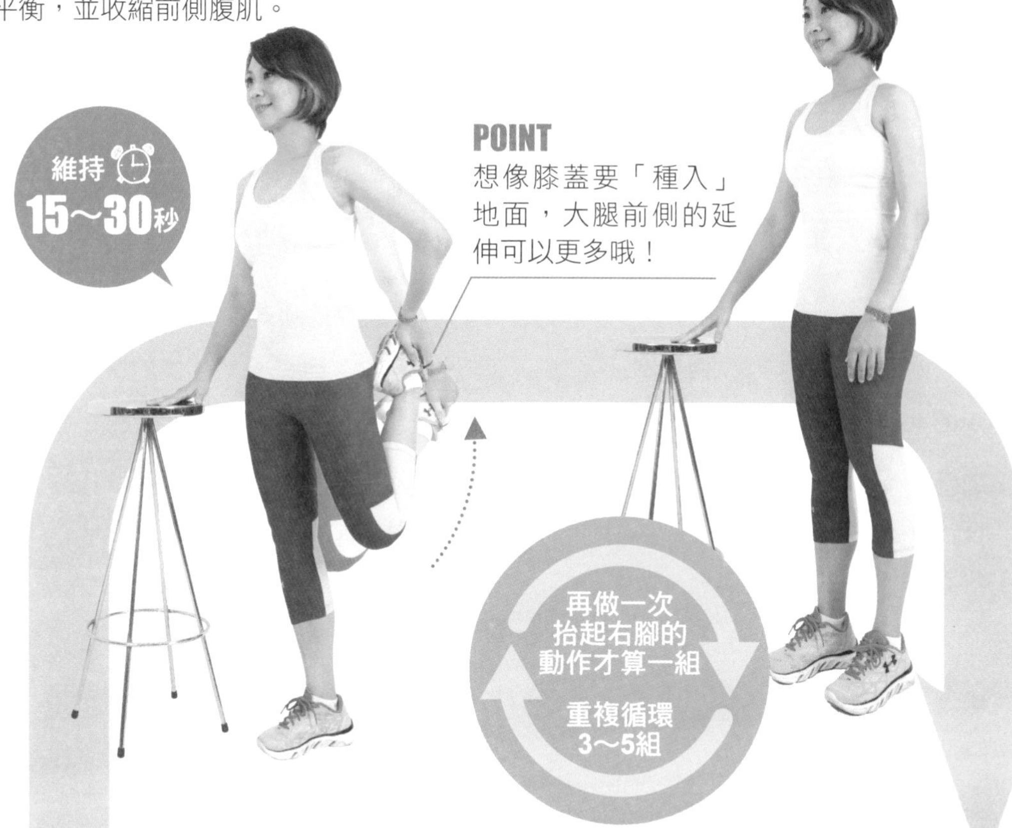

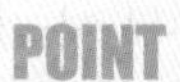

POINT

膝蓋位置至中，不要太過往後拉，也不要往前。

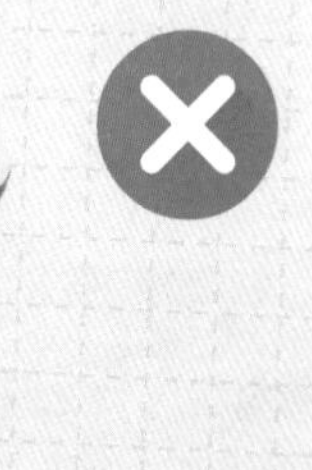

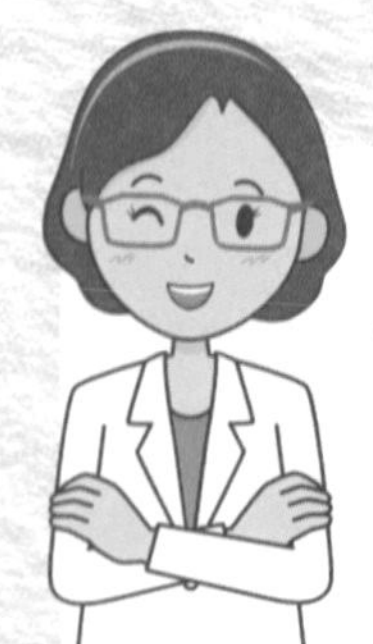

原來問題在這裡！常見症狀⑯

膝蓋十字韌帶斷裂 Cruciate ligament tear

→對抗膝蓋十字韌帶斷裂的局部肌群舒緩操

什麼是「十字韌帶斷裂」呢？

十字韌帶斷裂是運動時常發生的意外傷害，尤其是那些較多劇烈衝撞行為的運動，例如：美式足球、橄欖球、籃球……等，都必須特別注意。人體的膝關節裡，有兩個主要的韌帶，一個是前十字韌帶，一個是後十字韌帶，負責大腿骨跟小腿骨的穩定性。當十字韌帶在劇烈的衝撞以後，就很有可能產生斷裂，此時會聽到「啪」的聲音，接著伴隨關節立即性的血腫、疼痛、無力等等的症狀，急性期常常無法正常踩地行走！

我們的身體為什麼會發生膝蓋十字韌帶斷裂的問題？

膝關節十字韌帶負責關節的穩定性。相對於大腿骨，前十字韌帶防止小腿骨往前位移，後十字韌帶防止小腿骨往後位移。激烈衝撞性的運動或籃球選手突然轉身上籃，不慎被拌住或膝蓋扭力過大時，容易有前十字韌帶斷裂。更嚴重者，甚至前、後十字韌帶均斷裂。而若從高處跌下、屈膝撞擊地面或開車突撞擊前車，小腿骨猛然後移時，就容易引起後十字韌帶斷裂！

POINT
這個動作可以舒緩你的膝蓋十字韌帶斷裂，強化膝關節穩定度唷！

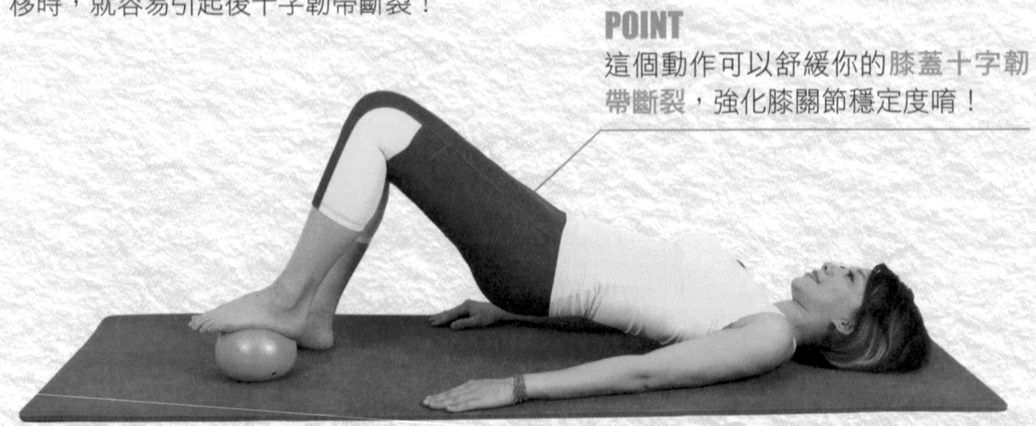

醫師經臨床檢查，如懷疑十字韌帶斷裂，大多必須先透過核磁共振的檢查，以確定是哪一條韌帶斷裂，及斷裂的嚴重度。若是前十字韌帶完全斷裂的話，建議較為年輕的患者即早開刀處理，因為要是不處理，膝蓋長時間於關節不穩的情況下行走，就容易導致早發性的膝關節退化。又或者是單純的後十字韌帶的斷裂，那麼則建議可以透過強化大腿前側股四頭肌的肌力，以取代原本後十字韌帶提供關節穩定度的功能，不一定需要開刀處理。

右腳膝關節（前側觀）

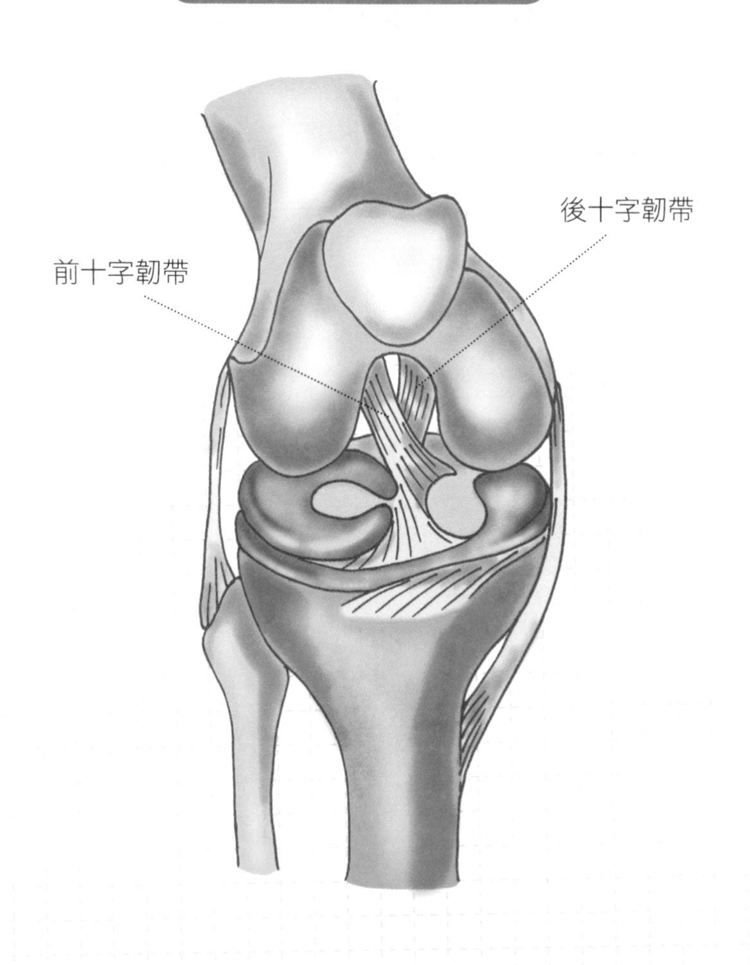

一起來做對抗「膝蓋十字韌帶斷裂」的局部肌群舒緩操

毛醫師溫馨提醒：

1. 在開始做局部舒緩操以前，請先依序完成下半身共同動作1（P.079）→動作5（P.084）→動作7（P.087）→動作8（P.091）→動作9（P.094）→動作10（P.098）→動作11（P.101），對於局部治療會更有效果！
2. 此處僅示範左腳的動作，完整的動作是左、右皆需做。
3. 做動作時，請注意速度應保持和緩，不要過快。

需要道具：瑜伽墊、軟球

基本版

Step 1. 準備動作：

平躺於瑜伽墊上，左小腿下置一顆軟球，右腳彎曲，右腳掌平踏在瑜伽墊上。

POINT
維持身體平衡不要晃動！

Step 2. 臀部上抬：

使臀部上抬，並用上背部及腿部支撐，努力維持身體平衡。

維持 3～5秒

Step 3. 恢復準備動作：

身體恢復成Step 1.的狀態和動作。

再做一次
右腳的動作
才算一組
重複循環
3～5組

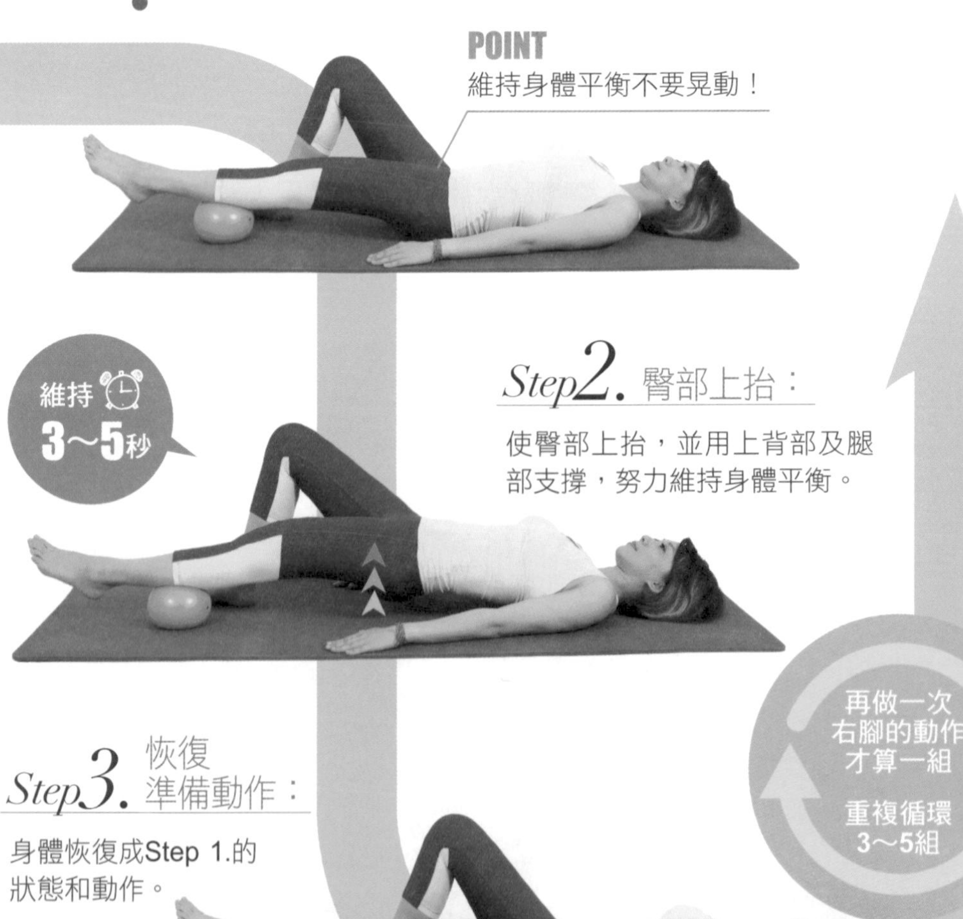

✪毛醫師溫馨提醒：

此處僅示範左腳的動作，完整的動作是左、右皆需交換做。

✪需要道具：瑜伽墊、軟球

進階版

Step 1. 準備動作：

平躺於瑜伽墊上，雙腿彎曲，右腳腳掌平踏於瑜伽墊上，左腳下則踩一顆軟球。

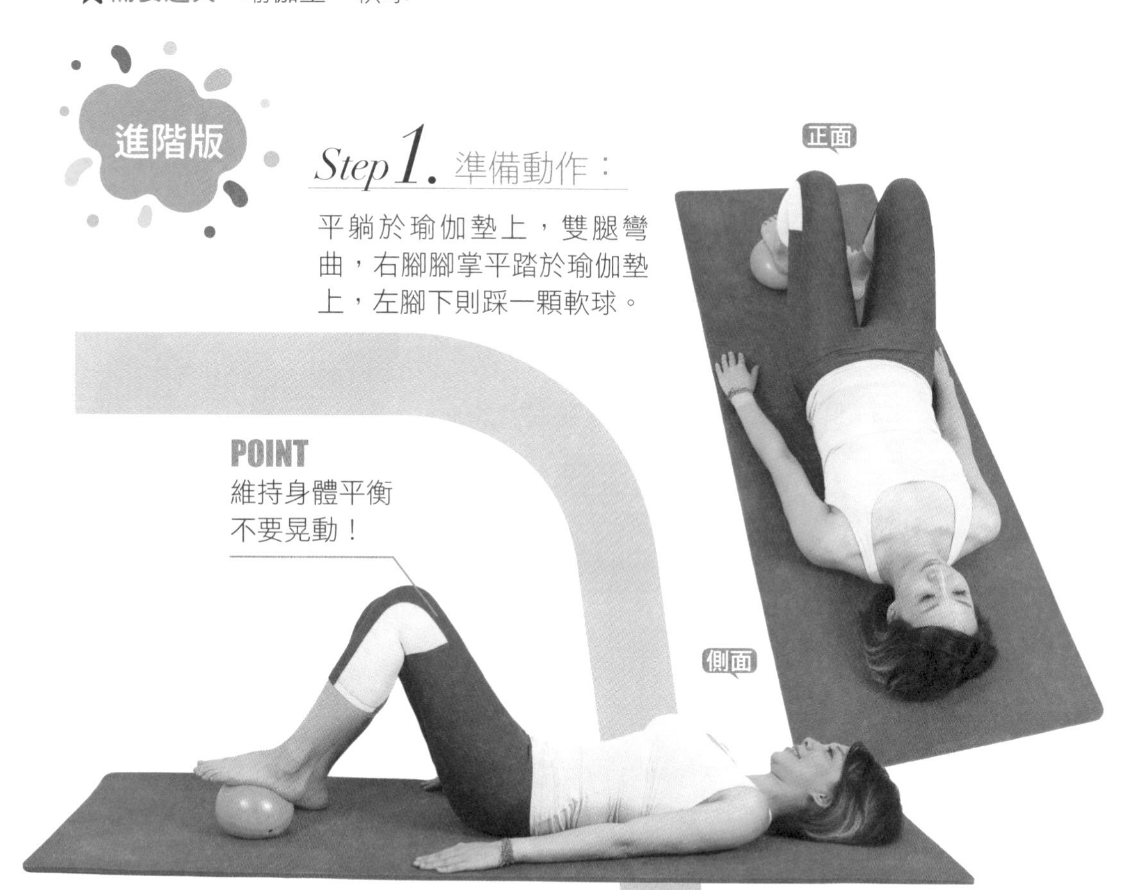

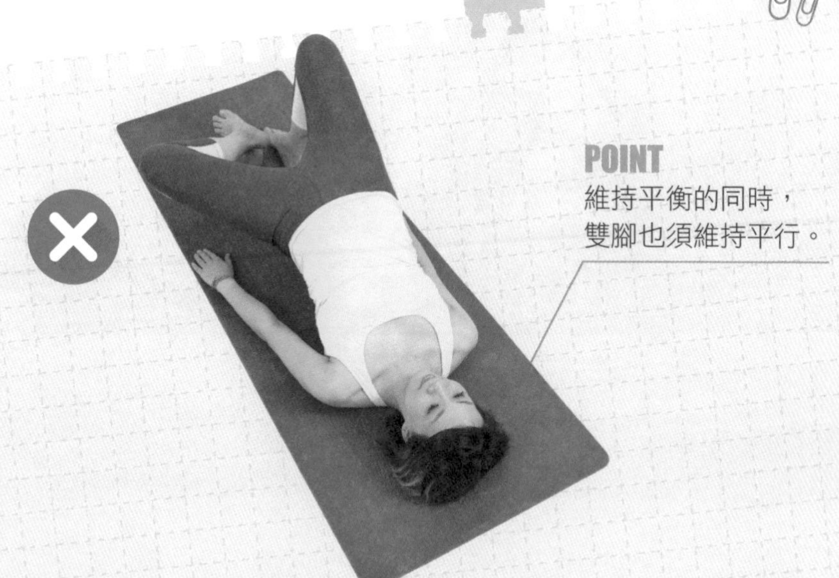

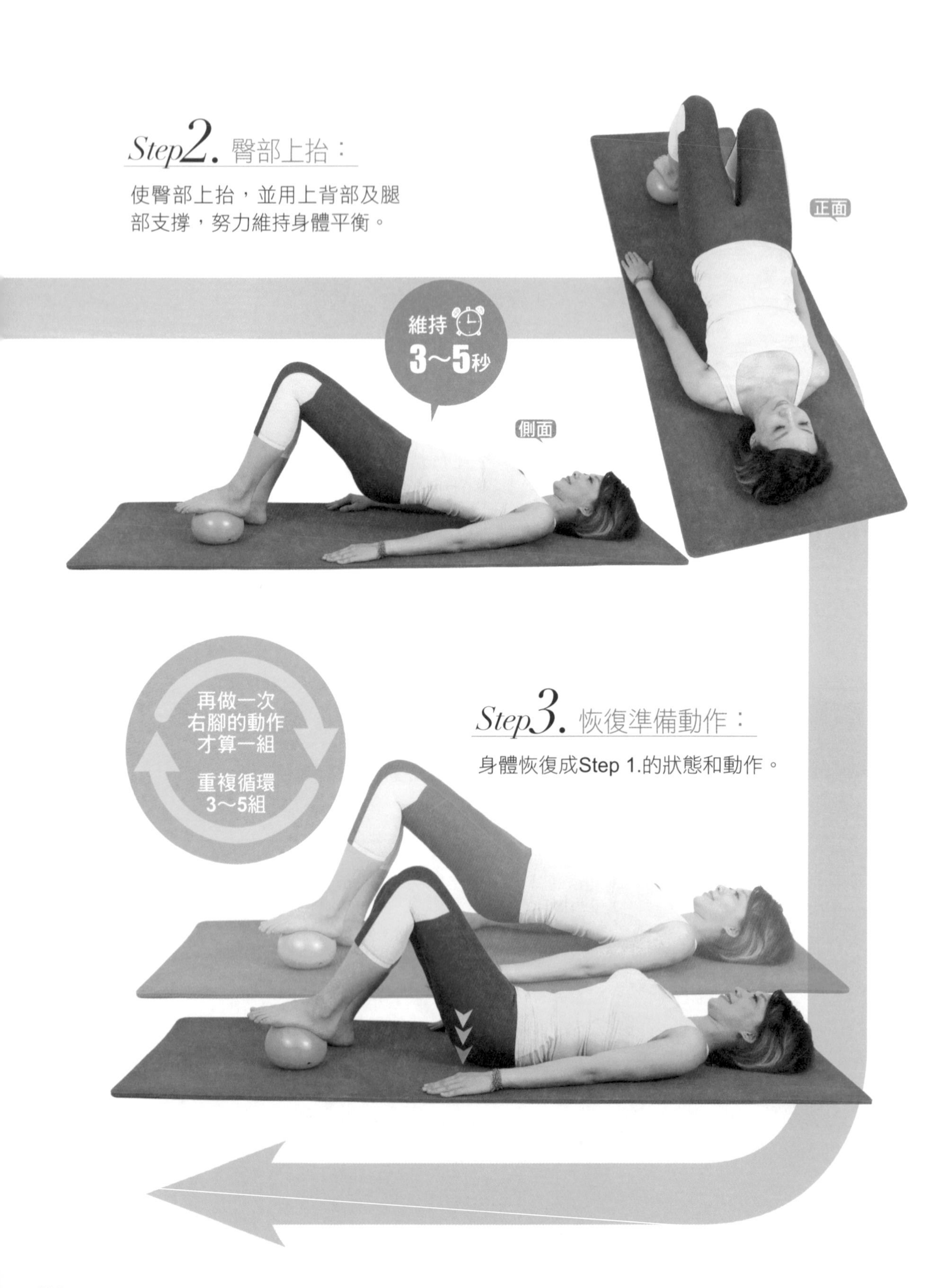
Step2. 臀部上抬：
使臀部上抬，並用上背部及腿部支撐，努力維持身體平衡。
正面
維持
3～5秒
側面
再做一次
右腳的動作
才算一組
重複循環
3～5組
Step3. 恢復準備動作：
身體恢復成Step 1.的狀態和動作。

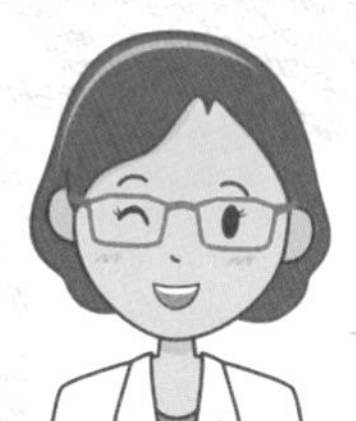
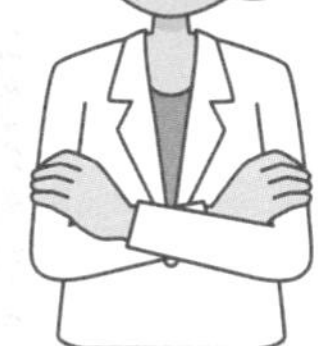

原來問題在這裡！常見症狀⑰

膝蓋退化 Knee joint degeneration

→對膝蓋退化的局部肌群舒緩操

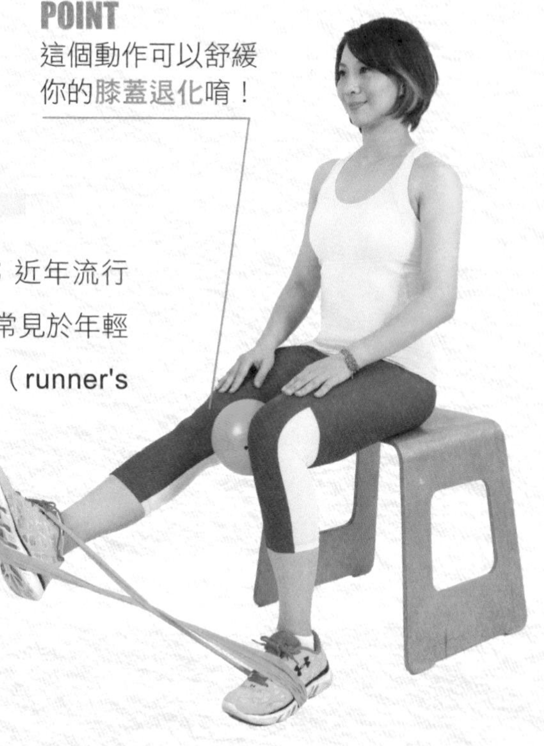

POINT
這個動作可以舒緩你的膝蓋退化唷！

什麼是「膝蓋退化」呢？

膝蓋退化一般常發生在年長者身上；近年流行的路跑，也是造成退化的原因之一，因此常見於年輕跑者的膝蓋軟骨軟化，又被稱為「跑者膝（runner's knee）」。本身若是有一些膝關節韌帶斷裂，而引起膝關節不穩的情形，也可能會加速膝關節的退化。

這些病人在蹲、跪、下樓梯的時候，膝蓋會有明顯痠痛不適。或者，久坐起身時，膝蓋會有僵硬疼痛的感覺。有些人甚至早上起床時，膝蓋僵直緊繃，須下床走走之後才能舒緩。一般而言，膝關節彎曲超過30度之後，彎曲角度越大，膝關節受力就越大，越感不適。因而在從事許多運動（包括打太極）時，膝關節的擺位很重要。這也是我們在這本書的運動設計中，一直要提醒大家的！

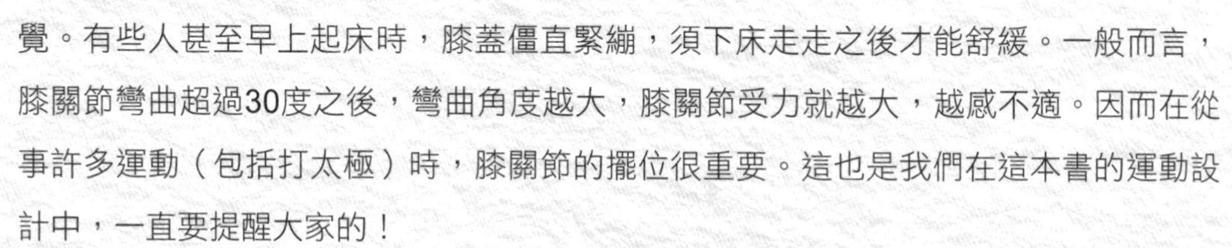

我們的身體為什麼會發生膝蓋退化的問題？

人體在下樓梯時，膝關節會承受三倍體重的力量；而在進行蹲、跪等動作時，膝關節則要承受八倍體重的力量，這些動作都會造成膝蓋的負荷，無論是年長者還是路跑族群，都會因為過度的使用、不當的姿勢，膝關節裡面的軟骨慢慢產生磨損，進而導致退化的情形。

一般醫師會建議透過復健治療甚至關節囊玻尿酸注射以改善症狀，但是不管何種治療，其後還是必須加強膝關節周邊的肌肉力量，才能增加膝關節的穩定度，例如：固定式腳踏車，就是很好的訓練方式，在膝蓋無須支撐全身體重的狀況下，提供適當且逐漸增加的阻力，強化大腿與膝關節附近肌力。

右腳膝關節（前側觀）

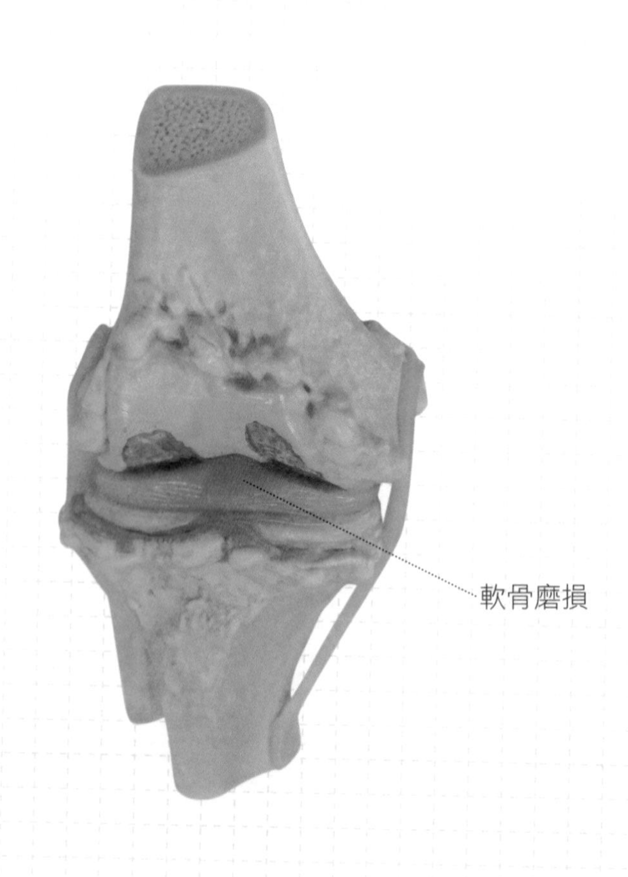

一起來做對抗「膝蓋退化」的局部肌群舒緩操

★毛醫師溫馨提醒：

1. 在開始做局部舒緩操以前，請先依序完成下半身共同動作1（P.079）→動作4（P.083）→ 動作5（P.084）→動作7（P.087）→動作8（P.091）→動作9（P.094）→動作10（P.098）→動作11（P.101），對於局部治療會更有效果！
2. 此處僅示範右腳的動作，完整的動作是左、右皆需做。
3. 做動作時，請注意速度應保持和緩，不要過快。

★需要道具：椅子、軟球、彈力帶

Step 1. 準備動作：

坐於雙腳可碰到地的椅子上，膝蓋夾住軟球，雙腳套上彈力帶。

Step 2. 右腳上抬：

右腳緩緩向上抬起，以抵抗彈力帶所產生之彈力，並維持軟球於膝蓋間不動。

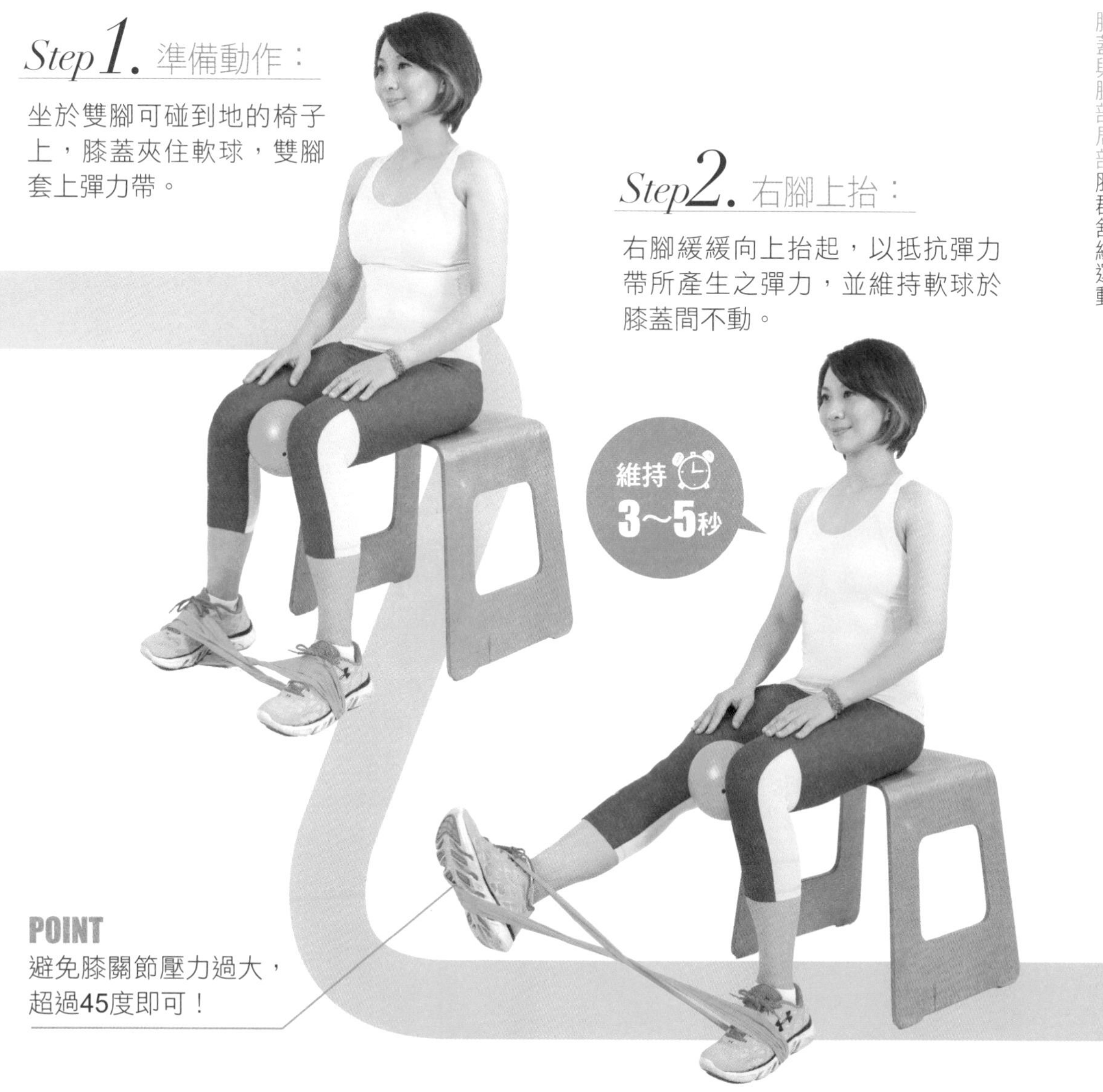

POINT
避免膝關節壓力過大，超過45度即可！

Step3. 恢復準備動作：

緩緩放下右腳，感受彈力帶的緊繃度漸漸消失，但不立即放掉，可同時訓練肌肉的離心收縮。身體恢復成Step 1.的狀態和動作。

維持
3～5秒
再做一次
左腳的動作
才算一組
重複循環
3～5組

POINT
抬腳時，必須挺直腰部，不要駝背。

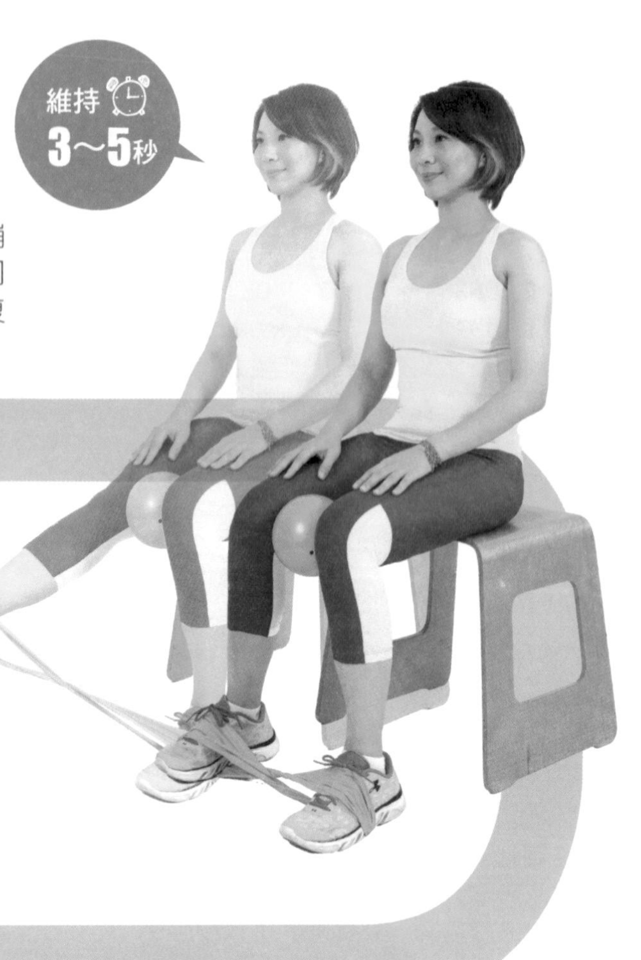

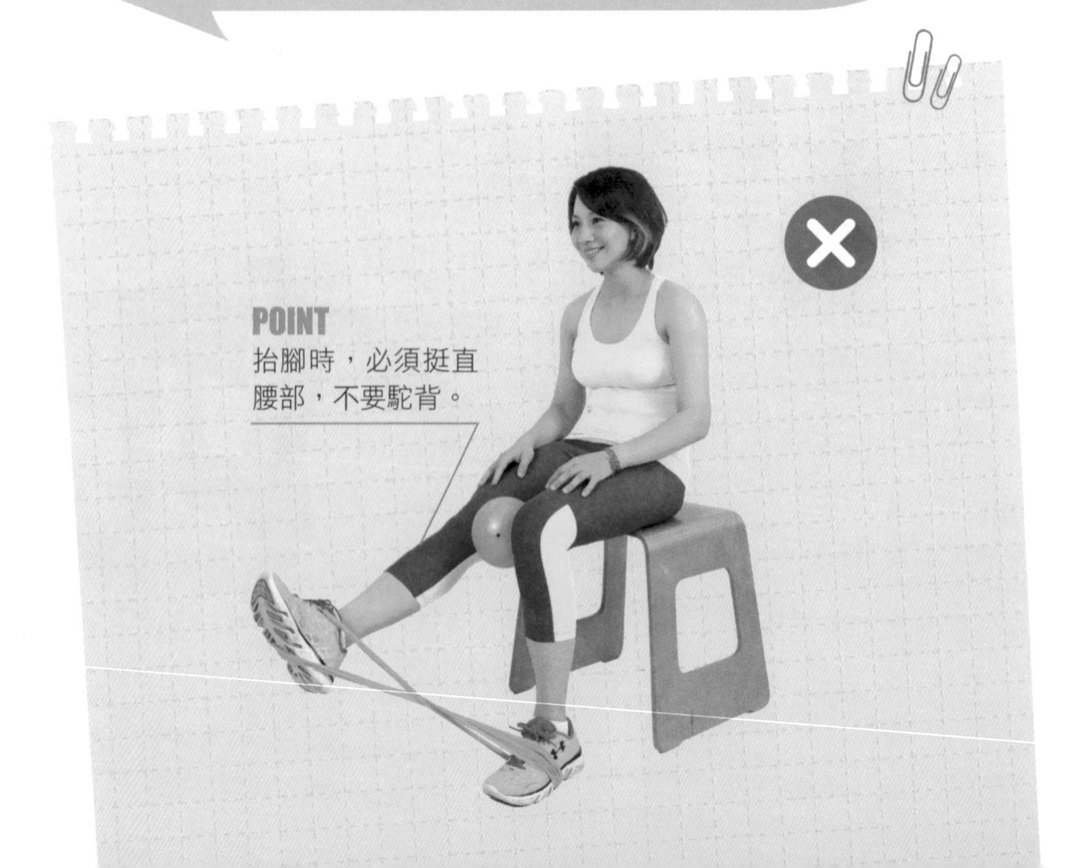

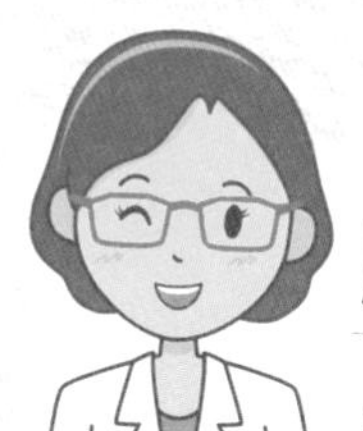

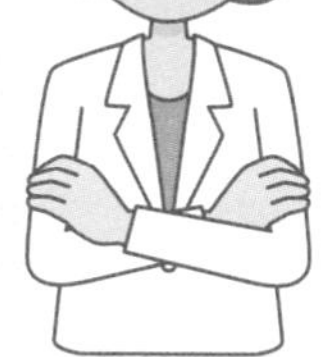

原來問題在這裡！常見症狀⑱

側韌帶扭傷 Collateral ligament sprain

→對側韌帶扭傷的局部肌群舒緩操

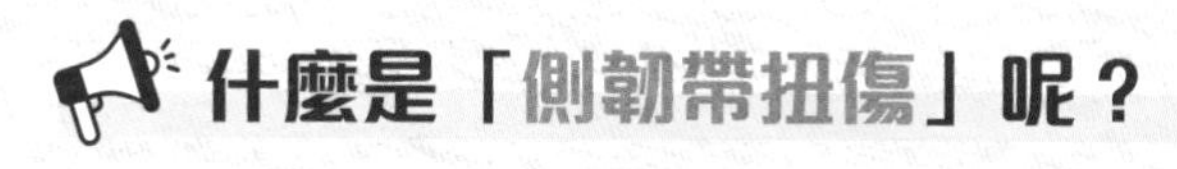

什麼是「側韌帶扭傷」呢？

通常在側韌帶扭傷的時候，患者會出現膝蓋內側或外側明顯的疼痛、腫脹、發炎的狀況，其感受依受傷程度的不同會有所差異，常是上下樓梯甚至走路時疼痛；像是一腳固定踩地，另一腳隨上身旋轉時，膝蓋內／外側引發疼痛，最嚴重的話甚至會有韌帶斷裂的問題，合併有關節側面不穩的情況，稍有韌帶拉扯到時，即明顯不穩、痠痛。

POINT
這個動作可以舒緩你的側韌帶扭傷唷！

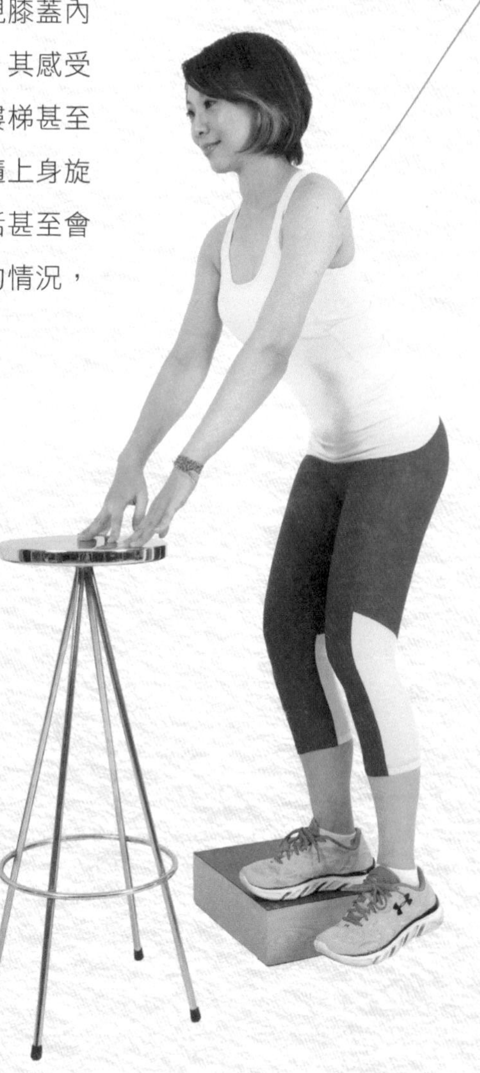

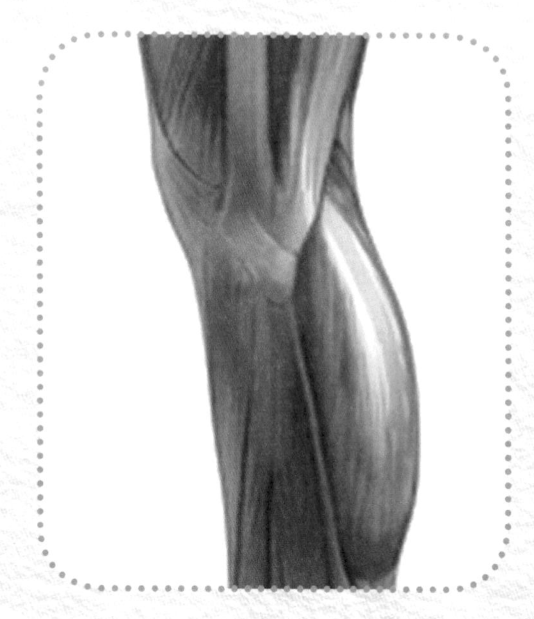

我們的身體為什麼會發生側韌帶扭傷的問題？

膝關節的側韌帶，它主要的功能就是連結大腿跟小腿，在膝關節的內外兩側，提供一個強韌、穩定的力量，可以預防一些扭轉時的不當受力。如果膝蓋附近肌力不足者、膝關節軟骨磨損退化者，都會增加側韌帶的受力。而最常受到側韌帶扭傷困擾的，是從事激烈運動的運動員，例如：籃球選手在一腳固定踩地的情況下，另一腳隨上身作猛然旋轉的動作，這個時候就很容易使膝關節內側韌帶及前十字韌帶扭傷、斷裂。

右腳膝關節（前側觀）

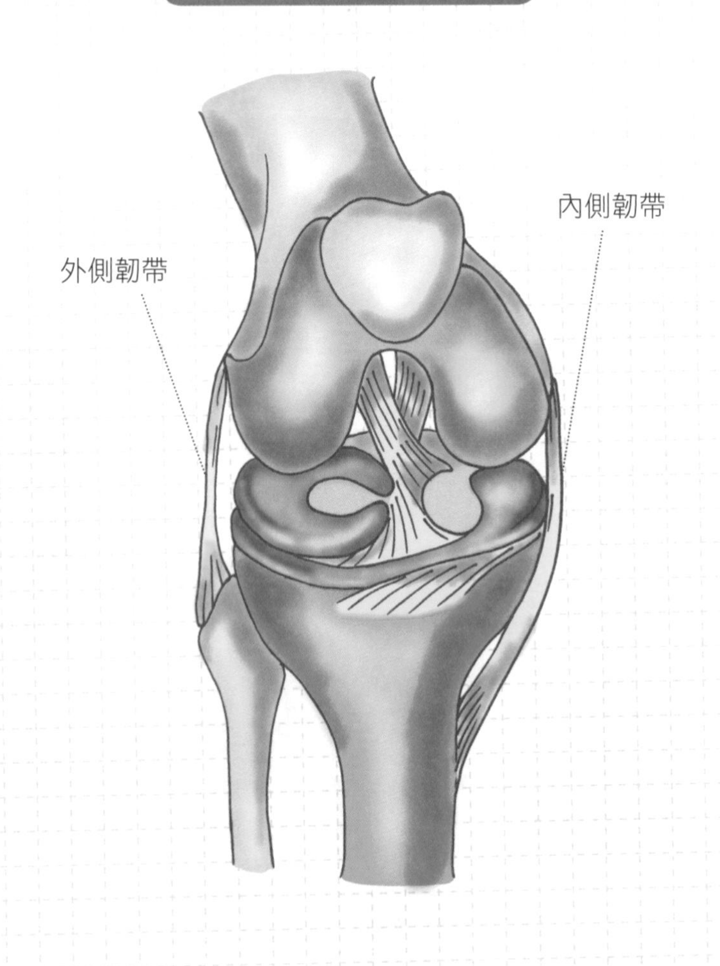

一起來做對抗「側韌帶扭傷」的局部肌群舒緩操

☆毛醫師溫馨提醒：

1. 在開始做局部舒緩操以前，請先依序完成下半身共同動作1（P.079）→動作4（P.083）→ 動作5（P.084）→動作7（P.087）→動作8（P.091）→動作9（P.094）→ 動作10（P.098）→動作11（P.101），對於局部治療會更有效果！
2. 此處僅示範右腳的動作，完整的動作是左、右皆需做。
3. 做動作時，請注意速度應保持和緩，不要過快。

☆需要道具：椅子、階梯或箱子

Step1. 準備動作：

選擇一個固定並且堅固的階梯，雙手攙扶著欄杆，以維持平衡。

Step2. 右腳站立：

右腳單腳站立於階梯上，雙手攙扶以維持身體之平衡。

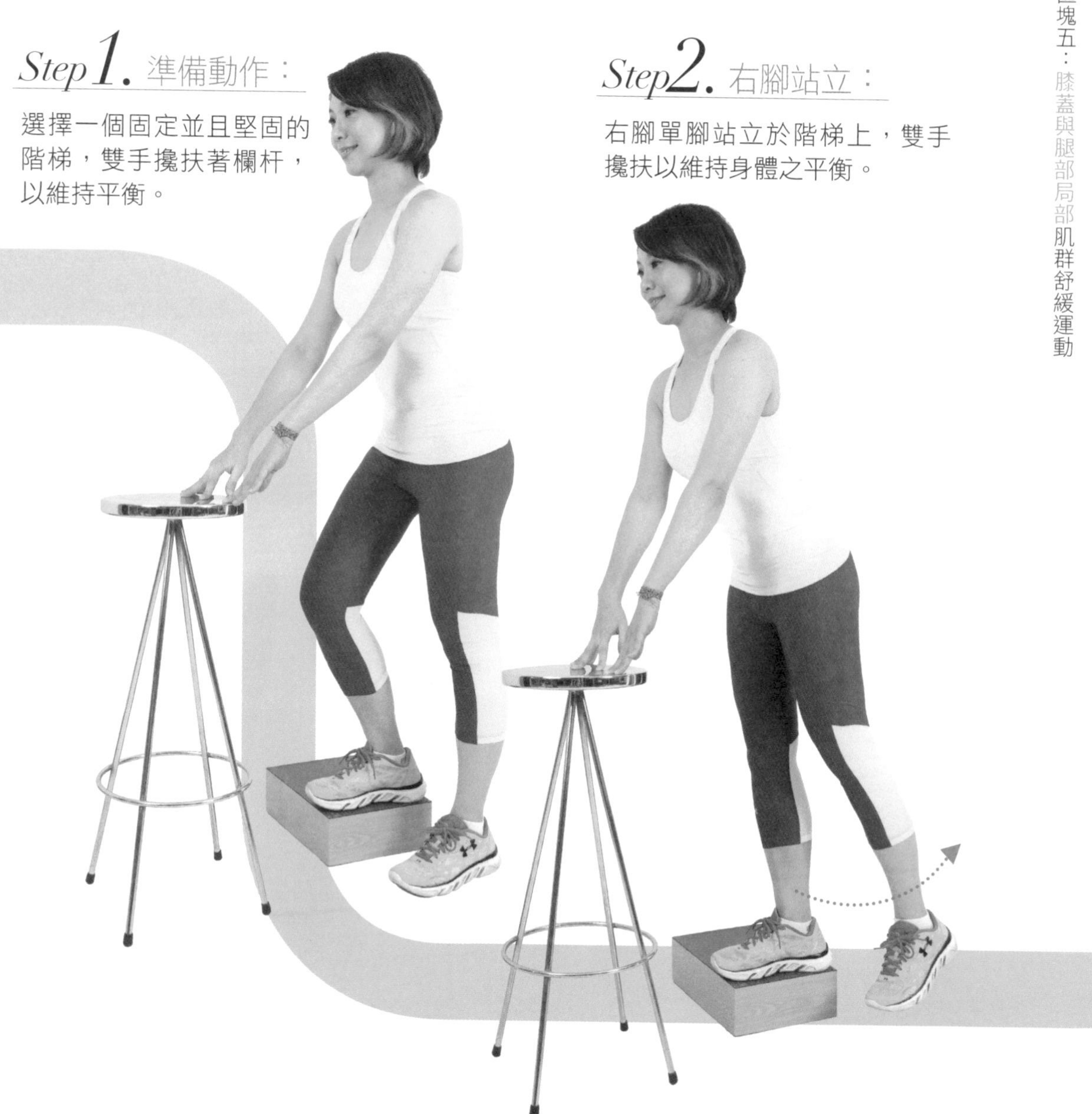

Step3. 右膝微彎：

微微彎曲右腳膝蓋，左腳則保持懸空，左腳將略為低於右腳。

POINT
微微彎曲膝蓋就可以了，不需要到蹲下的程度！

Step4. 恢復右腳站立：

身體恢復成Step 2.的狀態和動作。

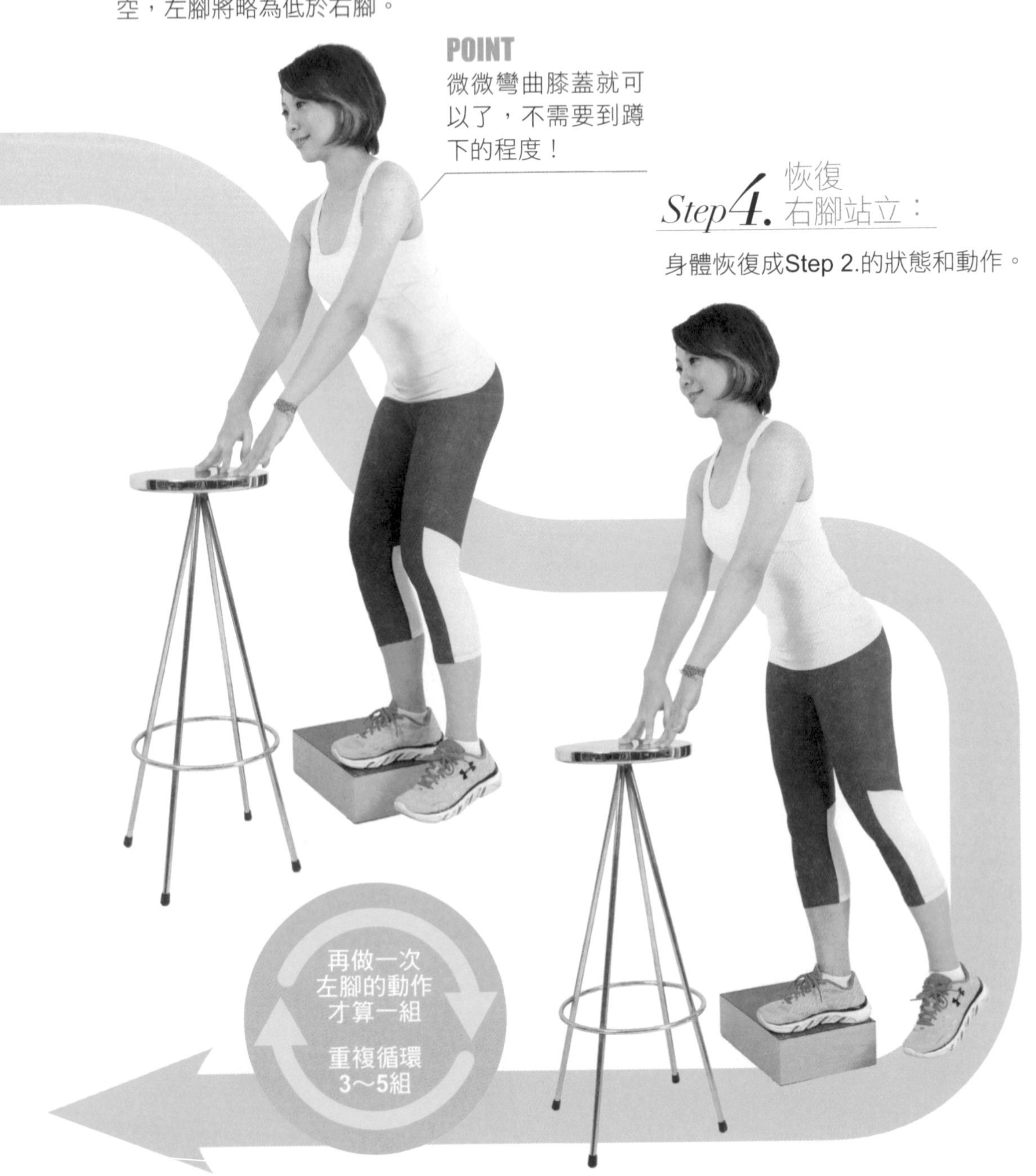

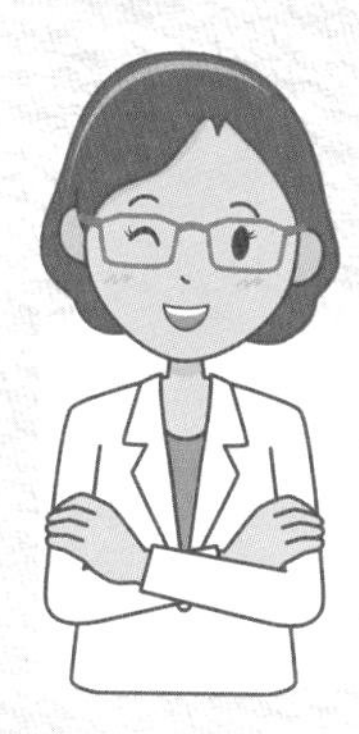

什麼！原來我不是**膝蓋與腿部問題**？那到底是身體哪邊出狀況了呢？

臨床上，有些病人會有膝關節後側疼痛的問題，甚至併發小腿痠麻。雖然沒有明顯的腰部、臀部的疼痛的情況，還是必須要評估是不是有坐骨神經痛的問題。病人並沒有局部膝關節發炎、腫脹、退化或韌帶扭傷的問題，而是腰椎椎間軟骨凸出、壓迫坐骨神經，但症狀僅出現在大腿後側、膝關節後側，甚至只有膝關節後側及小腿痠麻。

有些病人則是在膝窩的地方有腫脹的情形，甚至有明顯囊腫，這種時候就有可能是貝克氏囊腫（Baker's cyst）。所謂貝克氏囊腫大多是因為膝關節軟骨退化或軟骨破裂導致膝關節發炎、積水而成為囊腫，膝關節無法彎曲到底，會有疼痛、腫脹感。治療上，需要透過超音波的檢查，並將貝克氏囊腫發炎的組織液抽取出來，做消炎的治療，才有辦法去改善這種情況，也同時需要去處理膝關節軟骨退化的問題，才能治本！

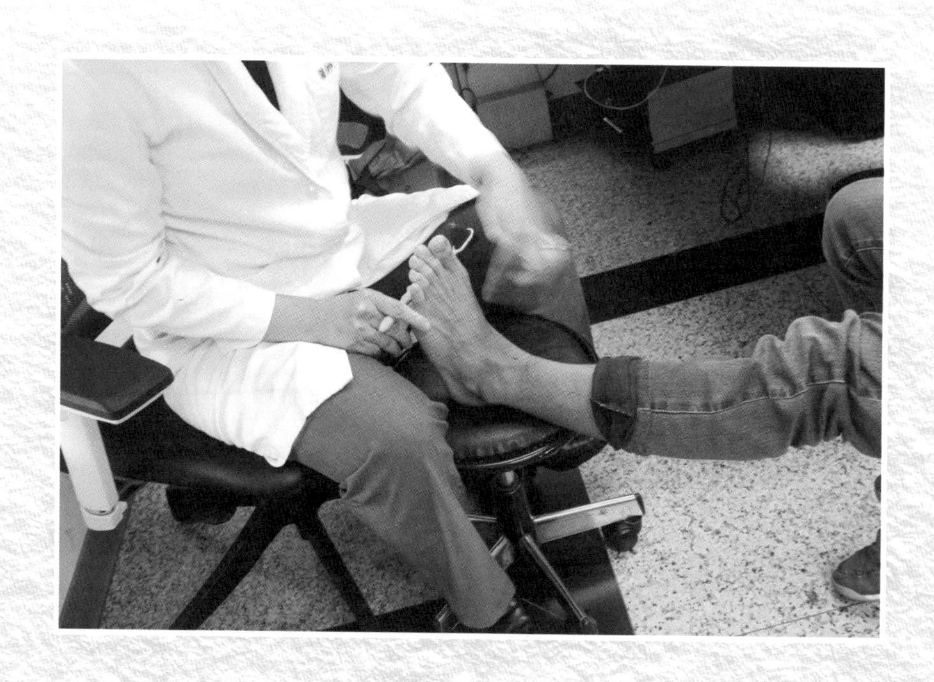

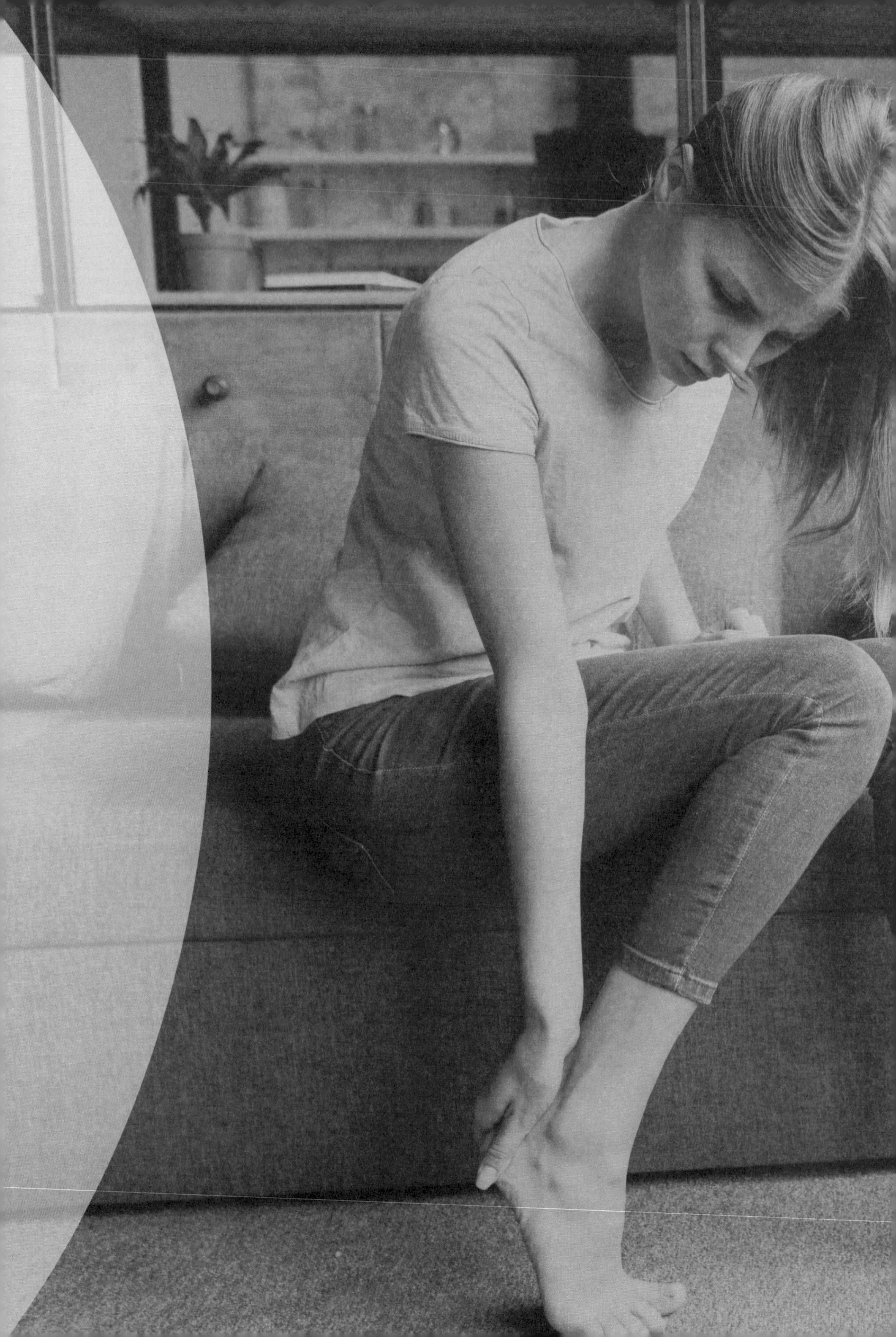

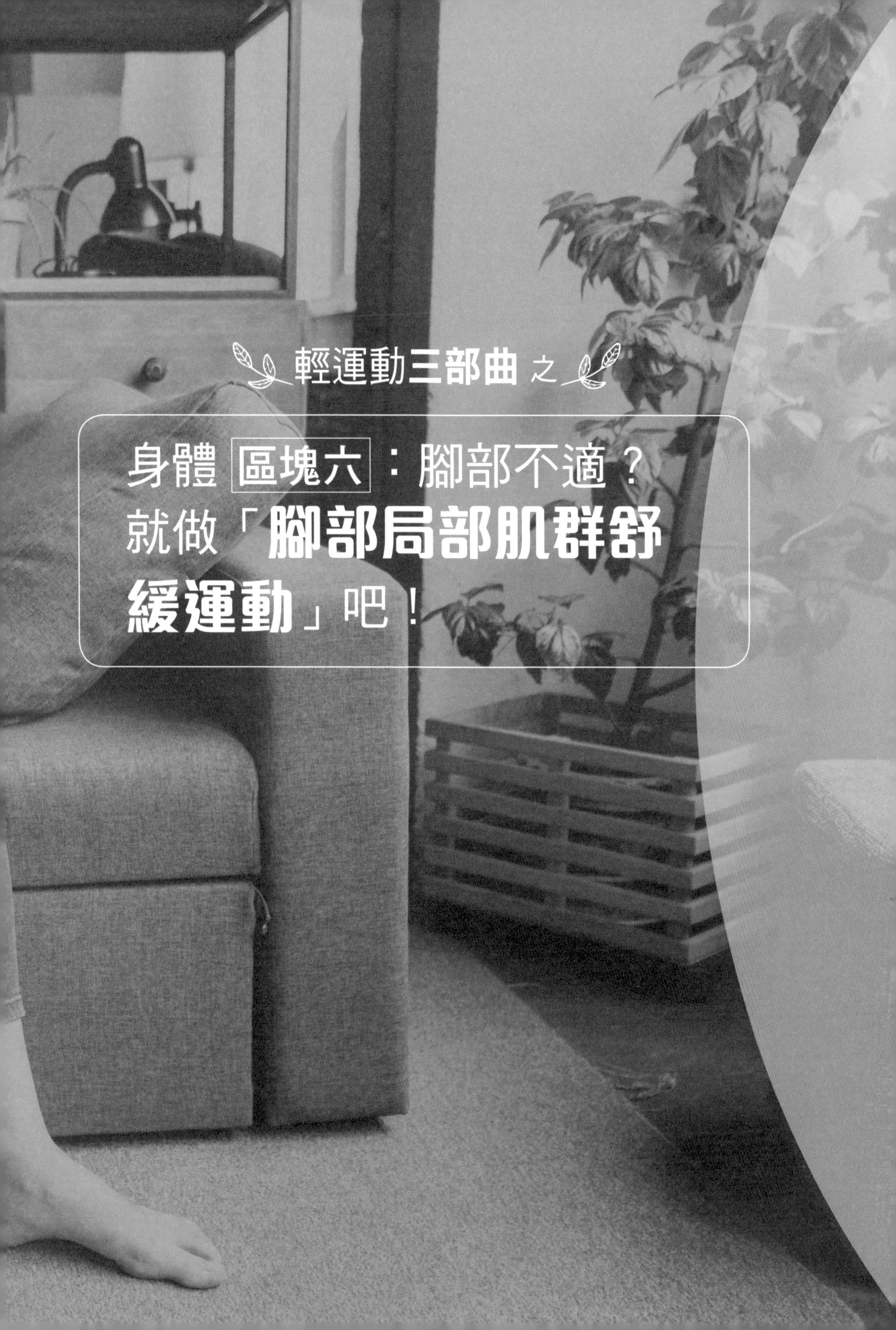
輕運動三部曲之
身體區塊六：腳部不適？
就做「腳部局部肌群舒緩運動」吧！

輕運動三部曲之

身體區塊六：腳部不適？就做「腳部局部肌群舒緩運動」吧！

腳部自我小評估，找找問題出在哪！

☑ 腳後跟處感到疼痛、腫脹，甚至有灼熱感（因為急性發炎）。

☑ 行走困難，甚至走路一跛一跛的，尤其上坡更不舒服。

☑ 無法踮腳尖走路。

★若有上述這些問題，那很有可能就是「**跟腱炎**」在作怪。快翻到P.215徹底了解跟腱炎，並在恢復期，開始做一下針對跟腱炎的局部舒緩操吧！

☑ 早上起床後踩地的第一步，腳底明顯疼痛。

☑ 行走太久腳底會感到痠痛不適。

☑ 坐久要起來時，一踩地腳底就疼痛。

☑ 足弓與趾骨或跟骨交接處疼痛。

☑ 足弓處中央疼痛。

★若有上述這些問題，那很有可能就是「**足底筋膜炎**」在作怪。快翻到P.226徹底了解跟足底筋膜炎，並在恢復期，開始做一下針對足底筋膜炎的局部舒緩操吧！

☑ 一不小心扭到腳踝時，突然感到明顯疼痛（常常是在腳踝外側）。

☑ 踝關節腫脹、甚至瘀血。

☑ 踝關節處明顯疼痛，無法正常受力。

☑ 腳踝活動度明顯受限。

☑ 行走困難，甚至需要枴杖。

★若有上述這些問題，那很有可能就是「**踝韌帶扭傷**」在作怪。快翻到P.230徹底了解踝韌帶扭傷，並在恢復期，開始做一下針對踝韌帶扭傷的局部舒緩操吧！

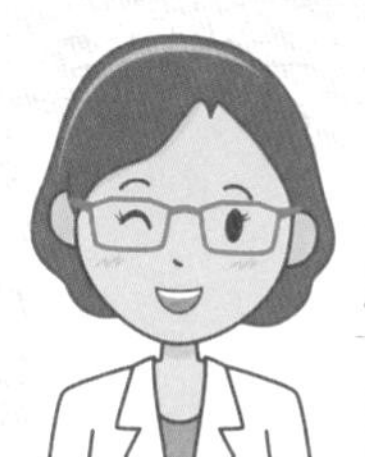
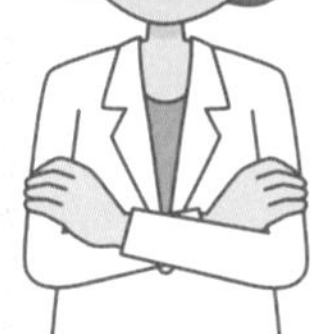

原來問題在這裡！常見症狀⑲

跟腱炎 Achilles tendinitis

→對跟腱炎的局部肌群舒緩操

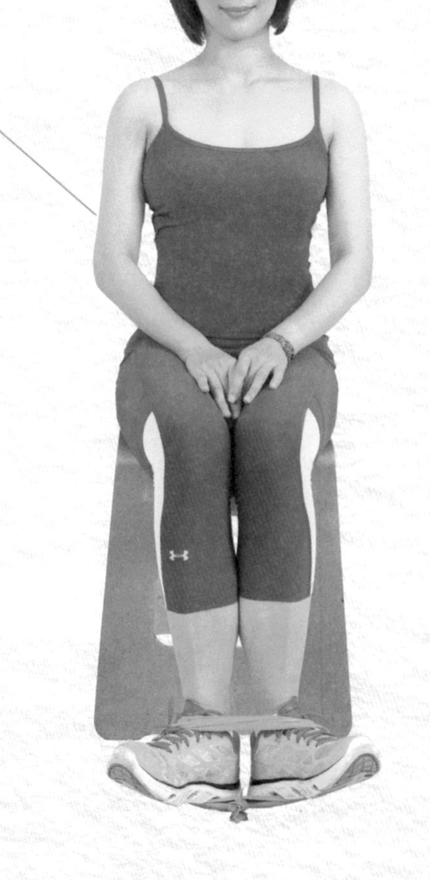

POINT
這個動作可以舒緩你的跟腱炎唷！

什麼是「跟腱炎」呢？

「跟腱」其實就是大家常説的阿基里斯腱（Achilles tendon）。在跟腱炎發生的急性期，患者的患部會有明顯的疼痛、腫脹，或者無法正常行走，走路會一跛一跛的。

這種問題經常發生於長時間走路、健行、甚至爬山的愛好者。因為持續反覆使用後側小腿肌肉，而沒有適度的延展，容易造成慢性的跟腱炎，而且復發率極高。而急性的傷害可以在經常從事跑步、跳躍的運動員身上，尤其是網球選手，所以又稱為網球腿（Tennis legs）。因為網球選手在接對手的回球時，若是距離沒估算好，身體正在後退的當下，卻發現球掉落在前方，這時突然使力往前衝，小腿與跟腱交接處就會產生強烈拉扯的力量，甚至會覺得小腿下方像是被人用球棍痛擊，併發肌腱斷裂的狀況。2010年時，英國足球金童貝克漢，就是因為肌腱斷裂，而無法參加南非世足賽。

我們的身體為什麼會發生跟腱炎的問題？

跟腱位於腳跟後側，大家可以在此摸到緊實的條狀肌腱，是身體中相當強而有力的組織！它連接小腿後側的肌群，並延伸至後側跟骨交接處。在做爬坡、跳躍、跑步動作時，人體的小腿會收縮，因而帶動跟腱受力，腳跟離地，身體才得以往前或往上。在這種重複受力的情況下，就容易引起跟腱發炎。急性症狀一開始需要醫生的診斷並做治療，症狀改善後，還是必須伸展整個小腿及跟腱，並且慢慢去增強小腿肌肉的力量，當然，此期間應該避免從事上坡、跳躍的動作，才不會造成二度傷害。

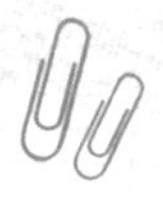

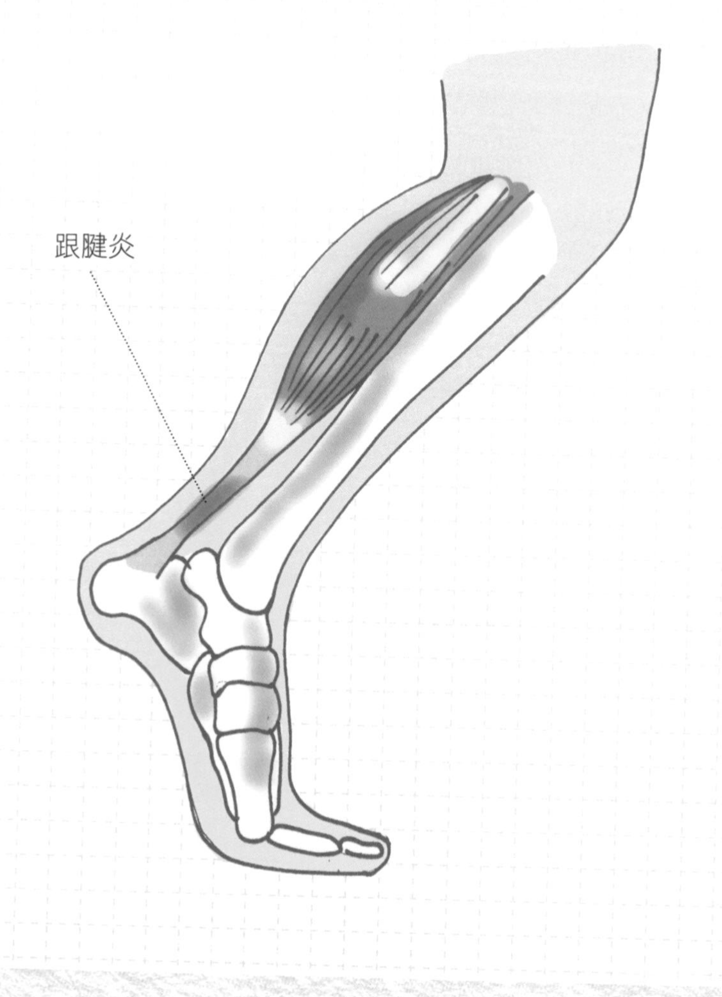

一起來做對抗「跟腱炎」的局部肌群舒緩操

✩毛醫師溫馨提醒：

1. 在開始做局部舒緩操以前，請先依序完成下半身共同動作1（P.079）→動作5（P.084）→動作7（P.087）→動作8（P.091）→動作9（P.094）→動作10（P.098）→動作11（P.101），對於局部治療會更有效果！
2. 做動作時，請注意速度應保持和緩，不要過快。
3. 疼痛緩解後，可加上下一節「足底筋膜炎」之小腿伸展強化及「踝韌帶扭傷」之平衡動作訓練，以降低未來復發機率。

✩需要道具：椅子

POINT
腰部打直！

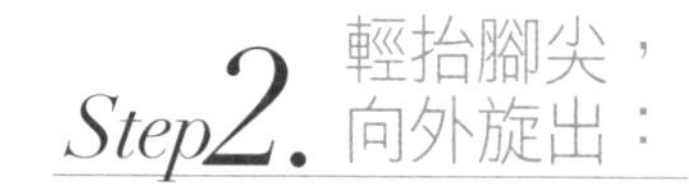

輕輕抬起腳尖，並以腳跟為軸心，向外旋轉45度角。

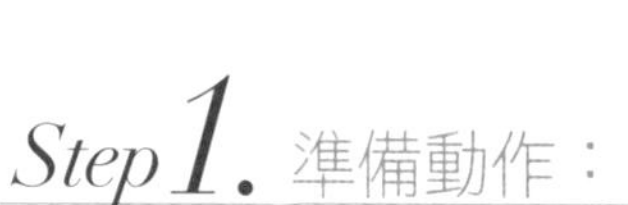

坐在高度合適、雙腳能放於地面的椅子，兩腳併攏，腳尖朝前；腰部保持挺直，兩眼直視前方。

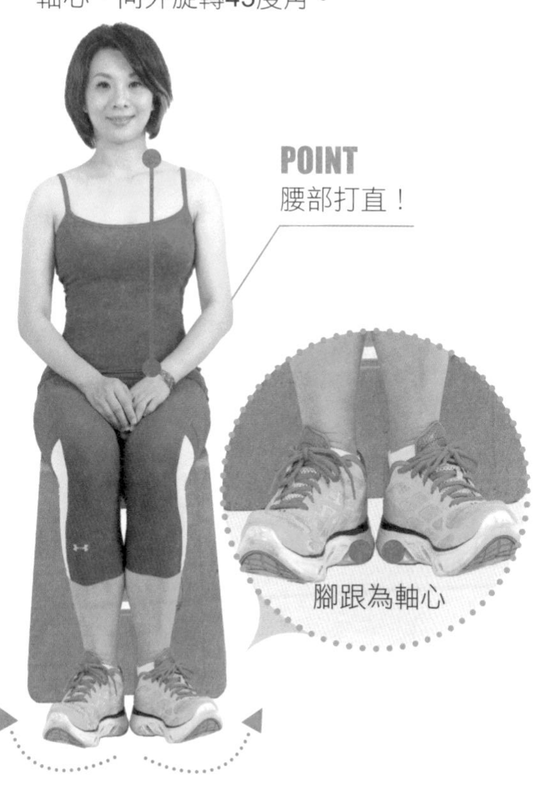

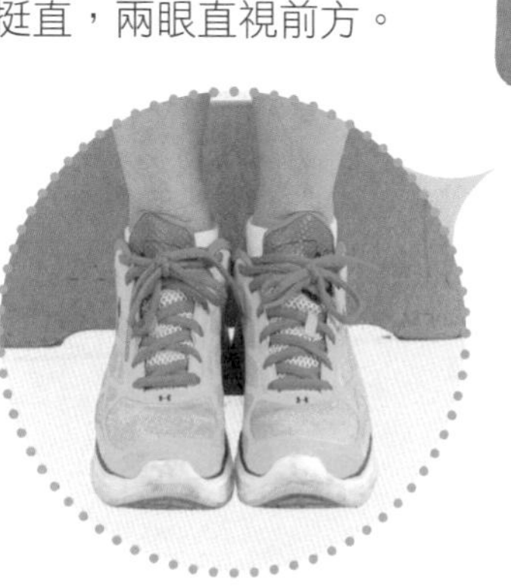

*Step*3. 腳尖踩踏：

腳尖踩下去，腰部保持挺直。

POINT
此為連續動作，過程中保持流暢進行！

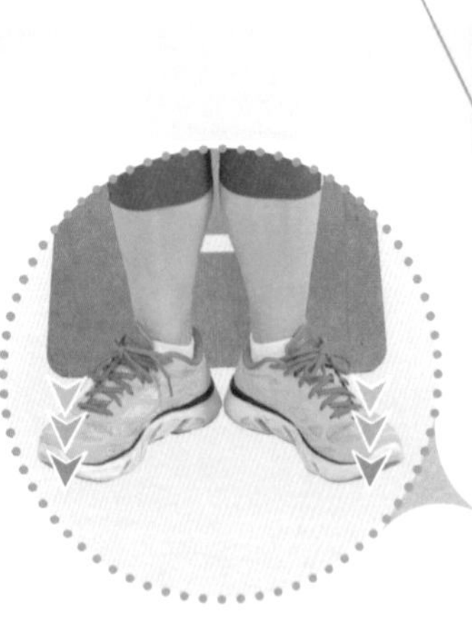

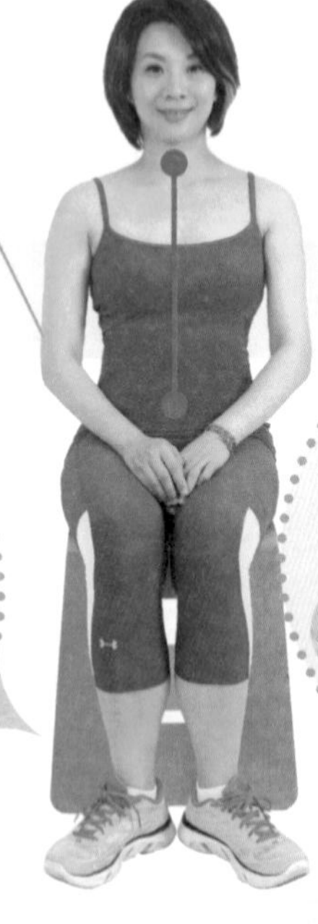

*Step*4. 輕抬腳跟，向外旋出：

輕輕抬起腳跟，並以腳尖為軸心，再向外旋轉**45**度角。

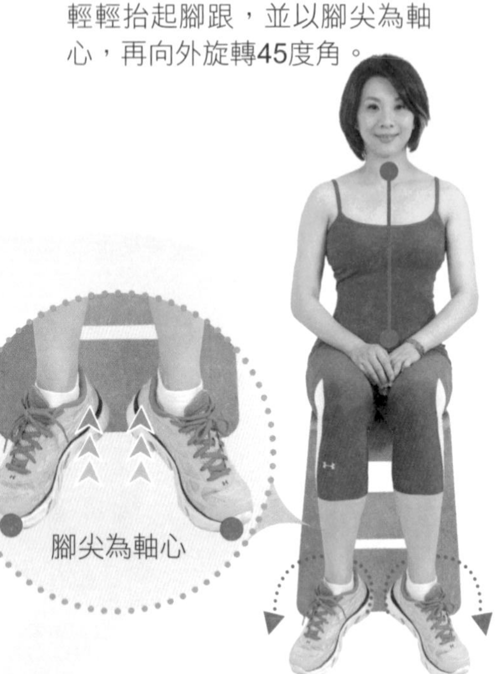

*Step*5. 腳跟踩踏：

腳跟踩下去，兩腳平行；腰部保持挺直。

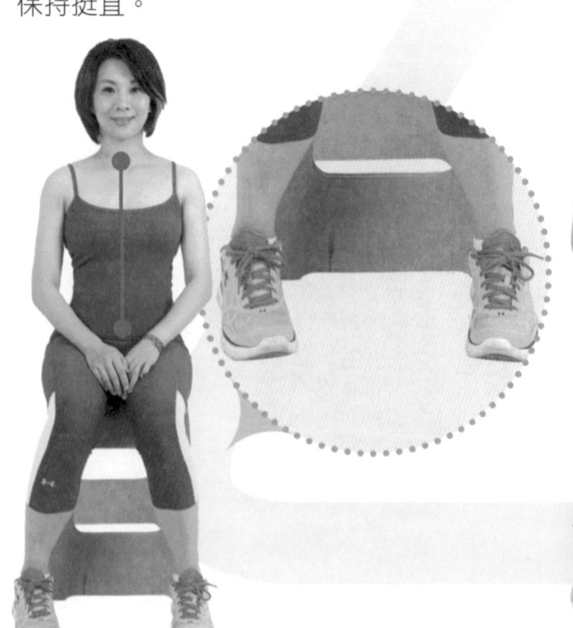

*Step*6. 輕抬腳跟，向內旋入：

輕輕抬起腳跟，並以腳尖為軸心，向內旋轉45度角。

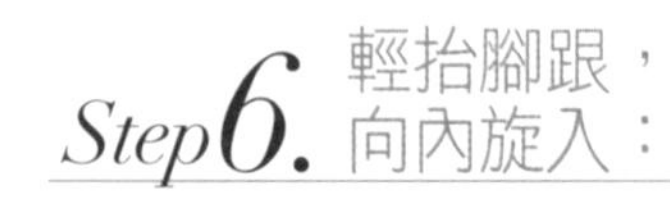

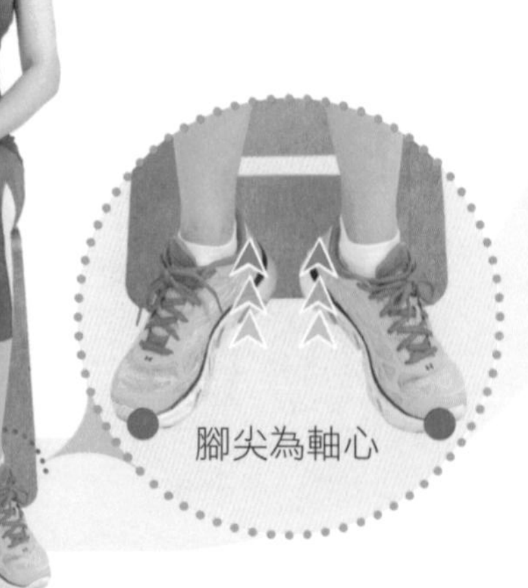

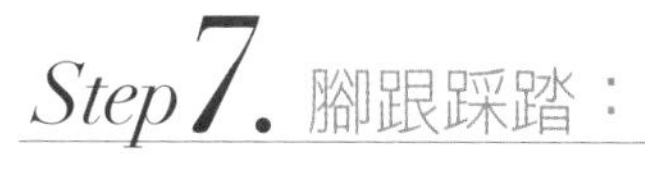

腳跟踩下去，腰部保持挺直。

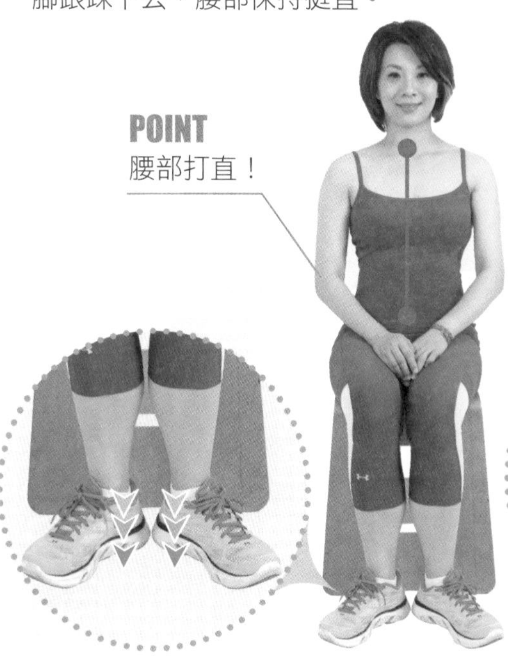

Step8. 輕抬腳尖，向內旋入：

輕輕抬起腳尖，並以腳跟為軸心，再向內旋轉45度角。

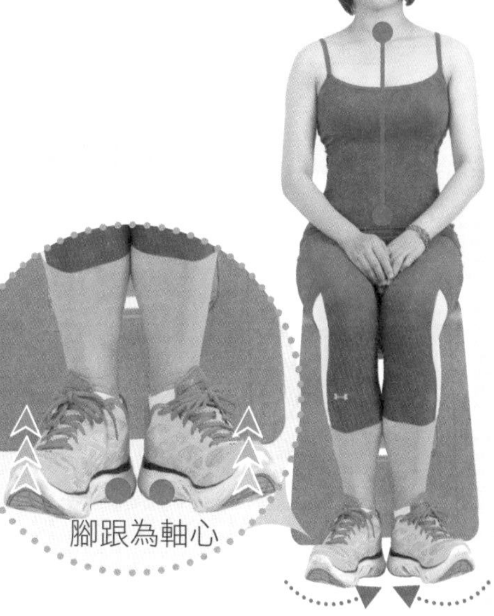

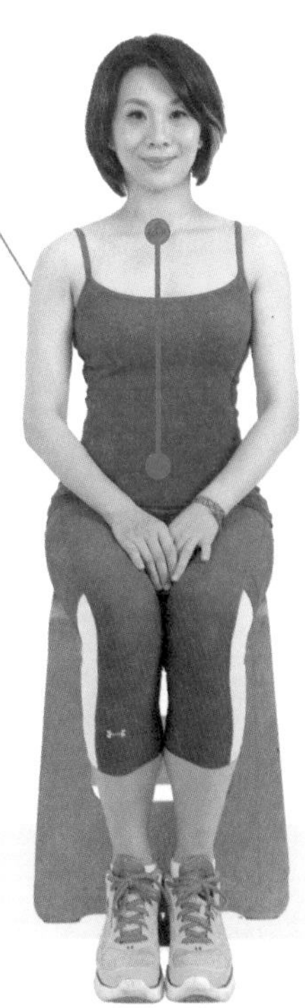

Step9. 腳尖踩踏：

腳尖踩下去，兩腳併攏。

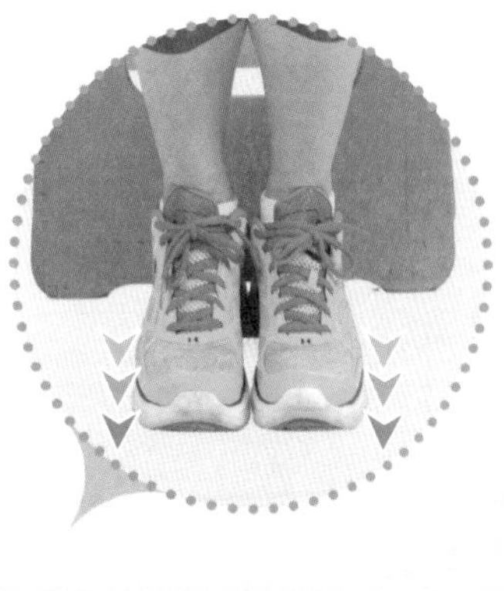

Step 1.～9.
之動作為一組
重複循環
3～5組

跟腱炎局部肌群舒緩操

連續動作

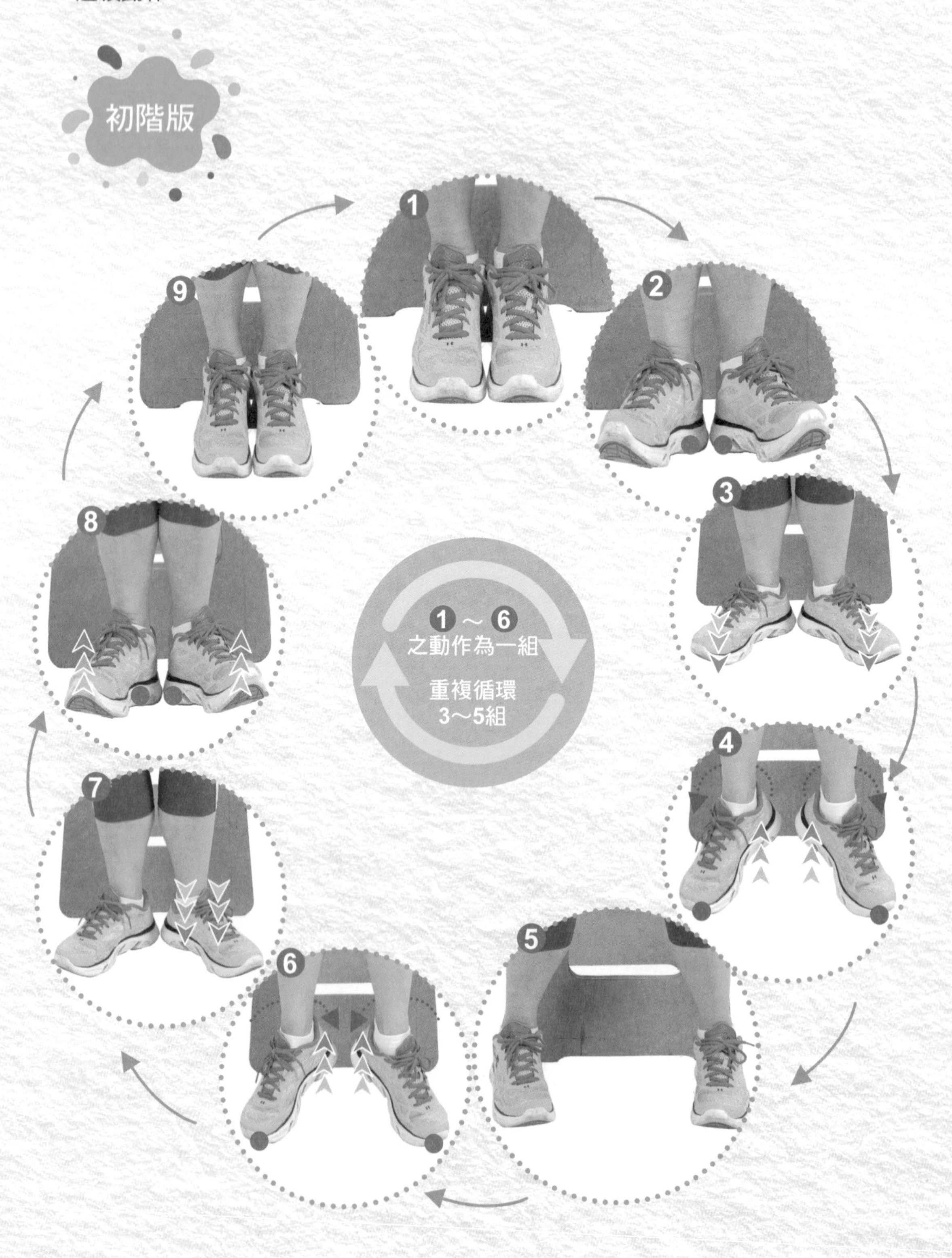

✰毛醫師溫馨提醒：
做動作時，請注意速度應保持和緩，不要過快。
✰需要道具：椅子、彈力帶

Step1. 準備動作：

坐在高度合適、雙腳能放於地面的椅子，兩腳併攏，綁上彈力帶，腳尖朝前；腰部保持挺直，兩眼直視前方。

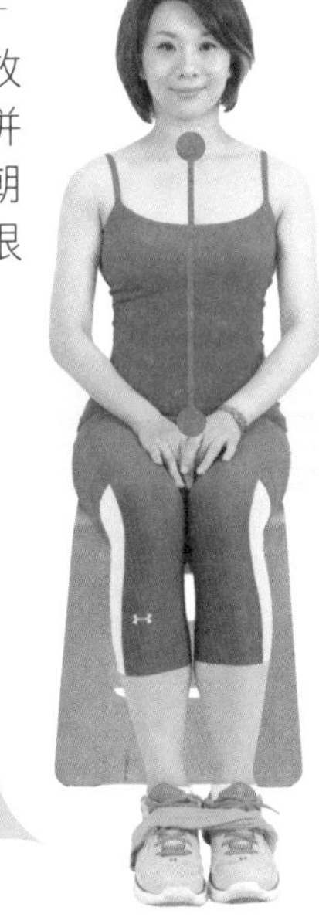

Step2. 輕抬腳尖，向外旋出：

輕輕抬起腳尖，並以腳跟為軸心，向外旋轉45度角。

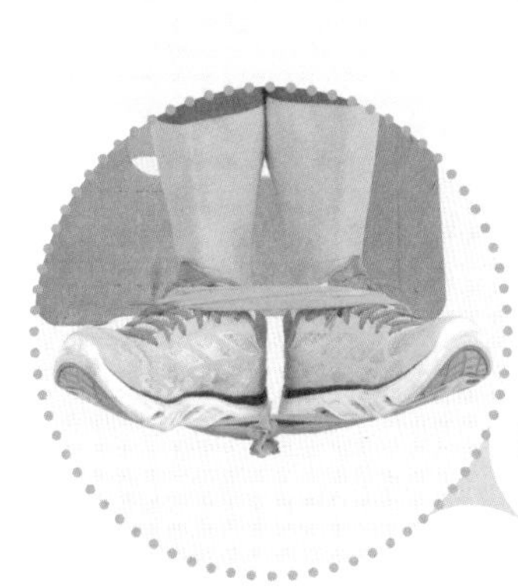

Step3. 腳尖踩踏：

腳尖踩下去，腰部保持挺直。

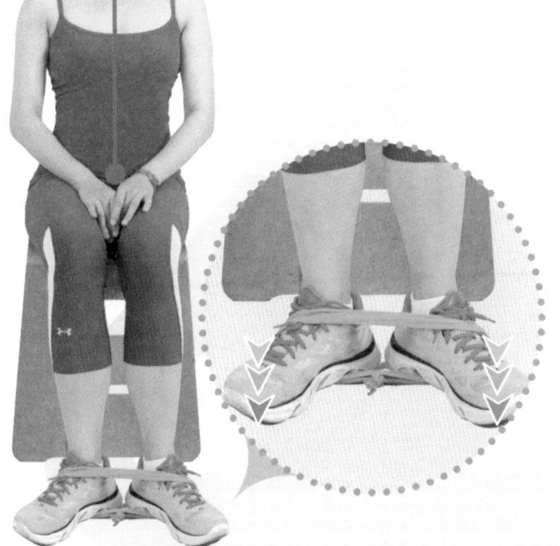

Step4. 輕抬腳跟，向外旋出：

輕輕抬起腳跟，並以腳尖為軸心，再向外旋轉。

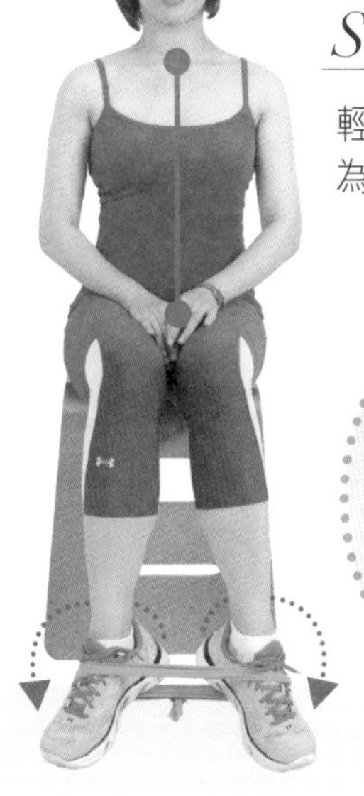

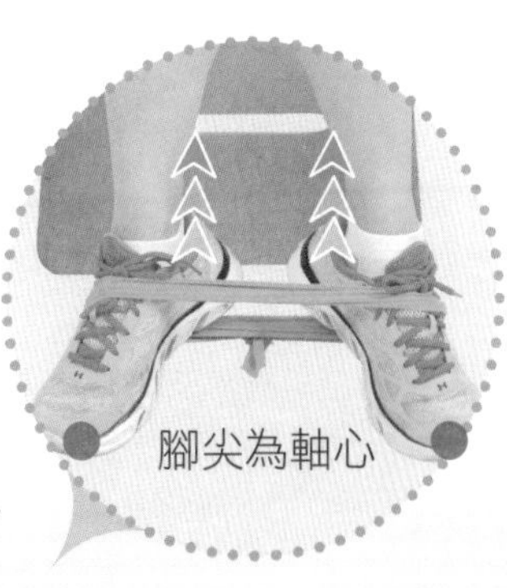

Step5. 腳跟踩踏：

腳跟踩下去，腰部保持挺直。

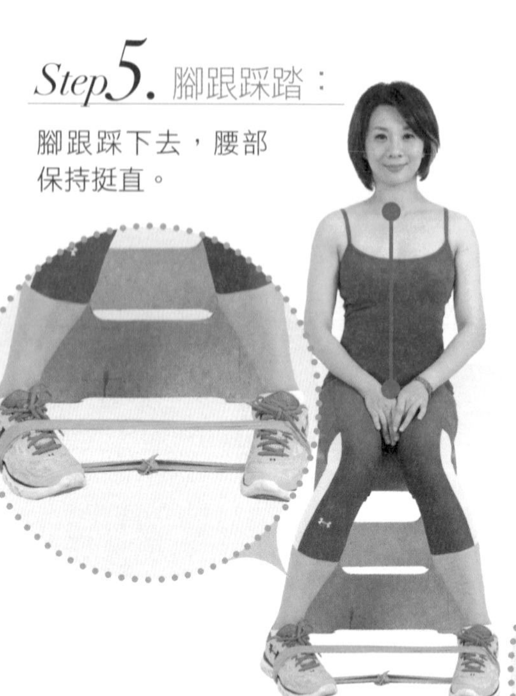

Step6. 輕抬腳跟，向內旋入：

輕輕抬起腳跟，並以腳尖為軸心，向內旋轉45度角。

POINT
腰部打直！

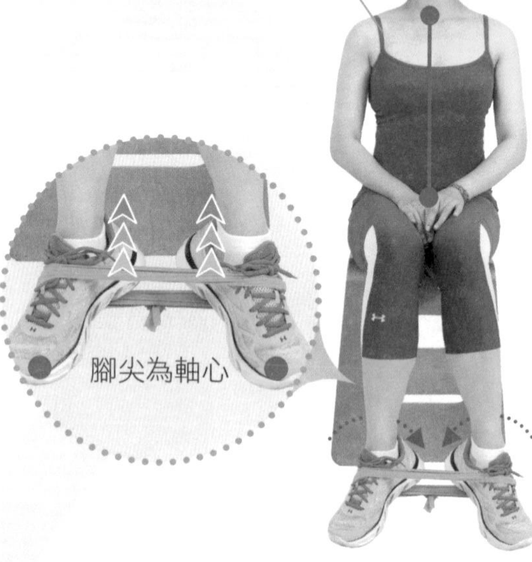

Step7. 腳跟踩踏：

腳跟踩下去，腰部保持挺直。

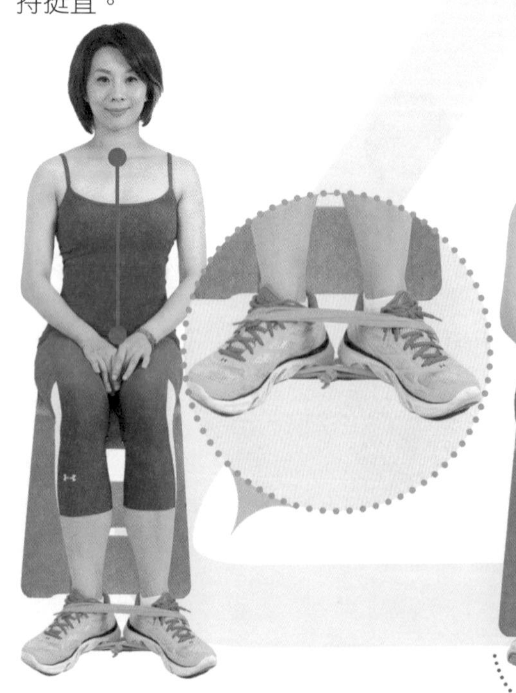

Step8. 輕抬腳尖，向內旋入：

輕輕抬起腳尖，並以腳跟為軸心，再向內旋轉。

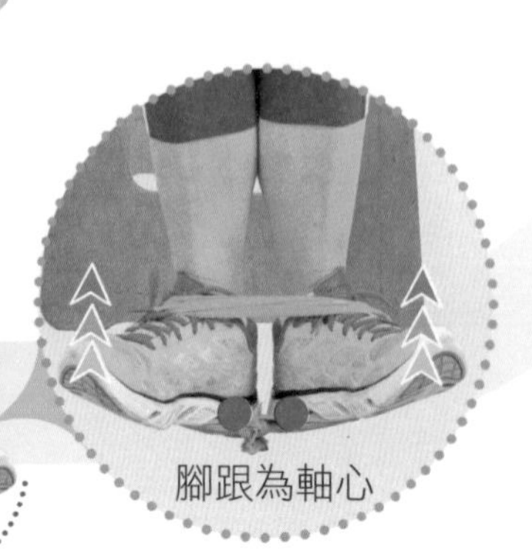

Step9. 腳尖踩踏：

腳尖踩下去，兩腳併攏。

POINT
腰部打直！

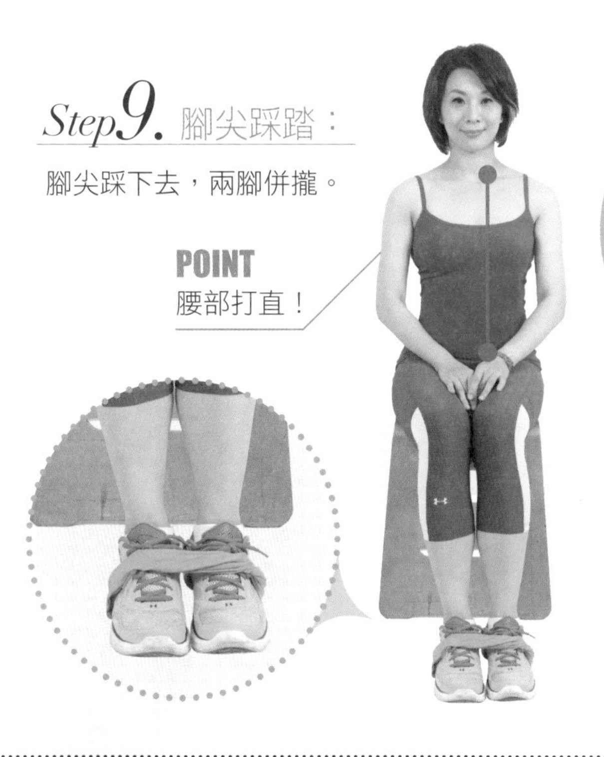

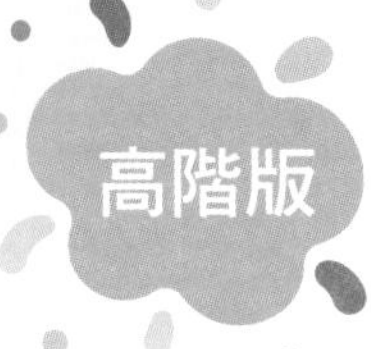

Step 1.～9.
之動作為一組

重複循環
3～5組

高階版

★毛醫師溫馨提醒：
做動作時，請注意速度應保持和緩，不要過快。

Step1. 準備動作：

雙腳併攏，腳尖朝前；腰部保持挺直，呈站立姿勢，雙手自然垂放，兩眼注視前方。

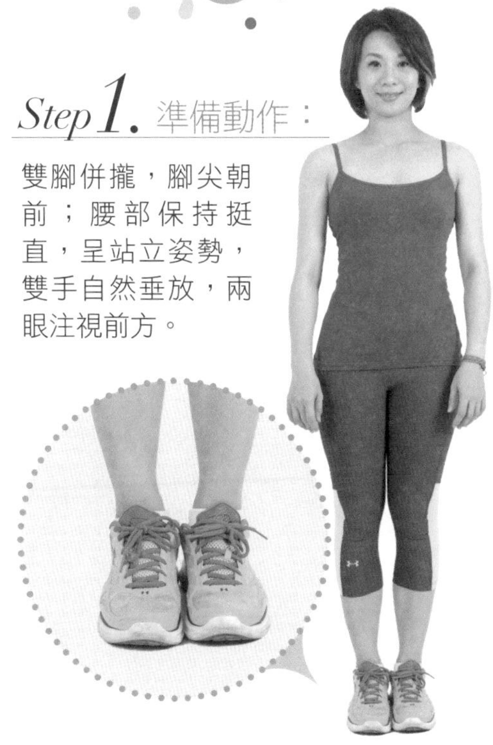

Step2. 輕抬腳尖，向外旋出：

輕輕抬起腳尖，並以腳跟為軸心，向外旋轉45度角。

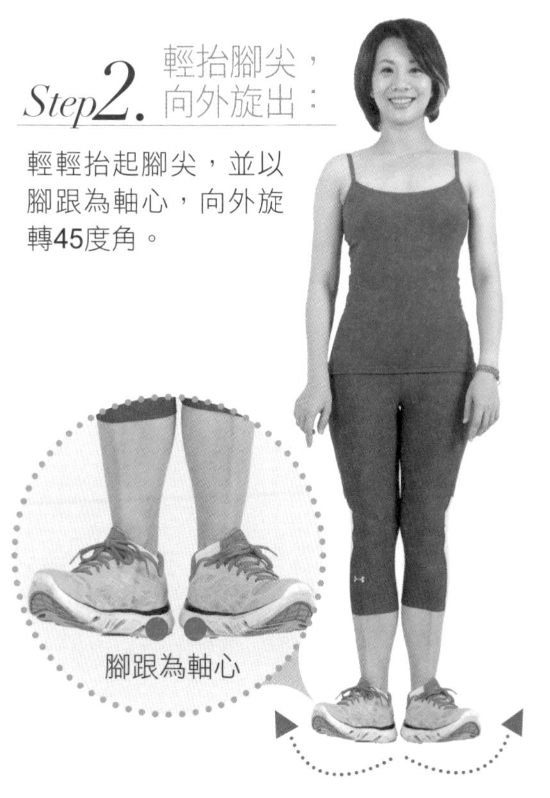

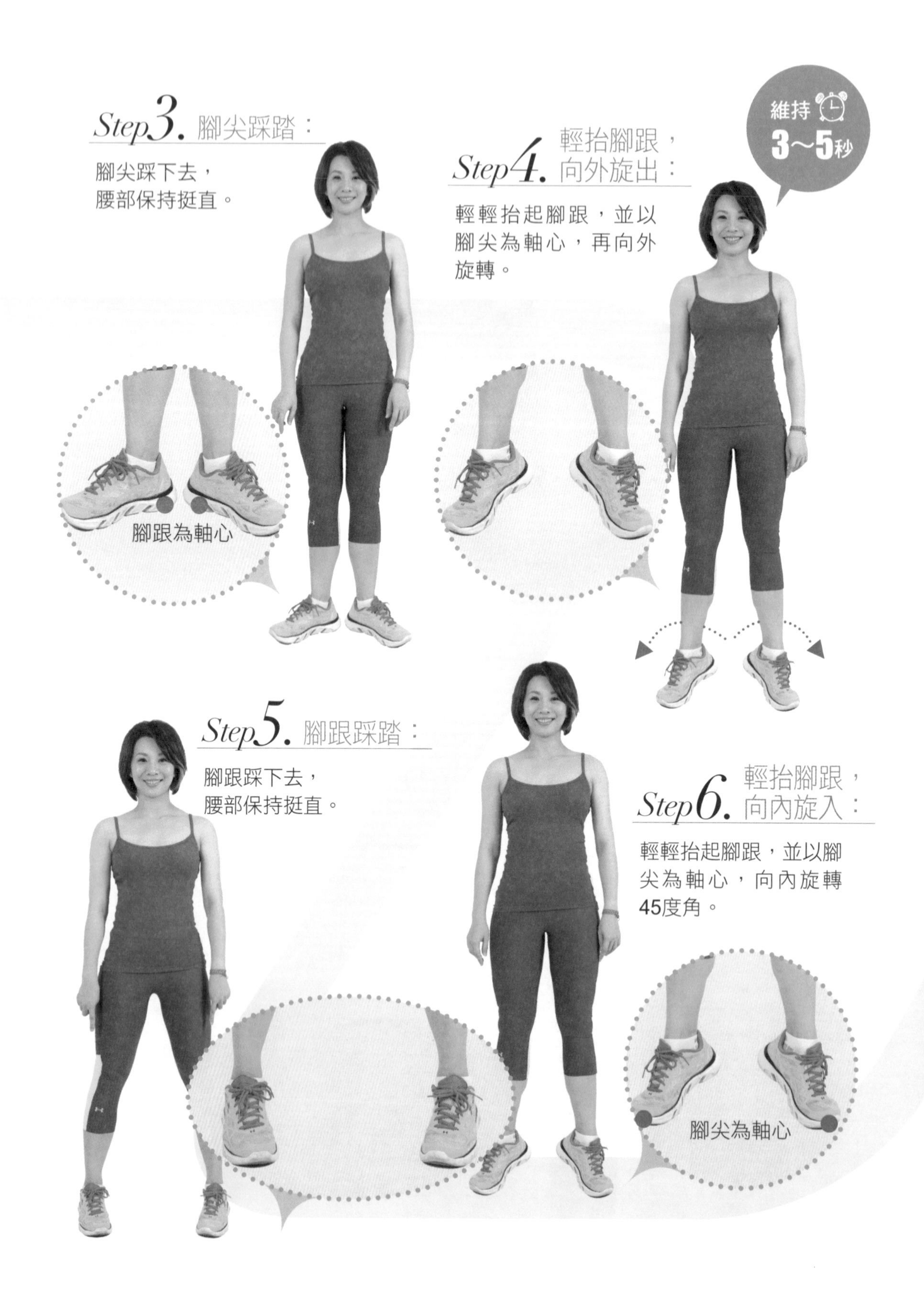

Step3. 腳尖踩踏：

腳尖踩下去，
腰部保持挺直。

Step4. 輕抬腳跟，向外旋出：

輕輕抬起腳跟，並以腳尖為軸心，再向外旋轉。

Step5. 腳跟踩踏：

腳跟踩下去，
腰部保持挺直。

Step6. 輕抬腳跟，向內旋入：

輕輕抬起腳跟，並以腳尖為軸心，向內旋轉45度角。

Step7. 腳跟踩踏：

腳跟踩下去，腰部保持挺直。

Step8. 輕抬腳尖，向內旋入：

輕輕抬起腳尖，並以腳跟為軸心，再向內旋轉。

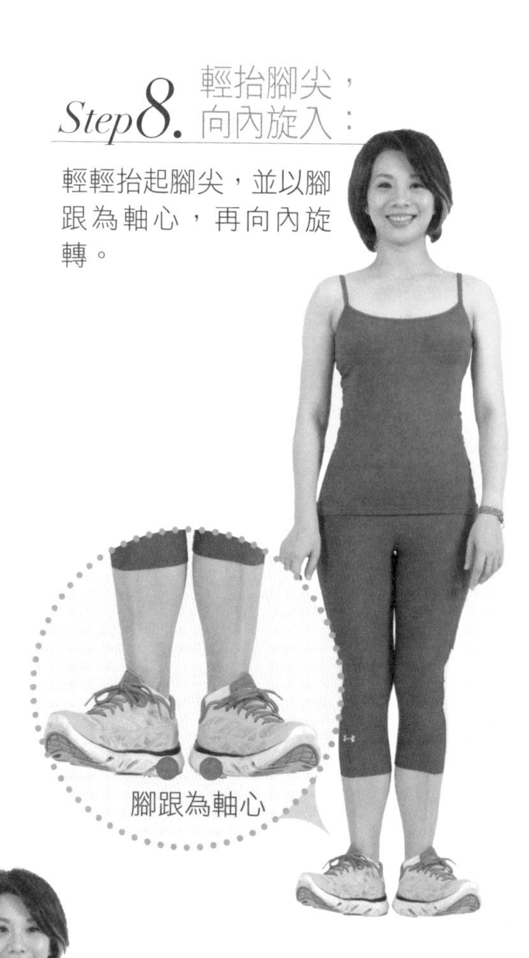

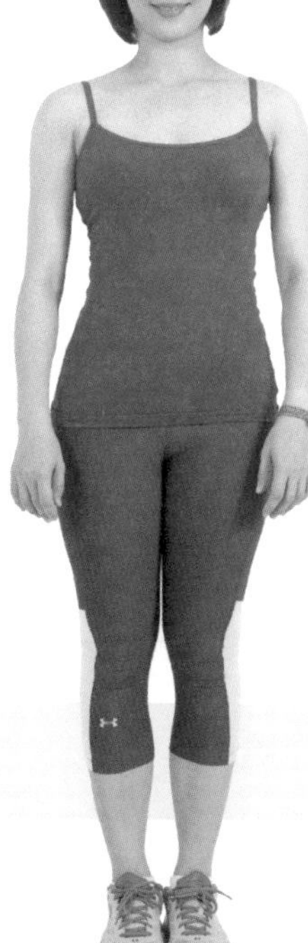

Step 1.～9.
之動作為一組
重複循環
3～5組

Step9. 腳尖踩踏：

腳尖踩下去，兩腳併攏。

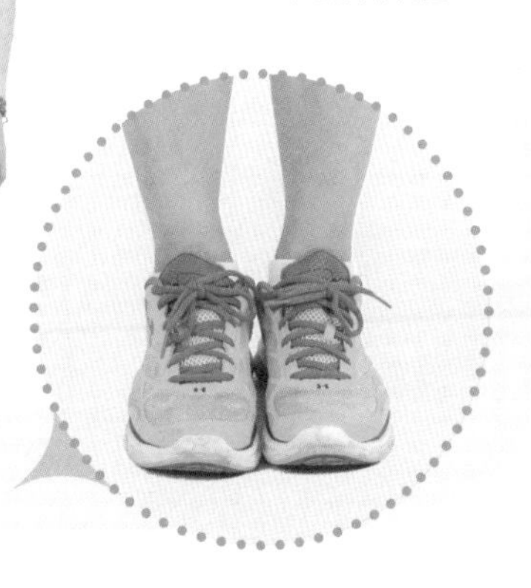

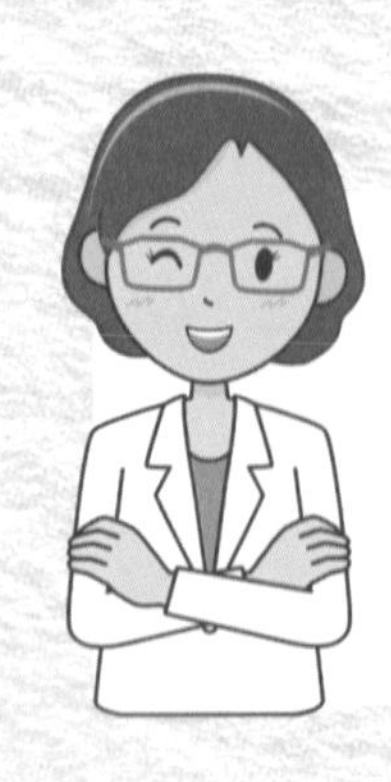

原來問題在這裡！常見症狀⑳

足底筋膜炎 Planta fascitis

→對抗足底筋膜炎的局部肌群舒緩操

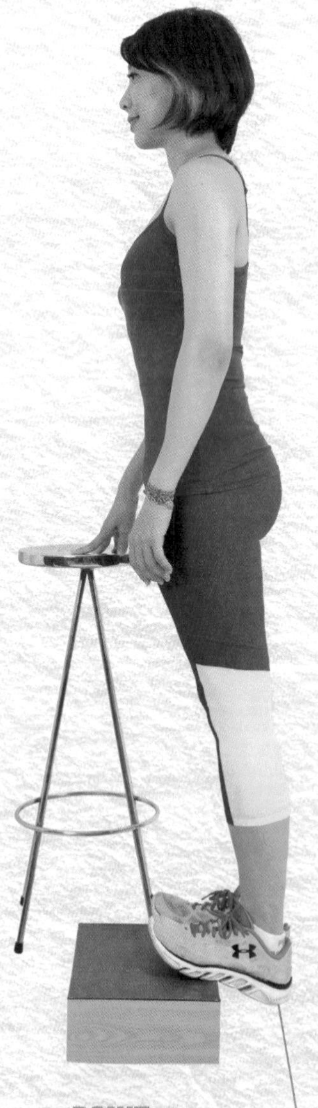

POINT
這個動作可以舒緩你的足底筋膜炎唷！

什麼是「足底筋膜炎」呢？

足底筋膜炎患者通常會這麼形容自己的感覺：「早上起床時踩地的第一步會感到疼痛，但在行走過後就會比較舒緩，不過又不能走太久，因為走路的時間一拉長，又會感到不舒服⋯⋯」。至於疼痛不適的部位，有些病人會是在腳掌前緣，即腳弓與指骨交接的地方；有些則是足弓處，更多是在腳跟下緣（是足底筋膜與跟骨交接的地方）。

我們的身體為什麼會發生足底筋膜炎的問題？

足底筋膜是腳底支撐腳弓的韌帶結構，所以若是長時間走路、站立，就容易因為負荷過大發生足底筋膜炎。除了長時間受力以外，足底筋膜炎更常見的發生原因，與個人天生的腳形有關。這種人平常在腳不踩地著狀態下是有腳弓的，可是當腳踩下去的時候，腳弓便會塌陷，導致過度拉扯，我們稱其為「功能性的扁平足」（如右圖所示）。這種狀況與家族遺傳有關。功能性的扁平足的患者，運動時常會發生腳踝扭傷的情形，且年紀達二十歲以後，也可能漸漸出現一些膝蓋的問題。

想像一下，人類的腳就像是房子的一樓，當你一樓傾斜時，受力就會延伸到二樓、三樓，功能性扁平足的人踩地時整個大腳趾下沉，腳踝跟隨旋轉，進而產生小腿以及膝蓋骨的內轉，偏離正確的姿勢，就容易產生早發性的膝蓋軟骨磨損，當年紀漸長，病人便會開始出現足底筋膜炎，甚至跟骨骨刺（即骨頭鈣化、增生）。

所以說其實人的腳形影響相當深遠，醫生於臨床上看到病人的腳形，大概就可以預測他之後會發生的問題。足底筋膜炎急性期時，透過復健治療，慢慢去做一些足底筋膜和腳跟腱延展的運動，可以改善這樣的情況，但如果是因為腳形的原因，建議使用量身訂製的矯正鞋墊，才能真正治標又治本。

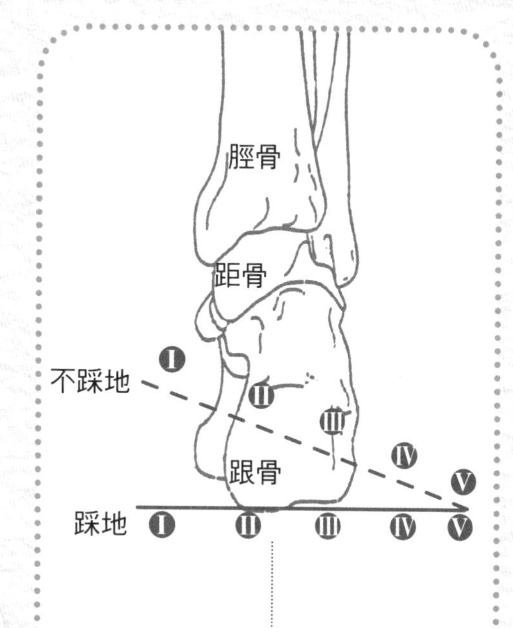

上圖 I~V 顯示第一至第五腳趾。

先天性「前足內翻」的人，踩地時，整個大腳趾下沉，腳踝跟隨旋轉，造成腳弓塌陷，就是所謂「功能性扁平足」。

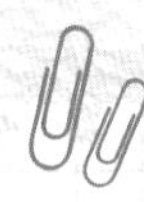

足底筋膜炎

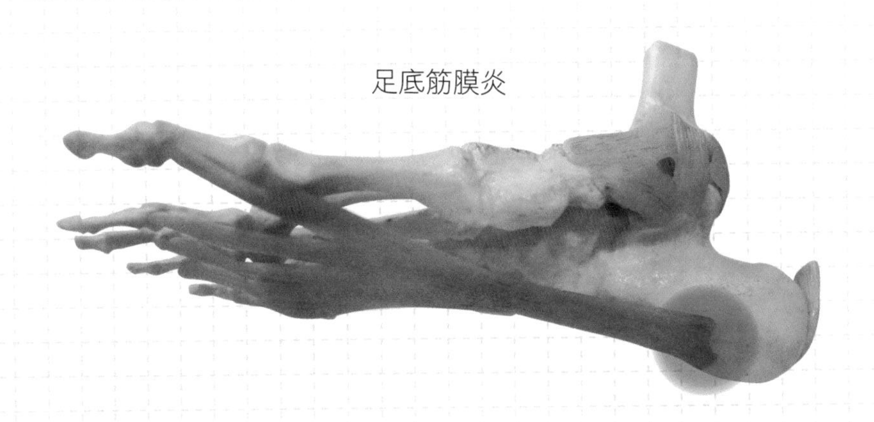

一起來做對抗「足底筋膜炎」的局部肌群舒緩操

☆毛醫師溫馨提醒：

1. 急性期可用按摩：下半身共同動作1（P.079）→動作5（P.084）→動作6（P.086）和前述「跟腱炎」之初階版為主。疼痛緩解後，執行下半身共同動作7（P.087）→動作8（P.091）→動作9（P.094）→動作10（P.098）→動作11（P.101）與本節之運動。
2. 做動作時，請注意速度應保持和緩，不要過快。

☆需要道具：椅子、階梯或箱子

Step 1. 準備動作：

站立姿勢，但僅以腳掌前半部，站立於階梯上，腳掌後半部懸空。

Step 2. 腳跟下壓：

腳跟下壓低於階梯，雙手輕輕攙扶以維持整個人的平衡。

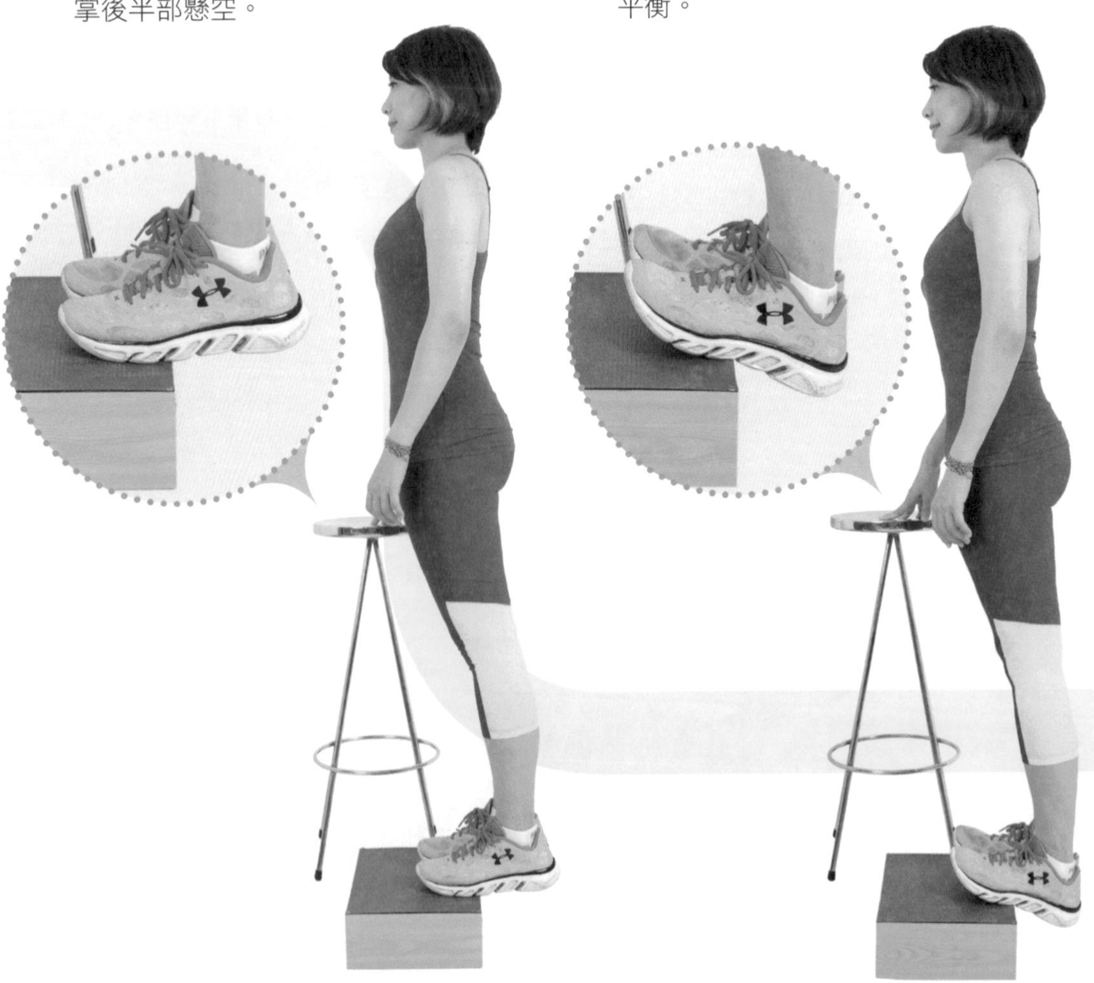

Step3. 墊起腳尖：

下壓後，轉為向上墊起腳尖至極限，雙手輕輕攙扶以維持平衡。

Step4. 恢復準備動作：

身體恢復成Step 1.的狀態和動作。

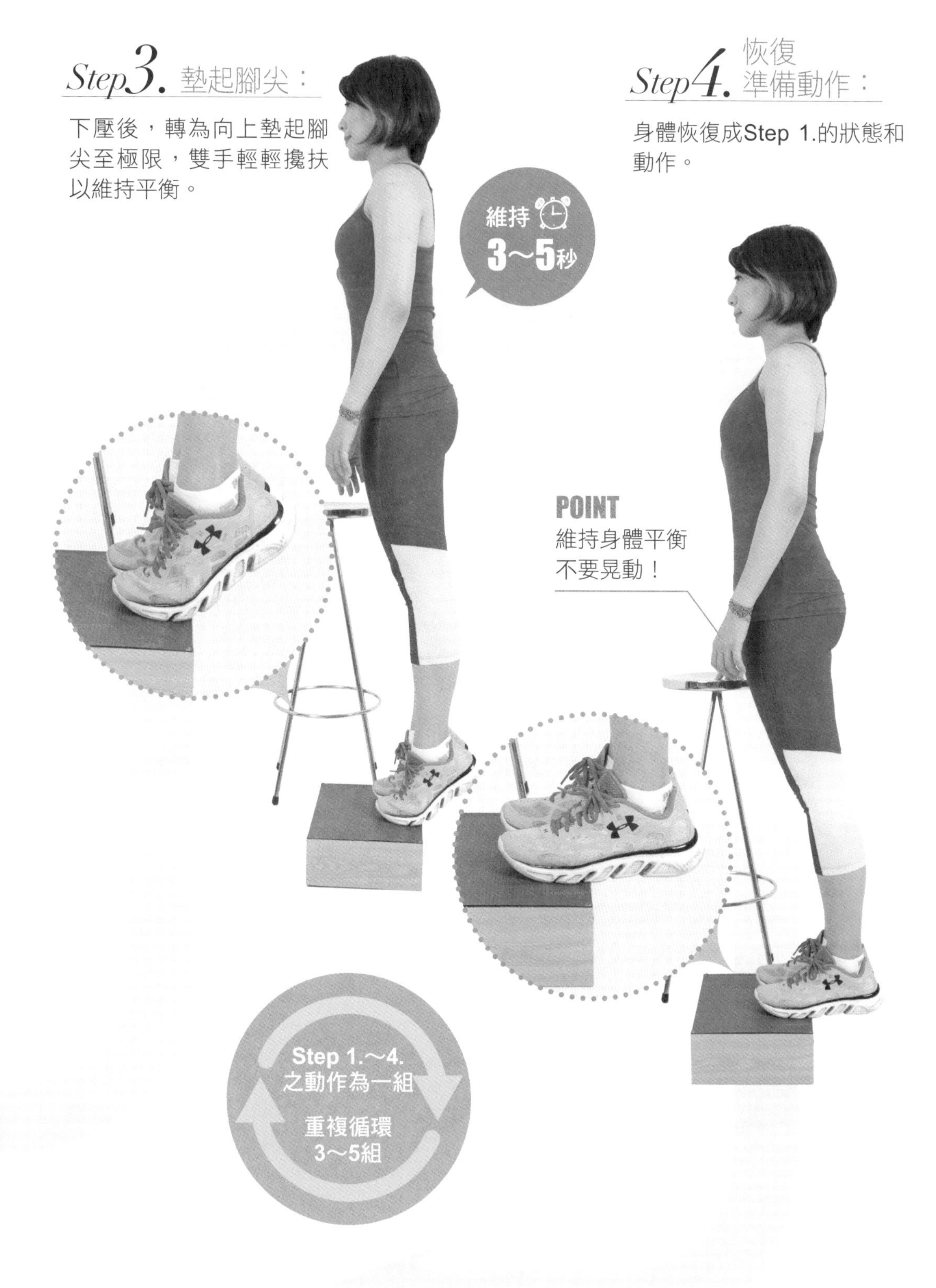

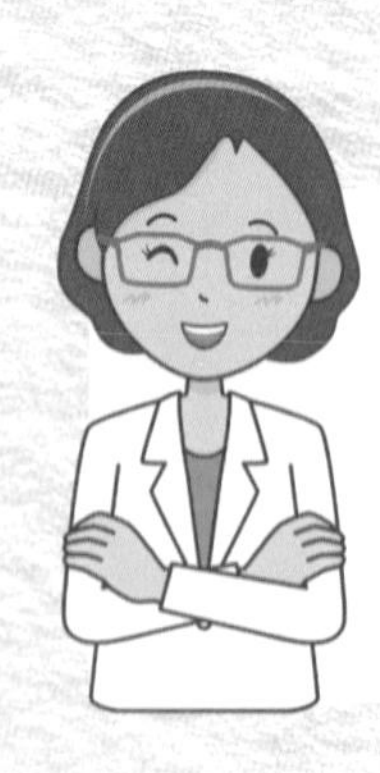

原來問題在這裡！常見症狀㉑

踝韌帶扭傷 Ankle sprain

→對抗踝韌帶扭傷的局部肌群舒緩操

POINT
這個動作可以舒緩你的踝韌帶扭傷，加強踝關節平衡控制唷！

什麼是「踝韌帶扭傷」呢？

大家常說的「翻船」、「翻腳刀（台語）」其實就是這裡我們所提到的「踝韌帶扭傷」。踝韌帶扭傷是一般人相當常見的運動傷害，舉凡有跑步、跳躍等動作的運動，都很容易因重心不穩的原因發生踝韌帶扭傷。除了運動傷害以外，踝韌帶扭傷也特別常發生於有腳形問題的病人，因此P.237將詳細說明矯正鞋墊與鞋子選擇的重要性。

踝韌帶扭傷急性期時，會產生踝關節腫脹，甚至瘀血，並且有明顯的疼痛，導致無法正常受力行走，最常見的位置是發生於踝關節的外側，少數患者為內側。如果腫脹、瘀血相當明顯，也不能排除合併骨折的狀況，需要進一步影像的檢查。

我們的身體為什麼會發生踝韌帶扭傷的問題？

踝韌帶主要提供足部與小腿骨的穩定度，常常一個猛然腳板內翻，拉扯的力量就導致外側踝韌帶扭傷。若是韌帶完全斷裂，不但恢復期要六週以上，而且患者會出現慢性關節不穩的問題，導致重複性扭傷。

許多患者在踝韌帶扭傷時，僅處理急性的疼痛，然而消炎、消腫之後，踝關節的活動度、平衡的控制能力其實已經變差，肌肉的力量也變弱了，因此其後常產生習慣性扭傷。在重複扭傷之後，又容易會有踝關節退化的問題，腳踝變成氣象台，天氣冷就容易不舒服，需要徹底治療才能恢復踝關節的柔軟度、穩定度以及肌肉強度。建議在踝韌帶扭傷之後，一定要把急性發炎盡快控制，接著持續做踝韌帶扭傷的復健運動，才能真正改善你的問題。

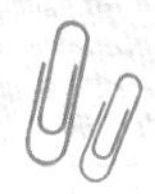

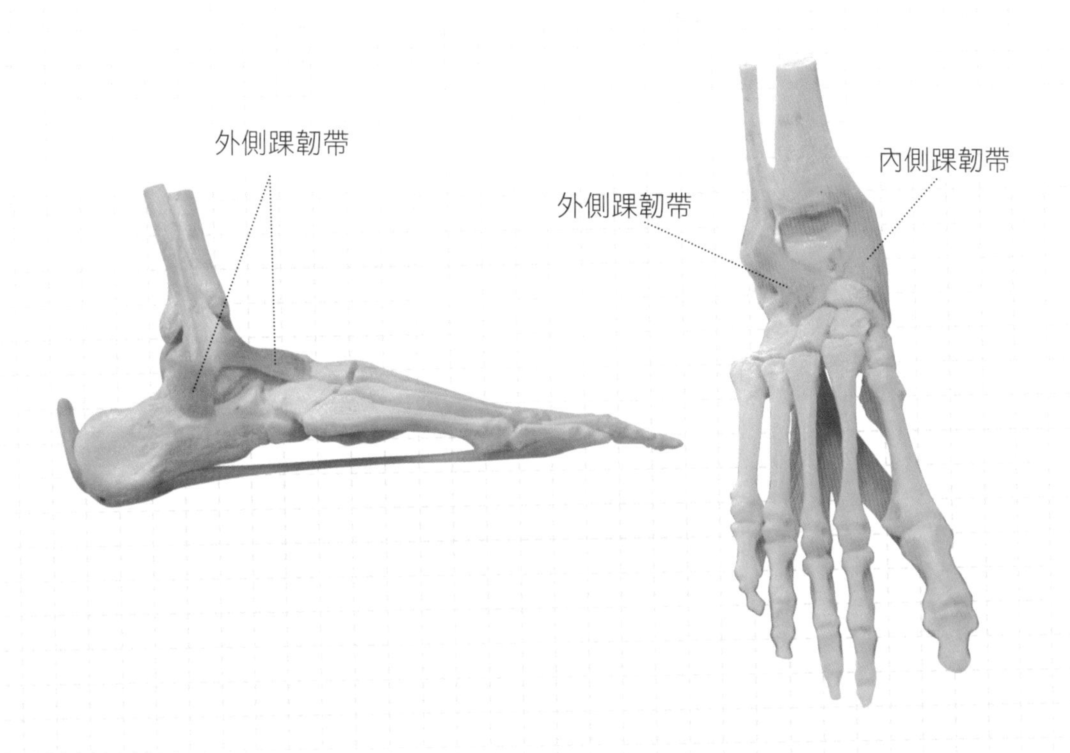

一起來做對抗「踝韌帶扭傷」的局部肌群舒緩操

✪毛醫師溫馨提醒：

1. 在開始做局部舒緩操以前，請先依序完成下半身共同動作1（P.079）→動作5（P.084）→動作7（P.087）→動作8（P.091）→動作9（P.094）→動作10（P.098）→動作11（P.101），對於局部治療會更有效果！
2. 做動作時，請注意速度應保持和緩，不要過快。
3. 站立的腳為訓練側。
4. 這個動作是在強化站立側腳踝的肌力與平衡控制喔！

✪需要道具：長度適中、重量平均的棍棒。（可用雨傘、自拍桿、不求人等替換）

Step 1. 準備動作：

站立姿勢，雙手握住一棍棒輕舉於身體前方，以此幫助維持平衡。

Step 2. 右腳向前：

抬起右腳，向前伸展，身體直立，雙腿皆打直，小心維持平衡。

Step 3. 右腳向後：

抬起右腳，向後伸展，身體直立，雙腿皆打直，小心維持平衡。

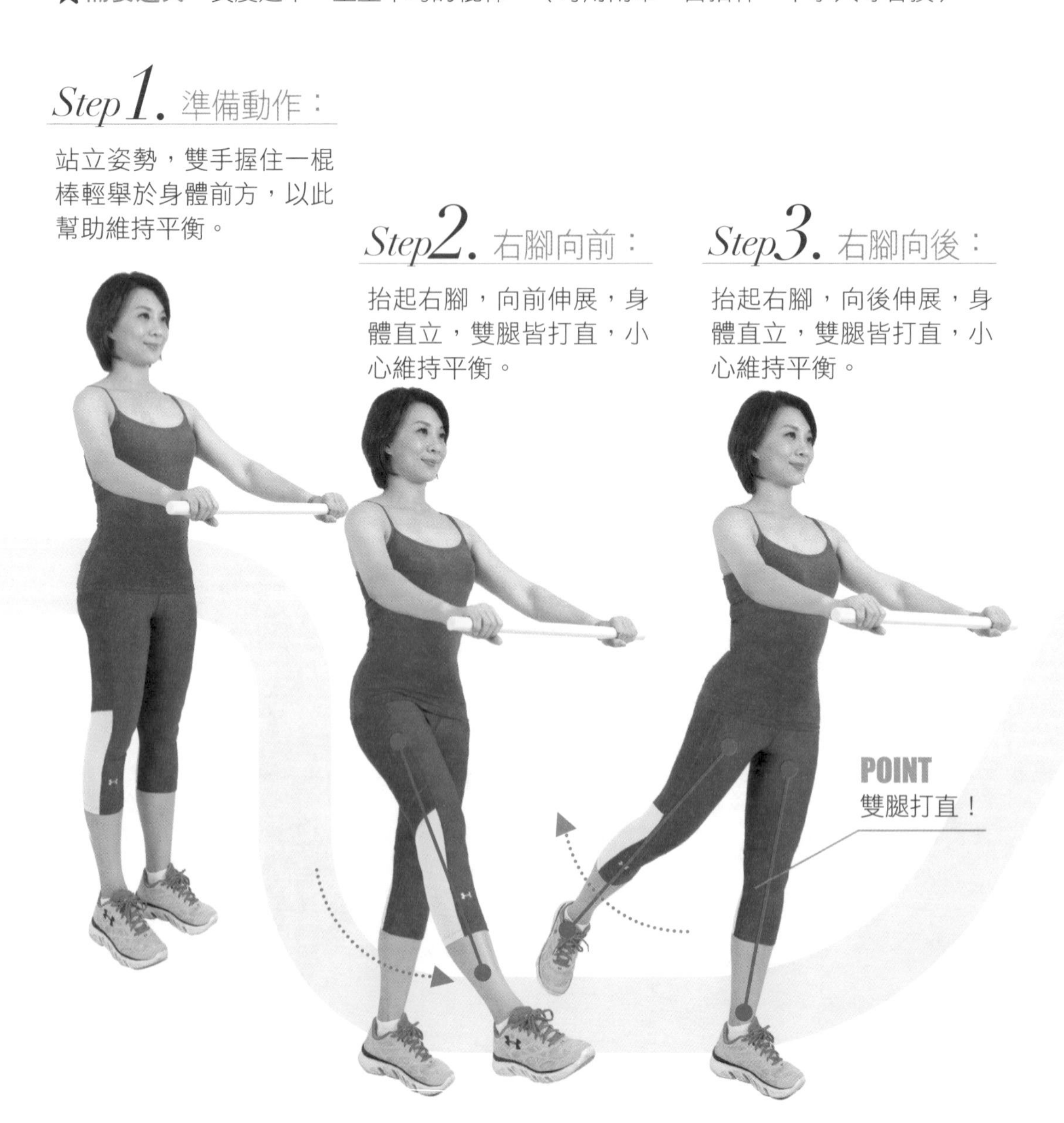

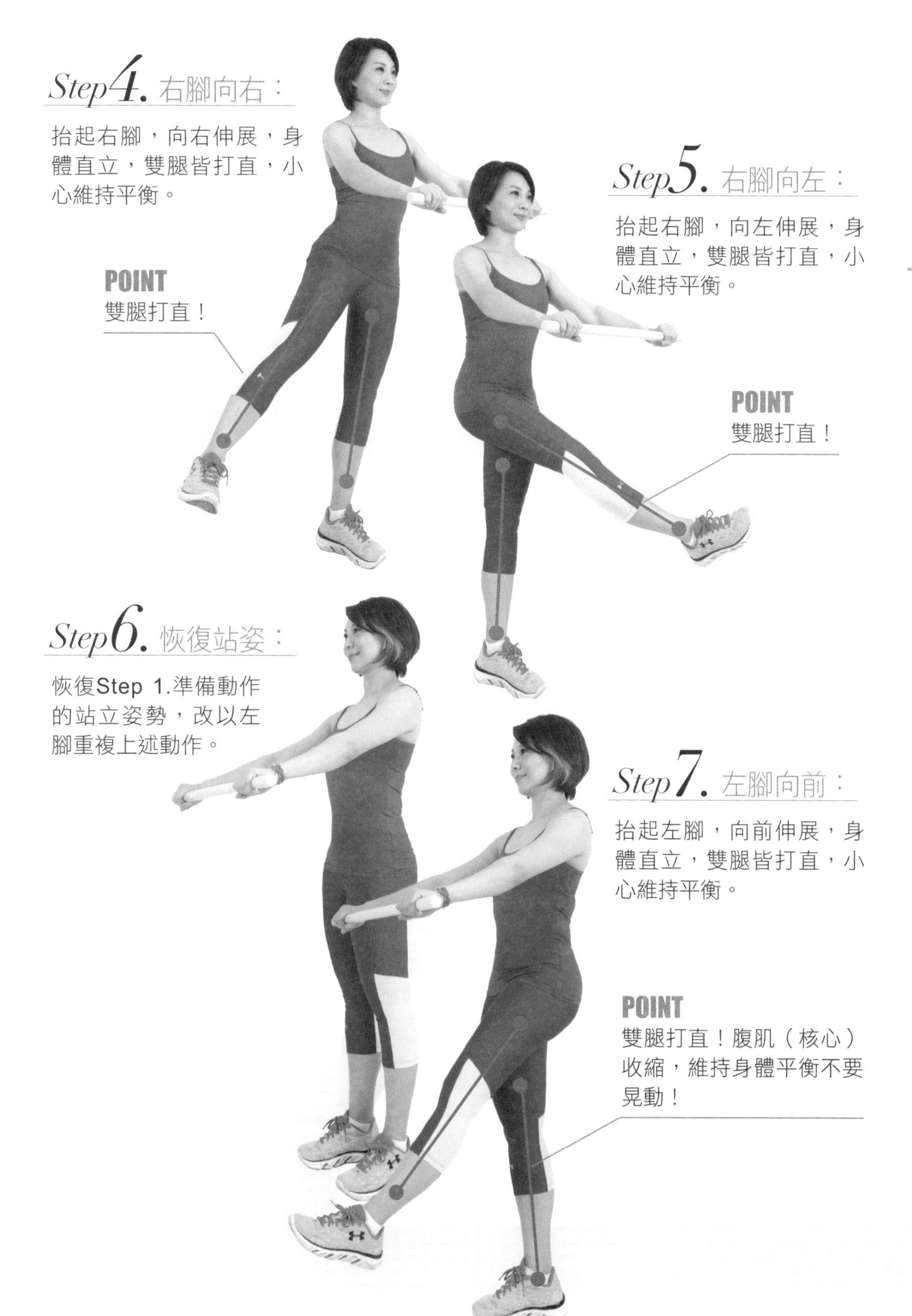

Step4. 右腳向右：

抬起右腳，向右伸展，身體直立，雙腿皆打直，小心維持平衡。

POINT
雙腿打直！

Step5. 右腳向左：

抬起右腳，向左伸展，身體直立，雙腿皆打直，小心維持平衡。

POINT
雙腿打直！

Step6. 恢復站姿：

恢復Step 1.準備動作的站立姿勢，改以左腳重複上述動作。

Step7. 左腳向前：

抬起左腳，向前伸展，身體直立，雙腿皆打直，小心維持平衡。

POINT
雙腿打直！腹肌（核心）收縮，維持身體平衡不要晃動！

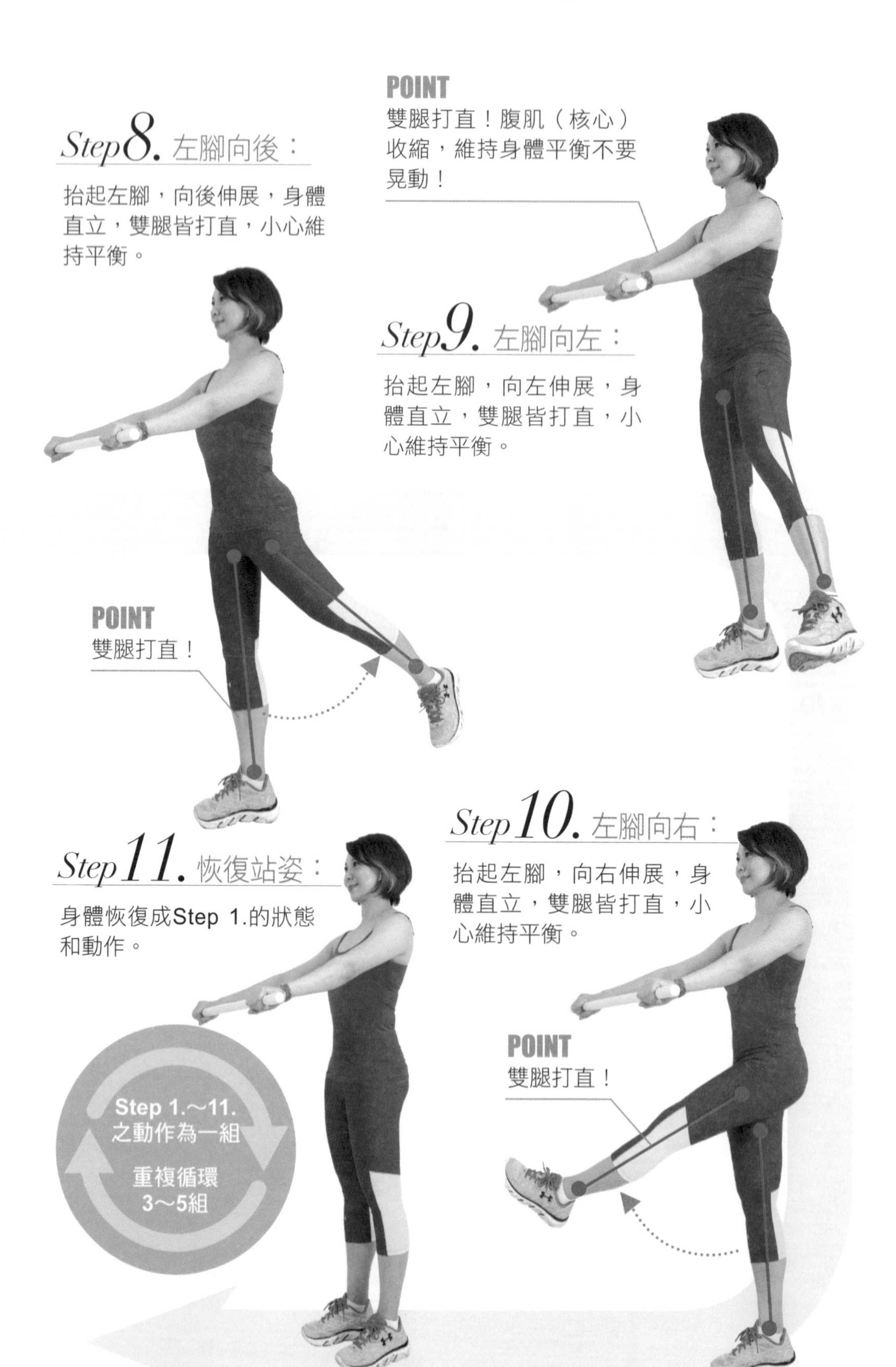

Step8. 左腳向後：

抬起左腳，向後伸展，身體直立，雙腿皆打直，小心維持平衡。

POINT
雙腿打直！

Step9. 左腳向左：

抬起左腳，向左伸展，身體直立，雙腿皆打直，小心維持平衡。

POINT
雙腿打直！腹肌（核心）收縮，維持身體平衡不要晃動！

Step10. 左腳向右：

抬起左腳，向右伸展，身體直立，雙腿皆打直，小心維持平衡。

POINT
雙腿打直！

Step11. 恢復站姿：

身體恢復成Step 1.的狀態和動作。

踝韌帶扭傷局部肌群舒緩操

連續動作

＼相同動作閉起眼睛做做看／

1
2
3
4
5
再做一次
左腳的動作
才算一組
重複循環
3～5組

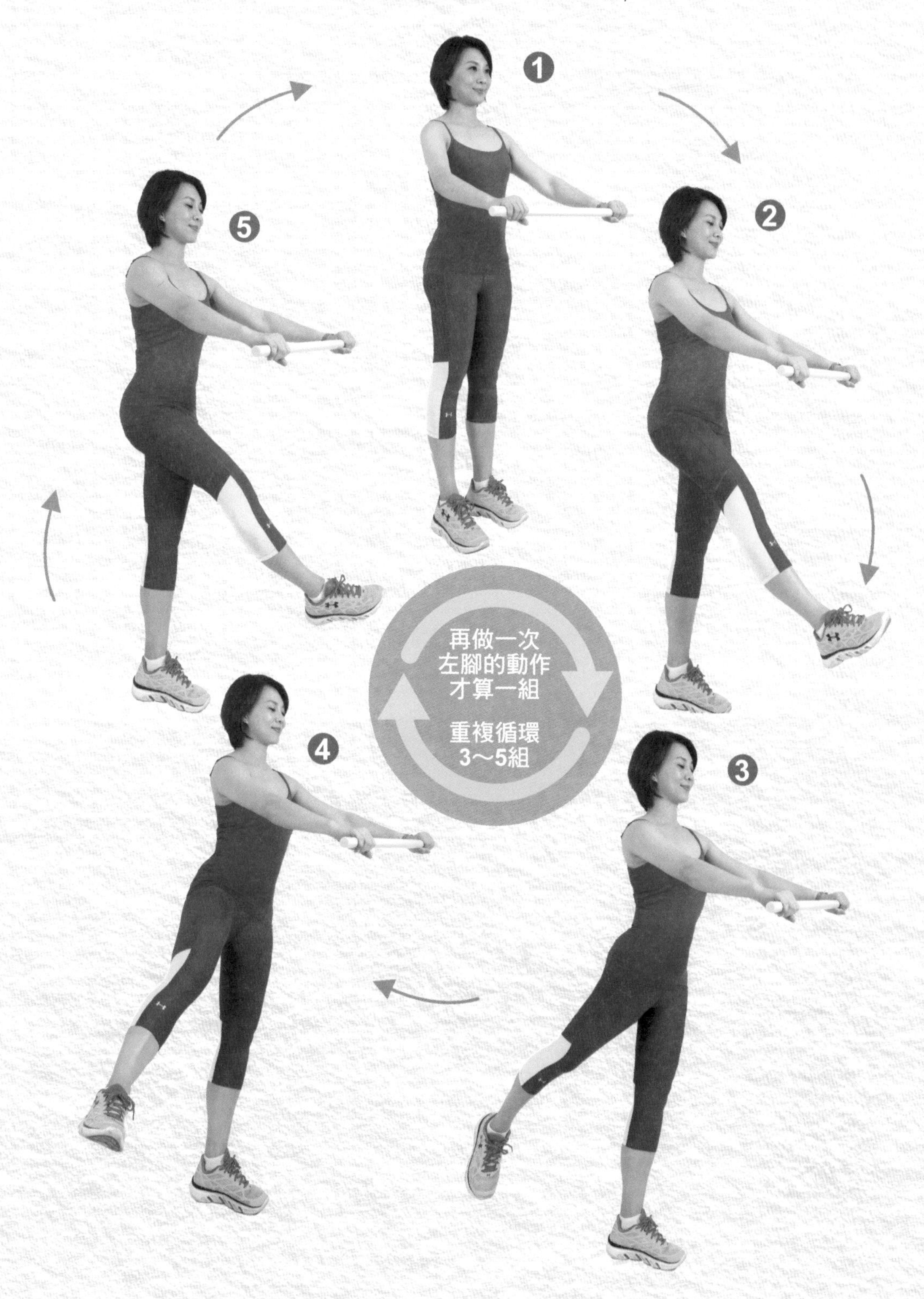

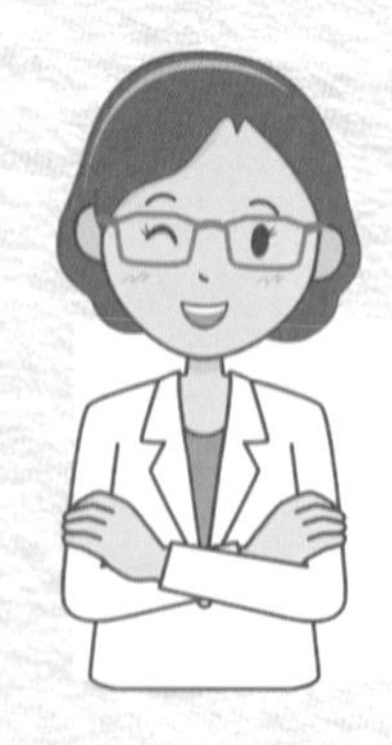

什麼！原來我不是**腳部問題**？那到底是身體哪邊出狀況了呢？

其實腳部的症狀也可能由腿部或腰部問題引起，譬如腰椎退化、腰椎間盤突出等等，若刺激或壓迫到坐骨神經，便會在腳部產生麻木感，或者在大腳趾及小腿外側，產生合併麻木的狀況，這些病人可能沒有明顯的腰部症狀，故需透過醫師仔細評估診斷才能確定。

另外，近年運動風氣盛行，鐵人三項、長距離馬拉松等等的選手，因為需要長距離跑步，小腿的肌肉時常會過度使用、收縮，造成小腿肌肉緊縮腫脹。人體的小腿肌肉群，包覆於較為強固而沒有彈性的肌筋膜內側，所以當肌肉過度使用而緊繃腫脹時，壓力無法被釋放出來，就會壓迫到內部的神經以及血管，進而造成腳部的麻木、疼痛，這也可能是腳部不適的可能原因之一。

少數病人，也可以因為下肢動脈血管栓塞，使得運動後局部血液循環不好，而導致小腿或足部疼痛！

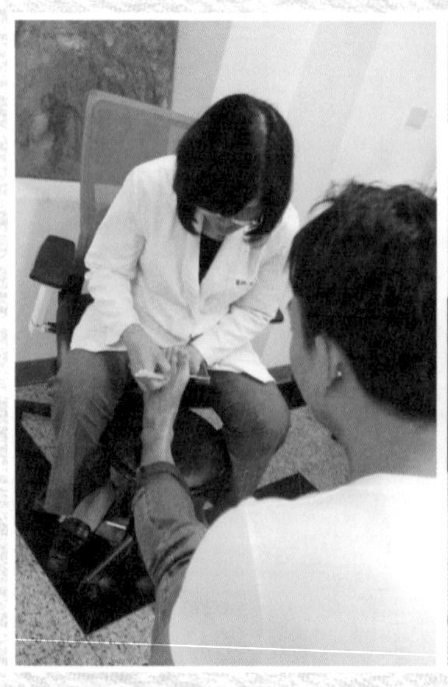

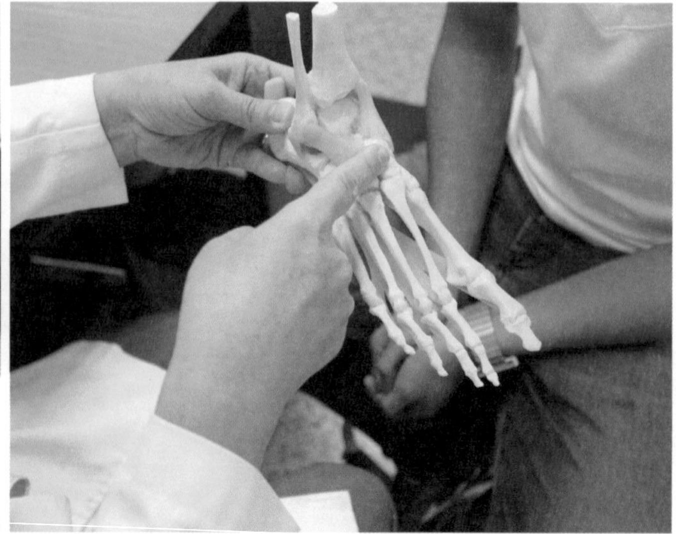

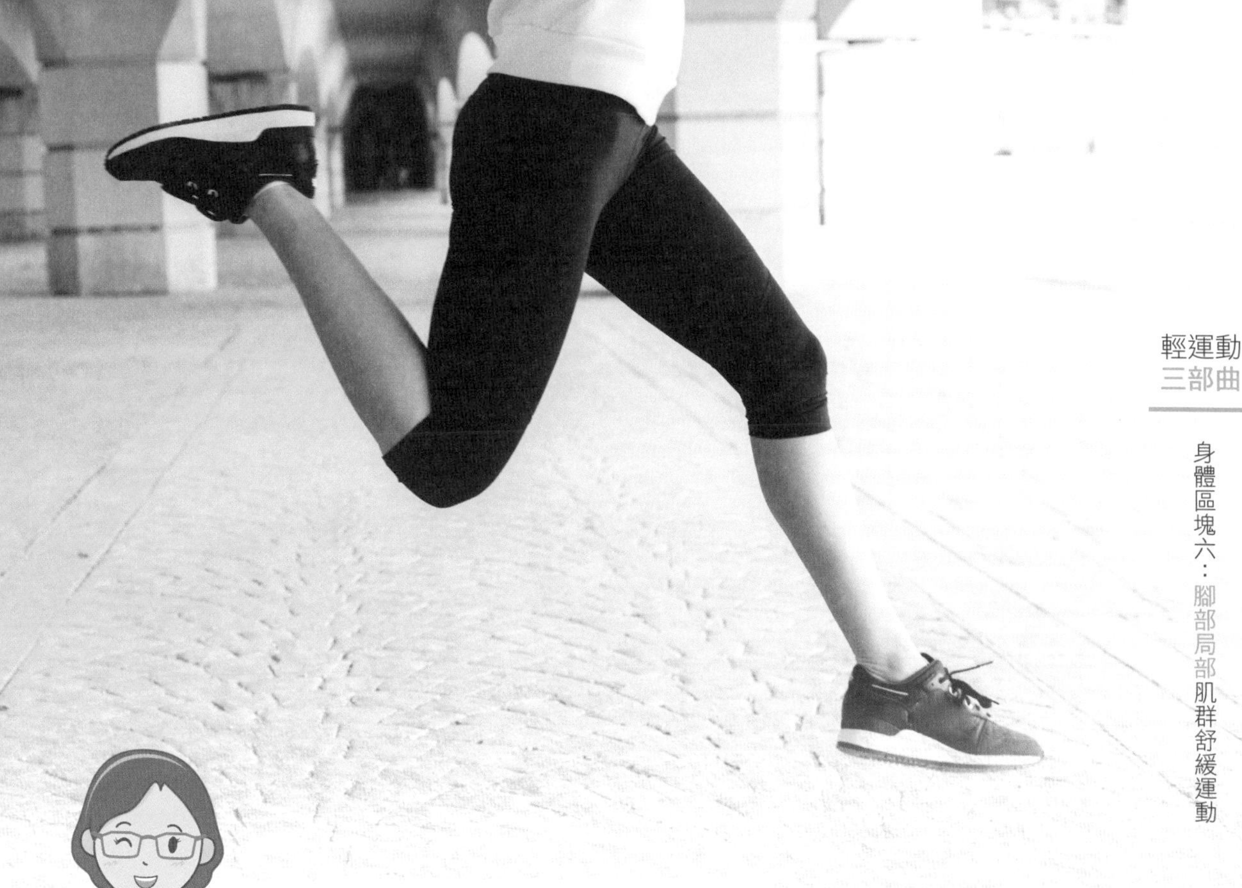

特別收錄——
鞋墊與鞋子的選擇

人的腳形通常是先天性的，許多下肢相關症狀都與腳形有關，包括足底筋膜炎、慣性踝韌帶扭傷、女性較為困擾的大拇趾外翻、膝關節軟骨磨損以及膝關節退化等等。正常踩地時，腳踝關節腳背正中、第二腳趾以及小腿的下三分之一中線，這三個點應該要在一條線上，此時腳踝受力是內外對稱的，小腿沒有過度的旋轉，膝蓋骨在正常的軸線上。

而有腳形問題的人，多為先天性的前足內翻，若要維持這三點於一直線上，腳板根本踩不到地。所以走路時，這些人腳板就會呈現內翻狀，因而導致踩地時整個大腳趾下沉，腳踝跟隨旋轉，進而產生小腿以及膝蓋骨的內轉。所以，若是小朋友常說：「我不要走路，很累、很痛耶！」父母就應該多觀察小朋友是否有腳形問題。一般建議兩歲之後（腳弓開始發育）到九歲（腳弓發育完全）之前，是最佳的矯正時機！

將足部恢復至正常的生物力學擺位，其實是相當重要的。因此，有腳形問題的人，會建議使用醫療用的矯正鞋墊。有了量身訂作符合雙腳的鞋墊，進行任何動作時才能讓雙腳維持在正確的擺位，減少腳踝、小腿、膝關節、髖關節過度的扭力，如此一來，便可以解決掉很多下肢方面的問題。此外，對於足部而言，一雙合適的鞋子能夠給予良好支撐、提供穩定度；若是鞋子不合腳，亦可能增加關節、肌肉的負擔。那麼該怎麼挑選適合自己的鞋子呢？以下有7點原則，常有腳部困擾的你，可以參考看看：

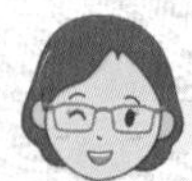

選鞋的原則

對足部而言，一雙合適的鞋子能夠給予支撐、提供穩定度；反之，若鞋子本身不合腳、不符合標準原則，則可能會增加足部關節、肌肉等組織的負擔，在使用醫療鞋墊時，亦會使得醫療鞋墊的功能大打折扣。

在購買鞋子時可依以下原則：

❶ 護跟：要牢固，才能使腳跟穩定；護跟中線需垂直地面。

❷ 鞋底：不可太容易被扭轉；後三分之二的部分要寬大穩固。前半部的折線要符合前足蹠趾關節的位置。(下方右圖紅線)。

❸ 鞋跟襯舌：可保護阿基里斯跟腱，避免摩擦刺激。

❹ 鞋帶或魔鬼氈：方便調整鬆緊。

❺ 襯舌：鞋帶或魔鬼氈下方需要有襯舌，才能保護腳背及肌腱。

❻ 鞋頭：應高且圓，才不會夾住腳趾及方便鞋墊置放。

❼ 鞋子的尺寸：測量方法有二

A. 穿上鞋子，腳盡量移向鞋子前端，讓腳趾頂到鞋頭，腳跟和鞋子後緣之間剛好可以插入一根手指。

B. 將鞋墊取出，站在其上，腳跟對準鞋墊後緣，最長的腳趾和鞋墊前緣剛好距離一指寬。

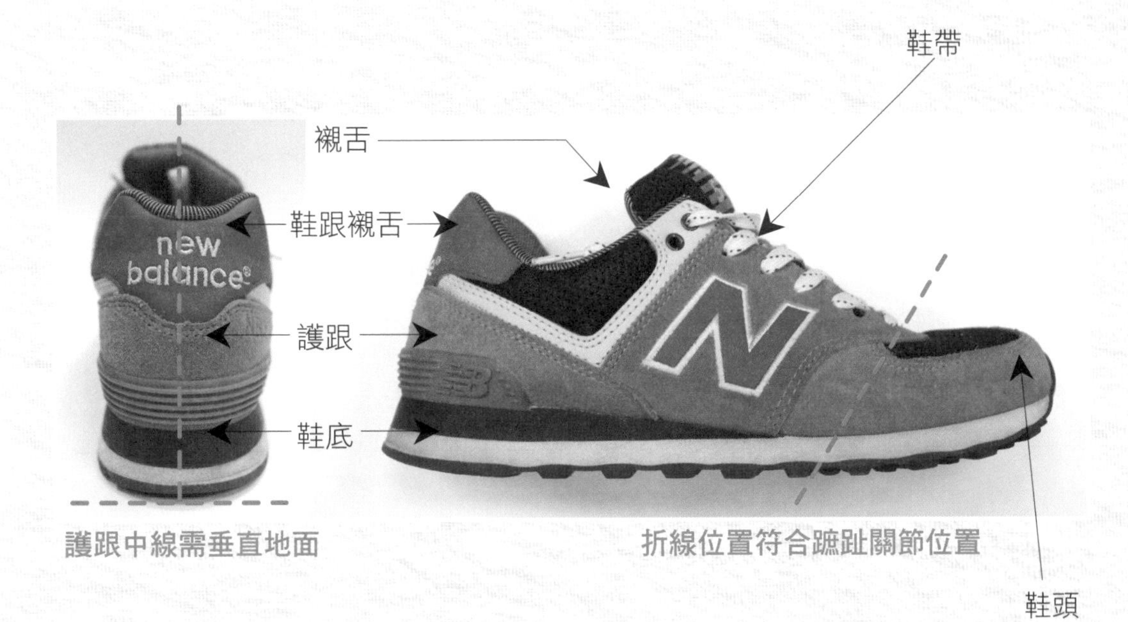
new
balance
襯舌
鞋帶
鞋跟襯舌
護跟
鞋底
護跟中線需垂直地面
折線位置符合蹠趾關節位置
鞋頭

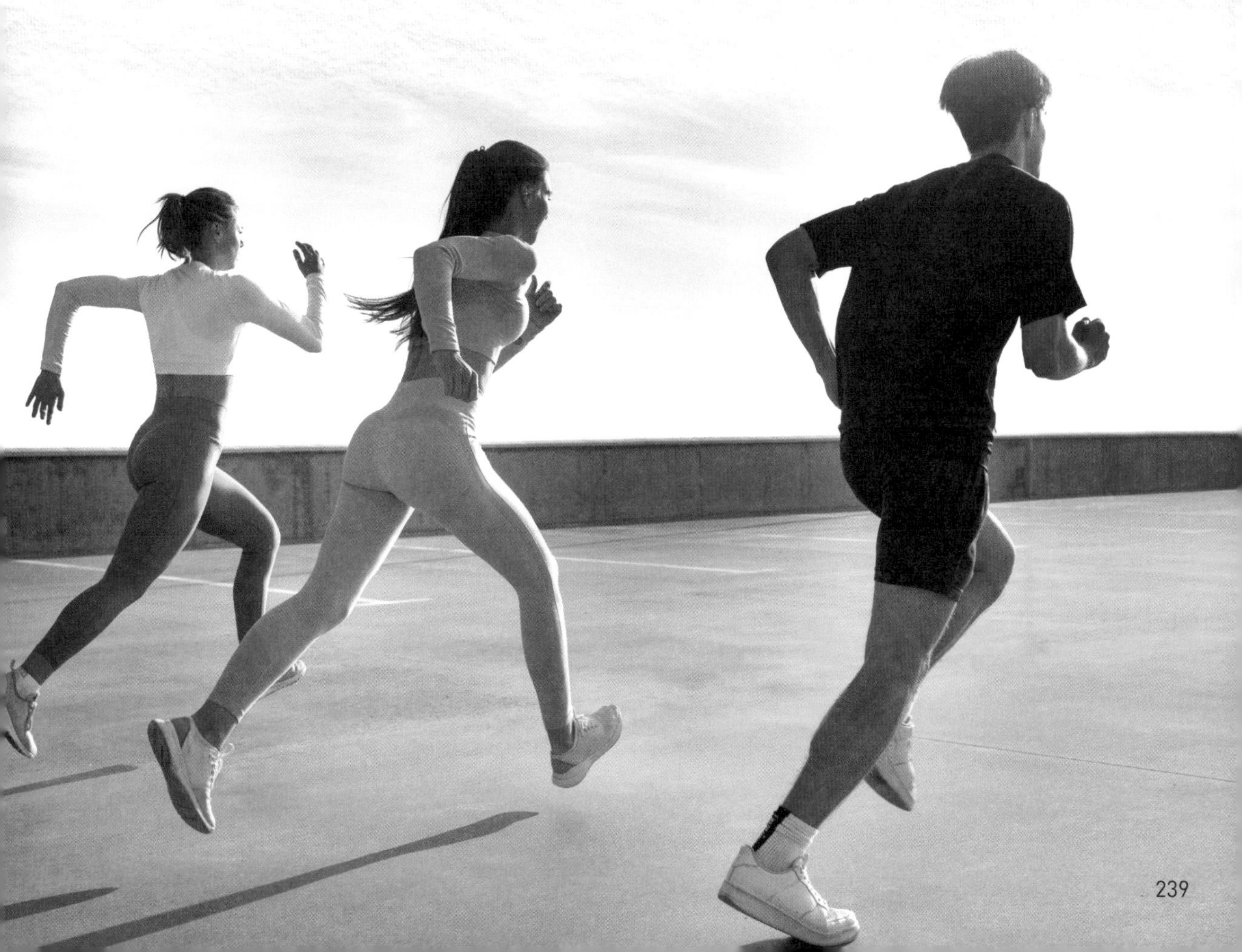

完全圖解！自療健身
解決21種最常見症狀，告別全身痠・痛・麻
（隨書附正確仰臥起坐訓練核心肌群影片QR code及全圖解彩色拉長頁）

作　　者 毛琪瑛、郭乃榮、黃鼎棋
顧　　問 曾文旭
社　　長 王毓芳
編輯統籌 耿文國、黃璽宇
總 編 輯 吳靜宜
執行主編 潘妍潔
執行編輯 詹雲翔、楊雲慶
美術編輯 王桂芳、張嘉容
封面設計 阿作
動作示範 許瑩潔
攝　　影 常克宇
法律顧問 北辰著作權事務所　蕭雄淋律師、幸秋妙律師

初　　版 2024年8月
出　　版 捷徑文化出版事業有限公司──資料夾文化出版
電　　話 （02）2752-5618
傳　　真 （02）2752-5619

定　　價 新台幣520元／港幣174元
產品內容 1書

總 經 銷 采舍國際有限公司
地　　址 235新北市中和區中山路二段366巷10號3樓
電　　話 （02）8245-8786
傳　　真 （02）8245-8718

港澳地區總經銷 和平圖書有限公司
地　　址 香港柴灣嘉業街12號百樂門大廈17樓
電　　話 （852）2804-6687
傳　　真 （852）2804-6409

▶書中部分圖片由Shutterstock、freepik圖庫網站提供。

捷徑Book站 

國家圖書館出版品預行編目資料

自療健身：解決21種最常見症狀，告別全身痠・痛・麻（附正確仰臥起坐訓練核心肌群影片QR code及全圖解彩色拉長頁）/ 毛琪瑛、郭乃榮、黃鼎棋 合著. -- 台北市：資料夾文化，2024.8.
面；公分 (醫療保健：035)

ISBN 978-626-7116-56-2(平裝)
1.CST: 運動健康 2.CST: 放鬆運動 3.CST: 健身操

411.711　　113008609